Maria L. Schasteen

Duft MEDIZIN im Alter

Wohlbefinden fördern und Lebensqualität steigern mit ätherischen Ölen

Aromatherapie für Senioren, Angehörige und Pflegekräfte

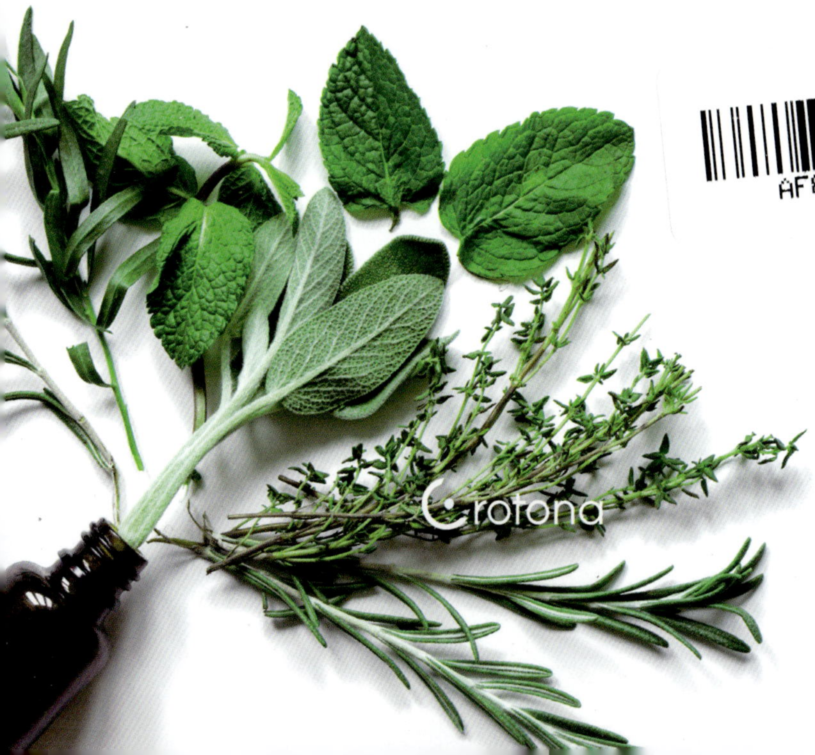

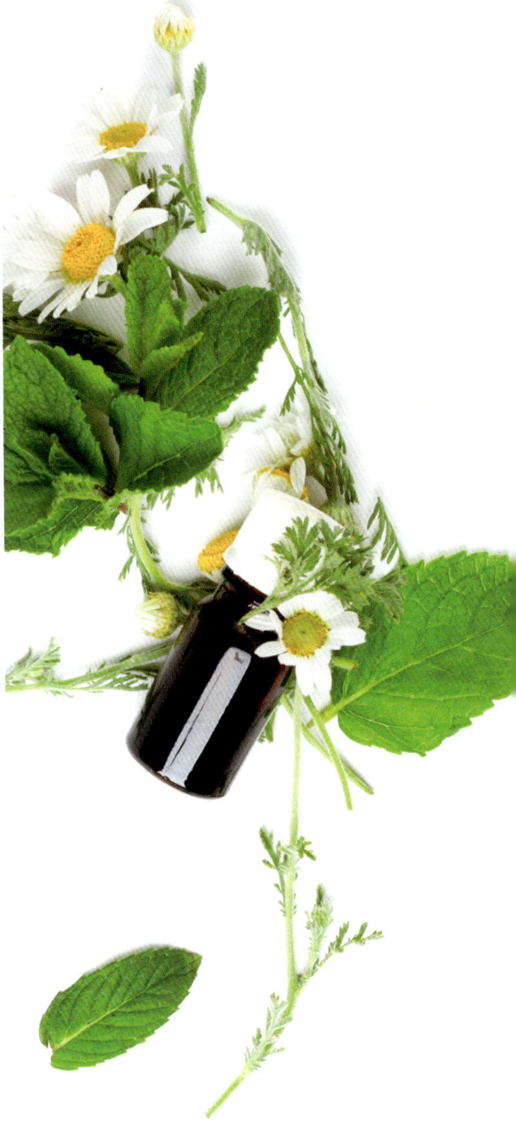

Es ist selbstverständlich, dass bei ernsthaften Erkrankungen ärztliche Hilfe unumgänglich ist. In einem solchen Fall kann eine Selbstbehandlung sogar lebensgefährlich werden.

Was hier gesagt und geraten wird, soll also keinesfalls den Arzt oder Heilpraktiker ersetzen, sondern es will vielmehr das Allgemeinwissen und den Wert natürlicher Heilkräfte erweitern, damit man sich bei Bedarf mit einfachen, natürlichen Mitteln selbst helfen kann.

Die Autorin und der Verlag können jedoch keine Haftung für Folgen aus dem richtigen oder unrichtigen Gebrauch der hier dargestellten Methoden und Rezepte übernehmen.

Das Einnehmen von nicht als *Nahrungsergänzung* gekennzeichneten ätherischen Ölen ist in der EU verboten.

Die Namen in den Fallbeispielen wurden geändert, um die Privatsphäre des Einzelnen zu wahren.

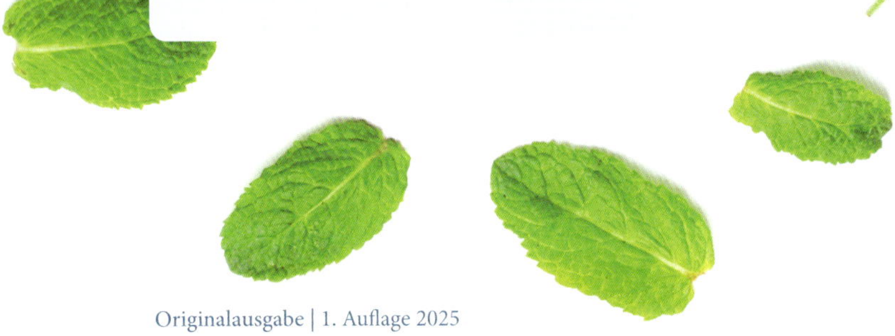

Originalausgabe | 1. Auflage 2025

E-Mail: kontakt@crotona.de

© der Fotos: shutterstock.com | Druck: Finidr | ISBN: 978-3-86191-303-0

Inhalt

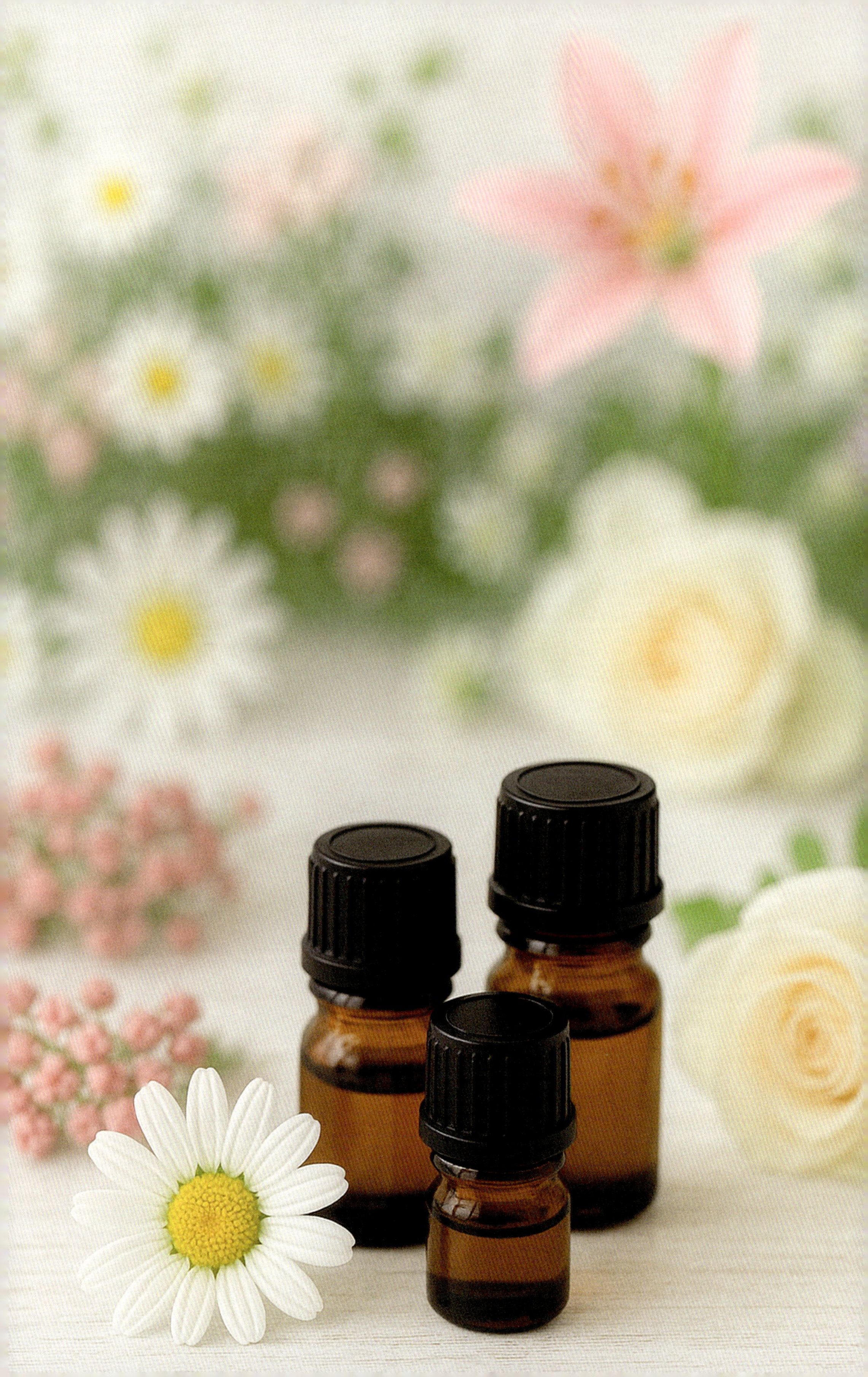

Düfte – die Sprache des Herzens

Für dich – du Hüter unvergänglicher Geschichten und lebendiges Erbe gelebter Weisheit

Wenn ich dich heute ehre, ehre ich das Leben selbst. Du hast das Leben mit deinen Händen geformt, mit deinem Herzen genährt und mit deinen Träumen die Liebe in diese Welt gebracht. Du hast immer gegeben, oft über deine eigenen Grenzen hinaus. Vielleicht sind deine Hände müde geworden, doch deine Seele strahlt heller denn je. Dieses Buch widme ich dir.

Es ist für dich, wenn du vielleicht fühlst, dass die Jahre dich verändert haben – dass deine Haut dünner, dein Atem schwerer und dein Herz vorsichtiger geworden sind. In dir ruht so viel Weisheit, so viel Liebe und so viele Erinnerungen – Düfte, die wie leise Melodien aufsteigen und von deinem Leben erzählen.

»In jeder Falte lebt eine Geschichte. Und in jedem Tropfen Öl eine Antwort darauf.«
– nach D. Gary Young

Dieses Buch ist ein Gruß an dich. Eine Einladung, Trost zu finden, wenn die Schritte beschwerlich geworden sind. Mögest du die Freude des Alterns entdecken und in deinen Enkelkindern den Widerhall deiner Hoffnungen erkennen. Beginne durch die Magie der Düfte – dem süßen Duft einer Rose, dem beschwingten Aroma einer Sommerwiese oder dem harzigen Duft des Tannenwaldes – wieder in glücklichen Erinnerungen mit dem Leben zu tanzen.

Erhebe dein Herz zu den himmlischen Höhen – zu jenem Ort, den du dir durch harte Mühen und mit krönender Weisheit erschlossen hast. Du ruhst in den Armen göttlicher Liebe, so sicher wie einst am Herzen deiner Mutter. Auch wenn du heute nicht mehr so schnell laufen kannst und deine Augen müde sind, oder wenn du vielleicht einsam dem Kommenden, Unbekannten entgegensiehst – du wirst geliebt.

Es sind die magischen Düfte, die dir von dieser himmlischen Liebe erzählen wollen – von einer Liebe, die dich durch dieses Leben getragen hat und dich niemals verlässt.

Möge die *Duftmedizin* dir das schenken, was du vielleicht verloren glaubst: Leichtigkeit, Wärme und das Wissen, dass du von Anbeginn der Zeiten umsorgt und geliebt bist. Mögen die Düfte dich himmelwärts tragen, dorthin, wo das Herz des Allerhöchsten schlägt – von wo wir ausgegangen sind und wohin wir zurückkehren. Dort werden wir uns wiedersehen.

Von Herz zu Herz,
in tiefer Dankbarkeit und Liebe,
Deine Maria

Für die wahren Engel des Alltags: Angehörige und Pflegekräfte, die mit Herz und Hingabe Licht bringen!

Du bist mehr als eine helfende Hand. Du bist ein Herz, das still mitträgt, wo Worte nicht ausreichen. Deine Pflege ist ein stiller Dienst: Du wirst zur Brücke, die einen lieben Menschen in schwierigen Momenten trägt. Es sind die kleinen Gesten, die stillen Augenblicke, die alles verändern – eine Berührung, ein Lächeln, ein Duft.

Duftmedizin, von der dieses Buch erzählt, ist eine stille Kraft, die das Leben vieler Menschen berührt; denn Düfte sind mehr als Gerüche – sie erzählen Geschichten. Sie wecken Erinnerungen, öffnen verschlossene Herzen und schenken Trost, wo Worte nicht ausreichen.

Dieses Buch wurde mit der Vision geschrieben, Pflegekräfte, Angehörige und alle, die sich um ältere Menschen kümmern, zu inspirieren. Es soll dir Werkzeuge an die Hand geben, die einfach und doch tief wirksam sind. Jede Seite lädt dich ein, die Welt der ätherischen Öle zu entdecken, ihre Magie zu erleben und sie in den Alltag der Menschen einzubringen, die auf dich zählen, dir vertrauen und durch dich gestärkt werden.

Duftmedizin ist nicht nur eine Methode, sie ist eine Einladung, Pflege als Ausdruck von Liebe und Mitgefühl zu betrachten. Eine Einladung, die Heilkraft der Natur mit der tiefsten Sehnsucht des Menschen zu verbinden: gesehen, gehört und geliebt zu werden. Düfte aus der Natur sind Boten dieser Liebe.

Dieses Buch ist für dich – für Menschen, die jeden Tag ihr Bestes geben. Möge es dich inspirieren und unterstützen und darin bestärken, dass deine Arbeit von unschätzbarem Wert ist. Es bietet nicht nur praktisches Wissen, sondern auch Lebensgeschichten, die zeigen, wie Düfte Brücken zwischen Vergangenheit und Gegenwart bauen können.

Duftmedizin im Alter erinnert uns daran, dass die kleinen Dinge – ein Hauch von Lavendel, eine Berührung mit Rose oder der Duft von Zeder – oft die größten Veränderungen bewirken. Mit jeder Anwendung, mit jedem Duft, den du einsetzt, erinnerst du die Menschen, die du begleitest, an eines: Sie sind nicht allein. Und in jedem dieser Düfte, die wir in diesem Buch entdecken werden, liegt eine Botschaft – von Trost, von Liebe und von einem Leben, das es wert ist, gelebt zu werden.

Dieses Buch ist nicht nur den Menschen, die du begleitest, gewidmet, sondern auch dir selbst – als Quelle von Freude, Trost und innerer Kraft.

*»Pflege ist weit mehr als eine Aufgabe – sie ist eine Kunst!«**

* Alle kursiv gesetzten Zitate stammen – sofern nicht anders gekennzeichnet – aus der Duftmedizin-Philosophie von Maria L. Schasteen.

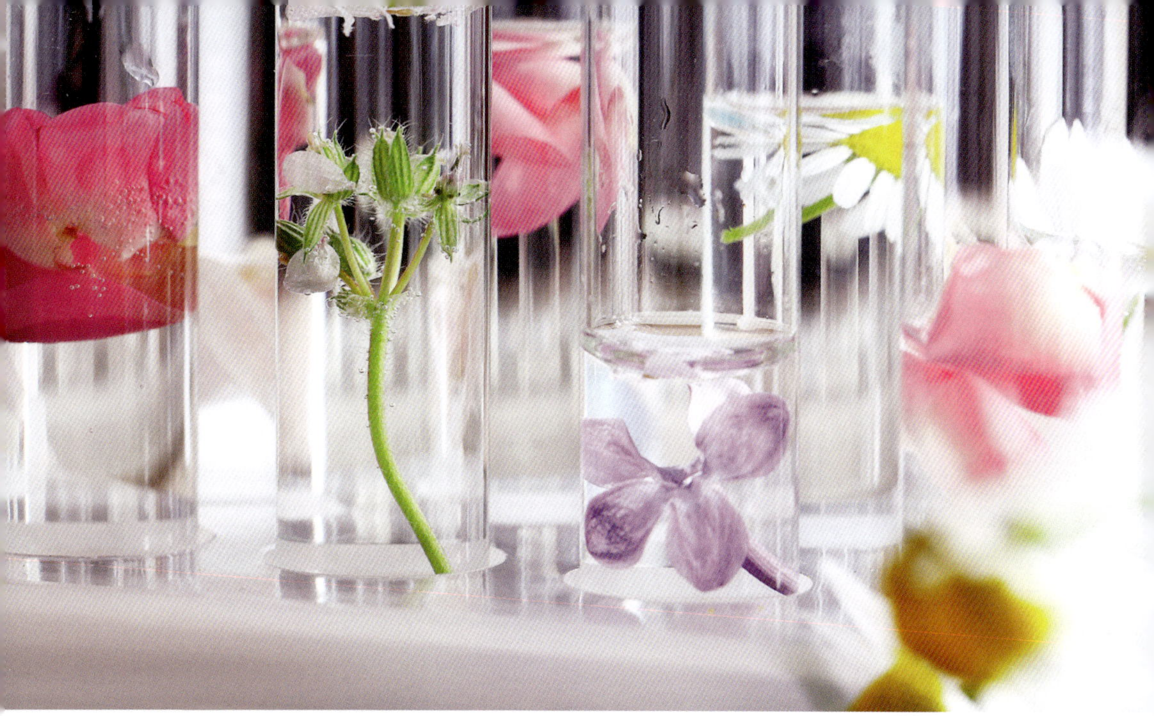

Willkommen in der duftenden Welt der Aromatherapie – wo Düfte mehr Trost spenden als Worte vermögen

Düfte haben die einzigartige Fähigkeit, zu trösten, zu heilen und Herzen zu erreichen, selbst dann, wenn Worte nicht mehr ausreichen. Sie sprechen die Sprache des Herzens und öffnen Türen zu Erinnerungen, die längst verschlossen schienen. In jeder Anwendung, in jedem Atemzug schenken sie ein Stück Geborgenheit und Frieden.

Der Lebensabend bringt nicht nur Weisheit und Erfahrungen mit sich, sondern auch besondere Herausforderungen für Körper und Geist. Die *Duftmedizin*, eine kraftvolle und natürliche Methode, kann Senioren dabei unterstützen, sich wohler zu fühlen und ihre Lebensqualität zu verbessern. Ätherische Öle bieten eine sanfte, aber wirksame Möglichkeit, Schmerzen zu lindern, den Schlaf zu fördern, emotionale Balance zu schaffen und auch die geistige Klarheit zu unterstützen.

Doch Pflege ist weit mehr als eine Aufgabe – sie ist eine Kunst. Sie berührt Körper, Geist und Seele gleichermaßen und ist oft das letzte Geschenk, das wir Menschen machen können. In diesem Buch entdecken wir eine neue Dimension der Pflege, die ich liebevoll *Duftmedizin* nenne.

Du lernst in *Duftmedizin im Alter*, wie du diese Schätze der Natur – die von einer liebevollen Hand über Wiesen, Wälder und Felder gestreut wurden, damit wir gesund und glücklich sein dürfen – sicher und effektiv in den Alltag älterer Menschen integrieren kannst.

Komm mit auf eine Reise in eine heilende Welt, die zugleich sanft und tiefgreifend wirkt. Entdecke die Kraft der Düfte – Geschenke aus dem Garten der Natur, die nicht nur den Körper, sondern auch unsere Gefühle und Erinnerungen heilen und die Seele zutiefst berühren.

Das emotionale Gesicht des Alterns: Veränderungen und Erinnerungen im Wandel

Das Alter bringt vieles mit sich – Veränderung, Rückzug, Erinnerung. Und doch ist es weit mehr als ein Abstieg oder ein Verlust. Für viele beginnt in dieser Lebensphase eine innere Öffnung. Es ist die Zeit, in der Ruhe plötzlich Wert bekommt, in der das Leben nicht mehr nach außen drängt, sondern sich nach innen wendet.

Viele ältere Menschen berichten von kleinen Freuden, die früher im Alltag untergegangen sind: mehr Zeit für Familie, Muße für Hobbys, das stille Glück, niemandem mehr etwas beweisen zu müssen. Diese Lebenserfahrung führt zu einer heiteren Gelassenheit.

Studien zeigen, dass die emotionale Zufriedenheit ab etwa 55 Jahren tendenziell steigt. Menschen über 90 empfinden oft mehr seelisches Wohlbefinden als manch jüngerer Mensch. Psychologen erklären diesen Wandel mit einem inneren Perspektivwechsel: Ältere Menschen lernen, sich auf das Schöne zu konzentrieren. Sie wählen ihre Prioritäten neu, erinnern sich lieber an gute Zeiten und lassen das Schwere leichter los.

Und doch ist das Altern nicht frei von Schatten. Es gibt Ängste, die sich still einnisten – die Furcht vor Krankheit, der Verlust der Selbstständigkeit, das Gefühl, zur Last zu fallen, oder die Einsamkeit nach dem Tod eines geliebten Menschen. Gerade die soziale Anpassung ist im Alter eine stille, oft unterschätzte Herausforderung. Der Freundeskreis wird kleiner, Kinder leben ihr eigenes Leben. Wenn das Gefühl schwindet, noch gebraucht zu werden, wird das Herz leise – und das Leben verliert an Farbe. Etwa ein Drittel der älteren Menschen in Europa fühlt sich einsam. Tatsächlich lebt jeder sechste Mensch über 60 mit einer psychischen Erkrankung – oft ist es eine Depression oder eine Angststörung, die leise in den Alltag Einzug hält.

Und dennoch: Es gibt Hoffnung. Viele Senioren entwickeln eine erstaunliche innere Kraft. Sie blicken auf gemeisterte Krisen zurück und schöpfen daraus Mut. Manche finden im Rückblick auf ihr Leben Frieden. Der Psychologe Erik Erikson nannte dies »Integrität« – ein Zustand der Weisheit, der Ganzheit, der inneren Annahme. Wer diese Integrität erreicht, lebt nicht nur ruhiger – er lebt versöhnt. Wer jedoch in Gedanken an verpasste Gelegenheiten gefangen bleibt, riskiert Bitterkeit und Verzweiflung.

So pendelt die seelische Verfassung älterer Menschen oft zwischen diesen beiden Polen: Zufriedenheit und Bitterkeit. Was hilft, ist Verbindung – Verbindung zu anderen, zur Natur, zum eigenen inneren Licht. Es sind manchmal kleine Hoffnungen, die uns tragen: die Hochzeit eines Enkels, ein gemeinsames Weihnachtsfest, der Wunsch, den eigenen hundertsten Geburtstag zu erleben. Und es zeigt sich immer wieder: Wer sozial eingebunden, innerlich positiv und anpassungsfähig bleibt, meistert die seelischen Herausforderungen des Alterns mit mehr Kraft und Leichtigkeit.

Wie sehr uns unsere innere Haltung prägt, lässt sich auch in Zahlen fassen: Menschen mit einer positiven Sicht auf das Alter leben im Schnitt 7,5 Jahre länger – sowohl in Zeit als auch in Würde. Wer das Alter als Phase der Reifung betrachtet, als Raum für Tiefe und Entfaltung, begegnet den eigenen Sorgen mit mehr Vertrauen. Denn am Ende geht es nicht darum, jung zu bleiben, vielmehr darum, sich im Herzen jung zu fühlen.

Wenn jeder Tag ein wenig schwerer wiegt, wird Liebe zur Kraftquelle

Der Alltag im Alter verändert sich. Was früher leicht war – ein Spaziergang, ein Einkauf, ein Gespräch mit Behörden – kann plötzlich zur Hürde werden. Nicht, weil der Mensch schwächer wird, sondern weil sich die Welt schneller dreht, lauter geworden ist, komplizierter.

Viele ältere Menschen kämpfen nicht gegen große Krankheiten, sondern gegen die vielen kleinen, stillen Herausforderungen, die sich Tag für Tag auftürmen: steile Treppen, schwer lesbare Formulare, zu schnelle Gespräche am Telefon. Und manchmal ist da auch dieses leise Gefühl: »Ich komme nicht mehr mit.«

Doch genau hier beginnt liebevolle Pflege.

Nicht erst bei der schweren Krankheit, sondern im kleinen, unscheinbaren Alltag. Wenn jemand die Hand reicht, wenn ein Brief gemeinsam gelesen wird, wenn jemand sagt: »Ich sehe dich. Ich bin da.« – Dann wird aus Belastung wieder Leben.

- **Mobilität** ist Freiheit. Wenn das Gehen schwerfällt, bedeutet das nicht, dass der Weg zu Ende ist. Vielleicht braucht es dann einfach eine neue Art zu gehen: mit einem Rollator, mit Hilfe, mit Pausen – aber in Würde. Eine Bank am Wegesrand, eine Hand am Arm, ein Taxi zur Kirche – oft sind es die kleinen Dinge, die das Leben leichter machen.
- **Einsamkeit** ist nicht immer sichtbar. Sie sitzt nicht allein im Zimmer – sie sitzt auch am vollen Tisch, wenn niemand zuhört. Doch Einsamkeit lässt sich berühren: durch ein Gespräch, einen Besuch oder einen Hund, der sich still an die Füße legt. Gemeinschaft kann wachsen – im Nachbarschaftstreff, beim Singen, beim Kartenspiel oder in der Stille. Und manchmal genügt es, wenn jemand einfach nur da ist und zuhört.
- **Finanzielle Sorgen** drücken schwer, wenn das Geld nicht reicht für Wärme, Gesundheit oder kleine Freuden. Viele ältere Menschen schämen sich,

um Hilfe zu bitten. Doch Hilfe kann leicht gemacht werden – durch Informationen, durch Offenheit, durch Zuwendung. Ein voller Einkaufskorb, ein warmer Raum, eine bezahlte Rechnung können mehr bedeuten als tausend Worte. Denn wer sich sicher fühlt, kann freier atmen.

In einem liebevoll begleiteten Alltag gibt es nichts, das zu klein wäre, um von Bedeutung zu sein. Es geht nicht nur ums Funktionieren – es geht darum, gesehen, verstanden und wertgeschätzt zu werden. Wenn du einem älteren Menschen den Alltag erleichterst, schenkst du ihm nicht nur Zeit, sondern auch Vertrauen und Geborgenheit in seinem Leben.

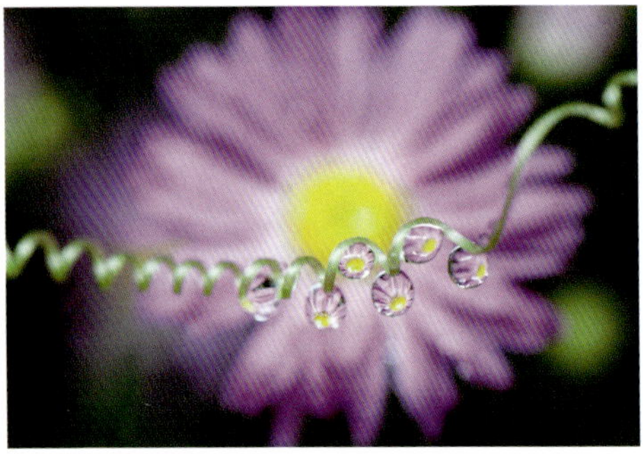

»Ein Tropfen Duft berührt, wo kein Wort mehr hinreicht. Er spricht mit der Seele – und die Seele erinnert sich an ihre Kraft.«

Gesundheit: Mehr als die Abwesenheit von Krankheit – ein Ausdruck gelebter Lebensfreude

Im Alter geht es nicht nur darum, Krankheiten fernzuhalten, sondern um etwas viel Tieferes: das Wohlgefühl im eigenen Körper zu bewahren. Gesundheit ist nicht die Abwesenheit von Beschwerden, sondern die Kunst, sich im eigenen Leben wohl und lebendig zu fühlen.

Viele ältere Menschen sagen: »*Ich will nicht ewig leben – aber gut.*« Und das bedeutet: frei atmen können, zu schlafen ohne zu grübeln, essen mit Freude, gehen ohne Angst zu fallen. Es bedeutet, morgens aufzuwachen und zu wissen: »Heute ist ein Tag, den ich leben darf.«

Die Wissenschaft hat in den letzten Jahren viele Erkenntnisse gesammelt. Wir wissen heute: Bewegung, Ernährung, Entspannung und ein liebevoller Lebensstil verändern mehr als jedes Medikament. Selbst im hohen Alter wirkt ein Spaziergang wie Medizin. Eine Handvoll frischer Beeren, ein Glas Wasser, ein Lächeln – sie sind kleine Schlüssel zu einem langen, gesunden Leben.

Forscher sprechen von »Inflammaging« – der leisen Entzündung, die im Alter viele Beschwerden verursacht: Müdigkeit, Gelenkschmerzen, Hautprobleme. Doch dieses stille Feuer lässt sich löschen – mit Bewegung, mit Ernährung, mit innerem Frieden. Gemüse, gesunde Pflanzenöle, ausreichend Schlaf, ein gutes Gespräch – all das wirkt tiefer als man denkt.

Und dann gibt es noch jene stillen Helfer, die viele vergessen: Sonne auf der Haut, Musik im Herzen, liebevolle Berührungen, Düfte, ein Tropfen Lavendel vor dem Schlafengehen, ein Spaziergang unter Bäumen, ein stilles Gebet. Das alles gehört zur Gesundheit – genauso wie Vitamine und Vorsorgeuntersuchungen.

Gesundheit im Alter ist oft nicht perfekt. Aber sie ist möglich – im Rahmen des eigenen Körpers, im Takt des eigenen Lebens. Und sie beginnt mit einem einfachen Satz: »*Ich nehme mich liebevoll an – ich sorge gut für mich.*«

Lebensfreude im Tun – Aktivität als sprudelnde Quelle von Freude

Es ist nie zu spät, das Leben zu berühren – mit den Händen, mit dem Herzen, mit einem Lächeln. Wenn ältere Menschen aktiv sind, sei es körperlich, geistig oder kreativ, dann erwacht etwas in ihnen: ein inneres Leuchten, ein Gefühl von Sinn und Lebendigkeit. Denn Bewegung heißt nicht nur, dass die Beine gehen – es heißt auch: »Ich bin noch Teil dieser Welt.«

Wer strickt, wer bastelt, wer einen Blumenstock gießt oder ein Buch aufschlägt, sagt im Stillen: »Ich bin da. Ich gestalte. Ich bin wirksam.« Diese Wirksamkeit – das Gefühl, etwas bewirken zu können – ist wie ein Licht gegen Trägheit, Einsamkeit und stille Traurigkeit. Sie ist Nahrung für die Seele.

Manche gehen spazieren – nicht, um irgendwo anzukommen, sondern um den Wind zu spüren. Andere lösen Kreuzworträtsel und trainieren dabei ihr Gedächtnis, ohne es zu merken. Wieder andere malen, singen, lieben das Kartenspiel, erzählen Geschichten. Alles, was Freude macht, ist heilsam. Und alles, was verbindet, stärkt das Herz.

Manche entdecken im Alter ganz neue Leidenschaften: Sie lernen noch eine Sprache, tanzen beim Seniorennachmittag, spielen mit Enkeln, basteln Geschenke oder lachen über ihre eigenen kleinen Missgeschicke. Und genau das ist das Geheimnis: Lebensfreude wächst durch Neugier, Leichtigkeit und das liebevolle Ja zum Moment.

Auch körperliche Aktivität muss nicht sportlich sein. Es genügt, wenn sie von innen kommt – ein Rhythmus im eigenen Tempo, eine Viertelstunde im Garten, ein paar Schritte zur Lieblingsbank oder ein Sonnenstrahl auf der Haut. Selbst wer im Bett liegt, kann sich innerlich bewegen – mit Gedanken, Erinnerungen, Musik, Duft und den Flügeln der Kreativität, die zu lichtvollen Orten führen können.

Was zählt, ist nicht das Ziel, sondern das Tun selbst. Es strukturiert den Tag. Es bringt Farbe ins Leben. Und es schenkt das Gefühl: »Ich bin mehr als meine Beschwerden. Ich bin Schöpfer meines Augenblicks.«

Zwischen Himmel und Erde – wie Düfte zur Brücke für inneren Frieden werden

Spiritualität, innere Ruhe, Versöhnung mit dem Leben – dieser leise Glanz, der das Alter verklärt, leuchtet von innen.

Im Alter wird vieles stiller. Der Körper sucht öfter die Ruhe, das Tempo verlangsamt sich. Während draußen die Welt immer schneller wird, öffnet sich im Inneren ein neuer Raum. Viele ältere Menschen spüren dann ganz selbstverständlich: »Da ist etwas Größeres. Etwas, das trägt.«

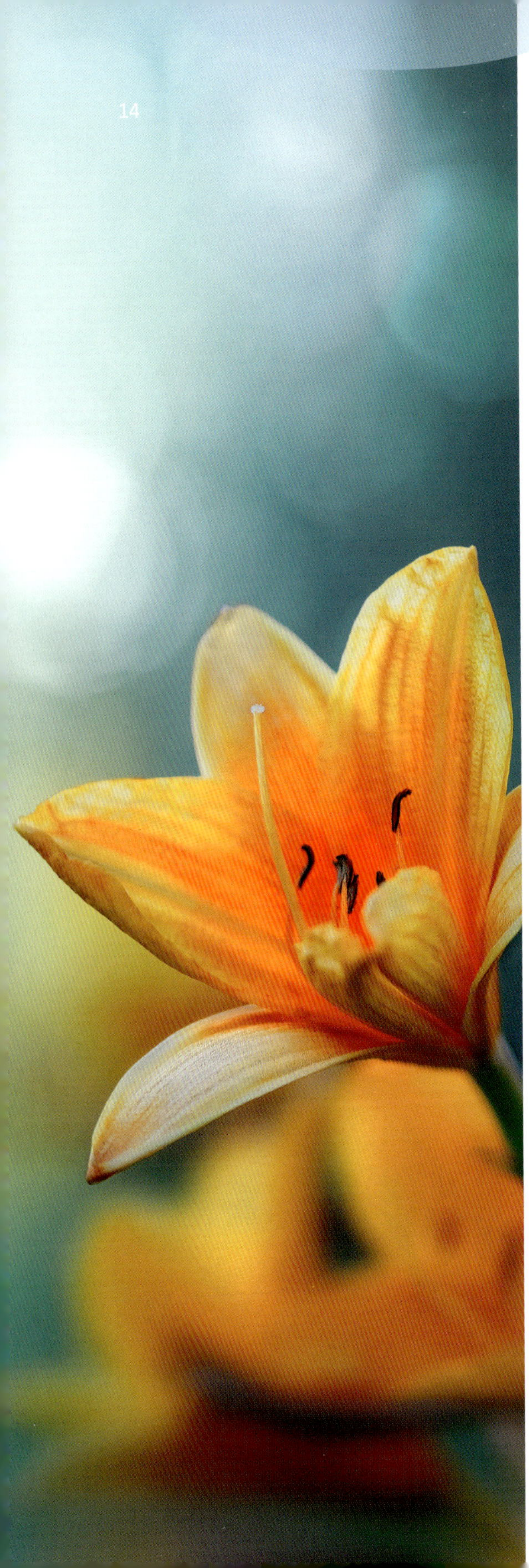

Vielleicht war es früher nie ein Thema. Doch jetzt – wo das Leben sich rundet – wächst bei vielen das Bedürfnis nach Sinn, nach Rückschau, nach Versöhnung. Sie fragen sich: »War mein Leben gut? Habe ich geliebt? Was bleibt, wenn ich gehe?« Und diese Fragen sind keine Angst, sie sind eine Einladung zur Einkehr, zur Klärung, zur Tiefe.

Manche finden ihren Halt im Glauben: ein tägliches Gebet, eine Kerze, ein Psalm, ein leiser Blick zum Himmel. Andere spüren Gott in der Natur, im Lichtspiel auf dem Fensterbrett, in der Stimme eines Enkels. Wieder andere nennen es nicht beim Namen, aber sie fühlen: »Ich bin nicht allein.«

Spirituelle Kraft ist nicht laut, sie wohnt in den Gesten. In der Dankbarkeit für einen neuen Morgen, im Frieden, den eine Erinnerung bringt. Im stillen Wissen, dass der Tod kein Ende ist, sondern eine Heimkehr und ein neuer Anfang. Und selbst, wenn Zweifel hochkommen, gibt es dennoch Raum für Vertrauen. Denn Vertrauen heißt nicht: »Ich weiß alles.« Vertrauen heißt: »Ich bin bereit, mich tragen zu lassen.«

In vielen Kulturen wird das Alter als Zeit der Weisheit geehrt – nicht, weil alles verstanden wurde, sondern weil die Stille sprechen darf. Wenn Spiritualität im Alter erwacht, entsteht oft eine stille Gelassenheit. Manches, was früher wichtig war, verblasst und das Wesentliche tritt hervor: Liebe, Mitgefühl, Verbindung. Die eigene Endlichkeit wird nicht mehr gefürchtet – sie wird umarmt.

Spirituelle Menschen im Alter strahlen eine Ruhe aus, die nicht von dieser Welt ist. Man spürt sie, wenn sie sagen:

»Ich habe mein Leben gelebt. Ich bin dankbar. Ich bin bereit.«

Und genau das ist das größte Geschenk dieser Phase: Ein Mensch, der mit sich im Frieden ist, wird zum Segen für alle, die ihn begleiten.

Die Weisheit der Ältesten – Erkenntnisse, die das Leben uns lehren will

Wenn man sehr alte Menschen fragt, wie sie so alt wurden, lächeln viele und sagen Dinge wie: »Ich hab' mir nie zu viele Sorgen gemacht.« Oder: »Ich habe jeden Tag einen Grund gefunden zu danken.« Und dann merkt man: Diese Menschen haben nicht nur viele Jahre gelebt – sie haben tief gelebt.

Sie erzählen nicht von Erfolgen oder Besitz. Sie erzählen von Beziehungen. Von Liebe. Von kleinen Freuden. Vom Apfelbaum, der jedes Jahr blühte. Vom Lachen der Enkel. Vom Duft der Kindheit. Was bleibt, ist nie das Große – es ist das Wahre.

Viele dieser alten Seelen haben Verluste erlebt, Krankheiten überstanden, Kriege gesehen, Trennungen durchlebt und Abschiede überstanden. Und doch sagen sie: »Das Leben ist schön.« Weil sie gelernt haben, loszulassen. Weil sie nicht alles kontrollieren wollten, sondern sich führen ließen.

Sie haben Routinen entwickelt, die ihre Tage getragen haben – sei es ein Spaziergang, ein Gebet, ein Lied. Sie haben sich bewegt – nicht aus Zwang, sondern aus Freude. Sie haben gegessen, was ihnen guttat. Und gelacht – oft über sich selbst. Viele sagen: »Sich selbst nicht zu ernst nehmen, das hält jung.«

Manche lebten zurückgezogen, andere in Gemeinschaft. Einige rauchten bis ins hohe Alter, andere schworen auf Olivenöl und Haferbrei. Doch eines verbindet sie alle: Sie haben sich mit dem Leben ausgesöhnt. Sie trugen keinen Groll. Sie sahen in jeder Falte eine Geschichte und sie wussten:

»Das Wichtigste ist, in Liebe zu bleiben.«

Wenn wir von ihnen lernen, dann lernen wir nicht, wie man perfekt alt wird, sondern wie man mild wird, sanft, weise und verbunden.

Sie lehren uns: Es kommt nicht darauf an, wie lange wir leben, sondern wie tief wir fühlen. Wie sehr wir lieben. Wie ehrlich wir danken.

Und wenn wir diesen Funken weitertragen – mit einem Lächeln, einem stillen Gebet, einer liebevollen Geste –, dann werden auch wir zu jenen, die anderen Halt geben. Denn wer sich sicher fühlt, kann Hoffnung schenken.

Aber was, wenn die Hoffnung längst verblasst ist? Wenn das Herz müde ist vom Alleinsein, vom Aushalten, vom Verlieren? Dann braucht es etwas, das tiefer reicht als Worte – etwas, das den Weg zur Seele kennt.

»Dort, wo Worte enden,
beginnt der Duft.
Und dort, wo der Duft wirkt,
beginnt Heilung.«

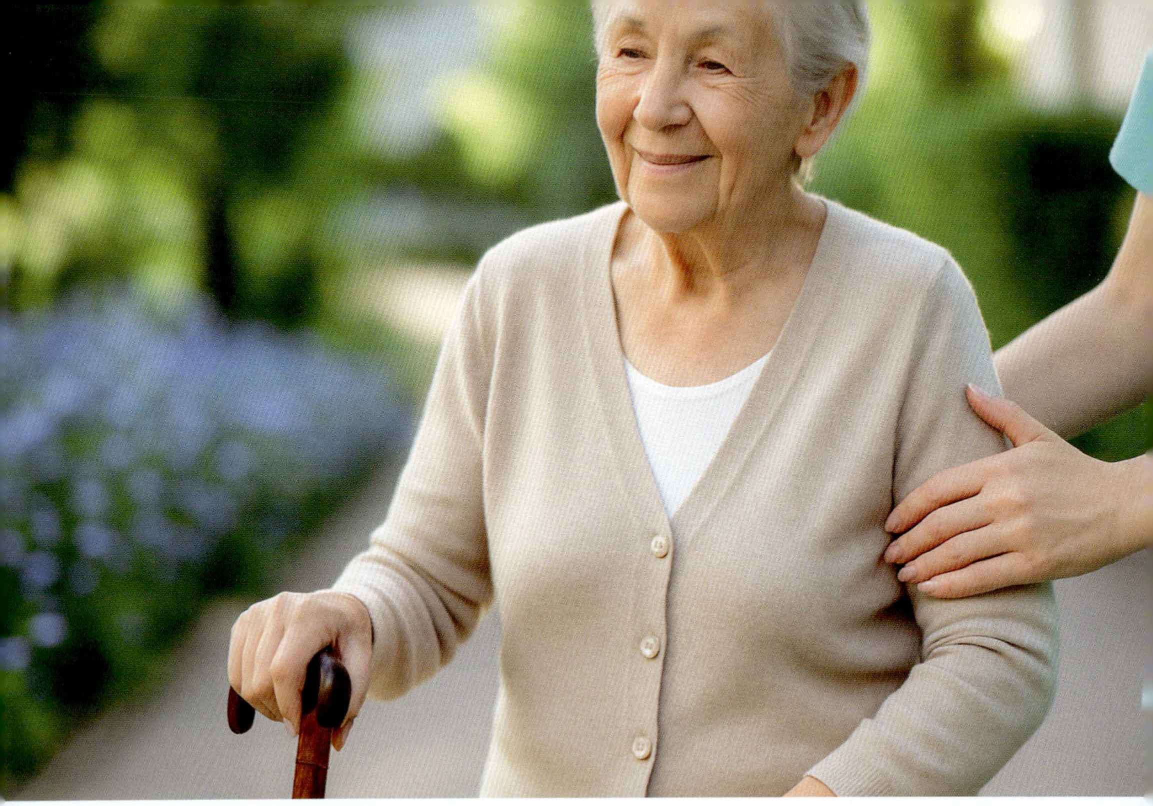

TEIL I

Die Grundlagen der Duftmedizin

»Altern ist keine Krankheit, sondern eine heilige Reise zurück zu dem, wer wir wirklich sind.«
– D. Gary Young, The One Gift

Dieses Kapitel legt den Grundstein für das Verständnis ätherischer Öle in der Altenpflege. Es beleuchtet ihre Wirkung auf Körper, Geist und Seele und erklärt, warum ätherische Öle in jedem Lebensalter, aber besonders im Alter, eine unverzichtbare Unterstützung sind. Eine berührende Geschichte zeigt, wie Düfte nicht nur längst vergessene Gefühle und Erinnerungen wecken, sondern auch Trost und Hoffnung schenken können.

1

Eine Einführung in die faszinierende Welt der Duftmedizin

Entdecke die Lebensessenz der Natur und wie sie zu deiner persönlichen *Duftmedizin* werden kann

»Du bist Frequenz in Form. Nutze die Öle, um dich daran zu erinnern.«
– nach D. Gary Young (sinngemäß nach Vorträgen)

Die Natur hat uns seit Anbeginn der Zeiten alles Nötige bereitgestellt, um uns gesund zu erhalten, unser Wohlbefinden zu stärken und uns mit der Kraft der Schöpfung zu verbinden. Ätherische Öle, diese kostbaren Lebensessenzen der Pflanzen, duften nicht nur betörend, sondern sind sanfte und gleichermaßen kraftvolle Begleiter durch Zeiten der Krankheit, Erschöpfung und Veränderung. Seit Jahrtausenden sind ihre wohltuenden Wirkungen bekannt – überliefert in heiligen Schriften, traditionellen Heilweisen und alten Legenden. Ihre Düfte halfen einem trauernden Herzen, Ruhe und Frieden zu finden. Selbst in Kriegswirren rieben sich die Männer mit duftenden Ölen ein, um Muskeln und Geist zu stärken.

Was viele nicht wissen: Der Begriff *ätherisch* verweist auf ihren feinstofflichen Aspekt – jene unsichtbare Dimension, aus der ihre besondere Wirkung stammt. Das heißt, sie sind nicht nur natürliche Pflanzenextrakte, sondern auch Träger höchster Schwingung. Sie berühren unsere Zellen, unser Nervensystem und sogar unsere tiefsten Emotionen auf einer Ebene, die weit über das Physische hinausgeht. Ätherische Öle mit ihrem Duft und den innewohnenden biochemischen Heilstoffen treten mit unserem Körper in Resonanz, gleichen Dysbalancen aus und führen uns zurück in den harmonischen Fluss des Lebens.

Wo das Glück wohnt? Im kostbaren Augenblick!

So bringen uns ätherische Öle in den kostbaren gegenwärtigen Augenblick zurück. Und es ist der gegenwärtige Moment, die Realität des Hier und Jetzt, in dem das Glück wohnt und sich unser wahres Wohlbefinden entfaltet. Denn in jedem Moment, den wir bewusst erleben, sind wir in direkter Kommunikation mit dem Allerhöchsten. Wir grübeln weder in der Vergangenheit noch fürchten wir uns vor der Zukunft. Das *Geheimnis des Glücklichseins* liegt allein im Gegenwärtigen, im Hier und Jetzt.

Probiere es doch einmal aus. Wenn du an einem Ölfläschchen riechst, öffnet sich dein Herz und du lächelst, selbst in tiefster Traurigkeit. Das ist das Wunder der ätherischen Öle, das dich aus Schmerz und Trauer in die Gegenwart holt. Diese Essenzen tragen eine stille Botschaft in sich – sie sind wie kleine Lichtfunken, die den Weg zurück zur inneren Freude weisen.

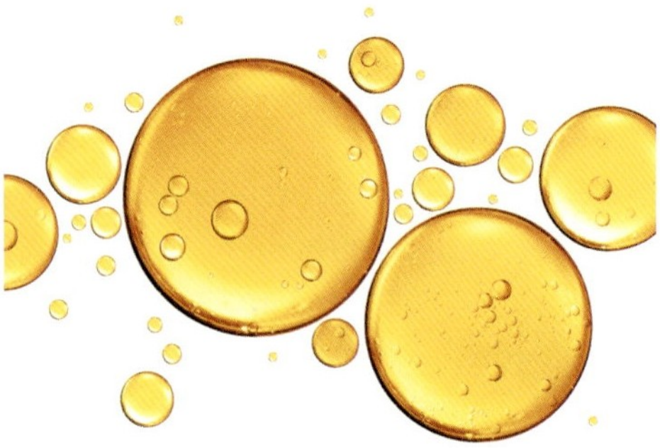

Besonders im Alter, wenn der Körper ruhiger und die Seele weiser ist, können Düfte wie sanfte Flügel sein, die tragen, stärken und tiefe Geborgenheit schenken.

Nikola Tesla und die Medizin der Frequenzen

Nikola Tesla, ein Pionier der Energie- und Frequenzforschung, sagte einst: »*Wenn du das Universum verstehen willst, denke in Begriffen von Energie, Frequenz und Schwingung.*«

Hätte er die Welt der ätherischen Öle gekannt, wäre er fasziniert gewesen, denn sie sind nichts Geringeres als gespeicherte Lichtfrequenzen, codierte Schwingungen aus der Natur, die mit dem Körper in Resonanz treten.

Ätherische Öle: Träger harmonischer Frequenzen

»Frequenz ist die Sprache des Geistes. Und die Öle sprechen in dieser Sprache.«

– nach D. Gary Young

Alles im Universum schwingt – jeder Baum, jede Blüte, jeder Mensch lebt seine innewohnende Schwingung. Ätherische Öle, gewonnen aus der unberührten Natur, besitzen außergewöhnlich hohe Frequenzen. Sie sind nicht nur Duftstoffe – sie sind *lebendige Resonanzfelder, die mit den Zellen kommunizieren.* So wie eine Tesla-Spule eine Frequenz erzeugt, die eine Neonröhre zum Leuchten bringt, können ätherische Öle die biologische Elektrizität des Körpers modulieren und anheben.

Tesla erkannte, dass die Zukunft der Heilung nicht in der Chemie, sondern in der Energie liegt. Die Pflanzen tragen dieses Wissen seit Jahrmillionen in sich.

»Ein Tropfen Lavendelöl ist nicht nur ein Molekülgemisch – es ist eine Frequenz und trägt eine Botschaft, die sich mit den Schwingungen des Körpers verbindet.«

Der Mensch als elektrisches System: Die energetische Basis unseres Seins

Unser Körper ist ein hochentwickeltes elektromagnetisches Feld. Die Nervenbahnen leiten Signale wie elektrische Ströme, das Herz ist ein kraftvoller Schwingungsgenerator. Werden ätherische Öle auf die Haut aufgetragen oder eingeatmet, treten ihre Frequenzen in Wechselwirkung mit dem Energiefeld des Menschen.

Rose (320 MHz) – das am höchsten schwingende ätherische Blütenöl – kann das Nervensystem mit harmonischer Schwingung durchdringen und den Energiefluss regulieren, ähnlich wie eine verstimmte Gitarre, die – einmal gestimmt – in perfekter Harmonie erklingt.

Tesla hätte gesagt:

»Eine niedrige Frequenz im Körper führt zu Krankheit, eine hohe Frequenz zu Vitalität.«

Ätherische Öle: Die natürliche Energiequelle der Zukunft

Tesla sah eine Zukunft, in der der Mensch seine Energie – Strom, Wärme, Licht – nicht länger aus endlichen Ressourcen wie Kohle oder Öl schöpfen würde, sondern aus den unerschöpflichen Quellen der Natur: aus dem goldenen Licht der Sonne, dem pulsierenden Magnetfeld der Erde, den feinen Schwingungen des Äthers und der stillen Kraft, die alles Leben durchdringt.

Genau diese Kraft tragen ätherische Öle in sich. Sie sind gespeicherte Lichtboten, gespeist aus *Sonnenenergie, Pflanzenintelligenz und kosmischer Ordnung.* Ihre Wirkung beruht nicht allein auf biochemischen Bestandteilen, sondern auf ihrer Frequenz – ihrer feinstofflichen Schwingung, die unser Zellbewusstsein erreicht und dort Erinnerungen, Balance und Heilungsimpulse weckt.

Wer mit ätherischen Ölen arbeitet, verbindet sich mit dem lebendigen Atem der Schöpfung – einer Energie, die gleichzeitig zart und unermesslich kraftvoll ist. *»In jedem Tropfen schwingt das Universum.«*

Ätherische Öle sind also gespeicherte Sonnenenergie, transformiert durch die Intelligenz der Pflanzen. Jedes Mal, wenn du ein ätherisches Öl verwendest, interagierst du mit purer *Frequenzmedizin.* Die Zellen deines Körpers erkennen diese Schwingung, sie »hören« die Botschaft und beginnen, sich auf Harmonie einzustimmen.

»Jedes Öl trägt eine Schwingung – und jede Schwingung spricht eine Sprache.«

Die Zukunft der Heilung: Wie Frequenz, Energie und ätherische Öle dein Wohlbefinden transformieren

Tesla war seiner Zeit weit voraus, als er sagte: *»Die Medizin der Zukunft wird sich mit Frequenzen befassen.«*

Ätherische Öle sind genau das – lebendige Frequenzen, die Körper, Geist und Seele in Einklang bringen. Sie verstärken Heilfrequenzen, regenerieren das Energiefeld des Menschen und verbinden uns mit der unendlichen Energie des Universums.

Ätherische Öle wirken also wie kleine Tesla-Spulen der Natur – sie laden das biologische Feld auf, verstärken die körpereigene Energie und bringen uns zurück in unsere ureigene Schwingung.

Nikola Tesla hätte ätherische Öle als pure, konzentrierte Frequenzmedizin betrachtet – eine Brücke zwischen Wissenschaft, Natur und dem grenzenlosen Potenzial der Energie.

Frequenzmedizin für Senioren: Der Schlüssel zu vitaler Gesundheit und Lebensqualität

«Wir verlieren mit dem Alter nicht an Wert – wir gewinnen an Frequenz.«

– nach D. Gary Young, Pflegevortrag 2011

Warum ätherische Öle für ältere Menschen unverzichtbar sind: Entdecke die natürliche Quelle für Wohlbefinden und Lebensfreude!

Ätherische Öle, diese hochschwingenden Geschenke der Natur, sind die *Medizin der Frequenzen.* Sie tragen gespeicherte Energie in sich, die mit dem Körper in Resonanz tritt – sanft, aber tiefgreifend. Gerade für ältere und pflegebedürftige Menschen sind sie von unschätzbarem Wert, denn mit zunehmendem Alter verändert sich nicht nur der Körper, sondern auch das Energiefeld.

Im Laufe der Jahre verlangsamt sich die Zellregeneration, die Nervenleitfähigkeit nimmt ab, die körpereigenen Schwingungen werden oft träger. Manche Menschen fühlen sich müder, steifer, manchmal wie »vom Leben abgeschnitten«. Doch genau hier entfaltet die *Duftmedizin* ihre besondere Kraft.

Ätherische Öle sind Schwingungsträger, die das Energiefeld neu ausrichten und beleben.

Warum ist das so wichtig?

- Mit zunehmendem Alter sinkt die Zellspannung, was die Selbstheilungskräfte schwächt. Hochfrequente Öle wie **Rose, Weihrauch** oder **Lavendel** können das elektromagnetische Feld des Körpers wieder aufladen.
- Bewegung verlangsamt sich, was die Blutzirkulation und den Energiefluss hemmt. Öle wie **Rosmarin** und **Wacholder** regen den Fluss von Lebensenergie an.
- Emotionale Themen wie Trauer, Einsamkeit oder Angst vor dem Unbekannten beeinflussen die Schwingung des Herzens. Öle wie **Ylang-Ylang, Bergamotte** oder **Neroli** bringen emotionale Harmonie.

Wenn die Energie schwindet – Schwingungen mit ätherischen Ölen stärken und bewahren

Insbesondere pflegebedürftige Menschen, die viel liegen oder sich kaum noch bewegen, verlieren den natürlichen Rhythmus ihrer Energie. Ihr Körper nimmt die Frequenzen der Umgebung auf, doch was geschieht, wenn diese Frequenzen nicht stärkend sind?

Tesla hätte gesagt: »*Wenn der Körper mit niedriger Schwingung umgeben ist, passt er sich an. Doch wenn er mit hohen Frequenzen in Resonanz tritt, beginnt er sich zu regenerieren.*«

Hier setzen ätherische Öle an. Sie sind wie eine feine, nicht greifbare Energiequelle, die das energetische Feld sanft auflädt und die Zellen an ihre ureigene Schwingung erinnert.

- **Eukalyptus** und **Pfefferminze** frischen den Geist auf, klären den Atem und bringen Sauerstoff in jede Zelle.
- **Lavendel** und **Kamille** helfen, Ängste und Unruhe zu besänftigen.
- **Weihrauch** und **Myrrhe** stärken die Verbindung zu höheren Ebenen und schenken Trost in Zeiten der Schwäche.

»Ätherische Öle bringen Licht, wo Energie nachlässt. Sie wirken nicht nur körperlich – sie sind die Brücke zur Seele.«

Nicht jeder ältere Mensch ist pflegebedürftig – viele Senioren sind geistig wach und körperlich noch aktiv. Doch selbst für sie gilt: Je höher die körpereigene Frequenz, desto mehr Lebensenergie steht zur Verfügung.

Ätherische Öle können die Zellschwingung aktivieren, das Immunsystem stärken und das innere Strahlen bewahren.

- **Rosmarin** und **Zitrone** schärfen den Geist und fördern die Gedächtnisleistung.
- **Ingwer** und **Kardamom** unterstützen die Verdauung und bringen wärmende, belebende Energie.
- **Tanne** und **Sandelholz** erden und schenken Stabilität – sowohl körperlich als auch geistig.

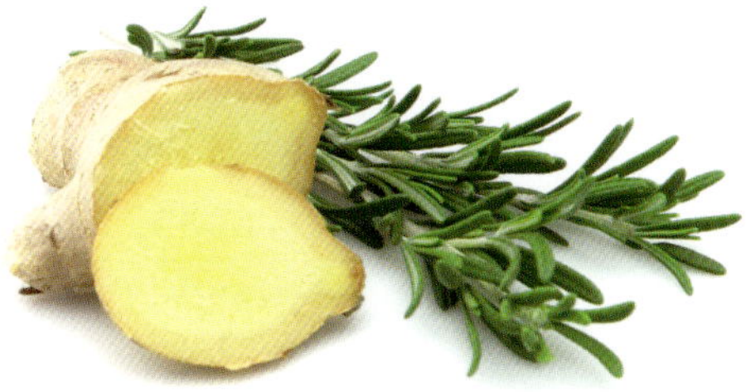

Tesla hätte gesagt: *»Energie ist alles. Wer seine Frequenz hält, bleibt lebendig.«*

Ätherische Öle sind genau dieser Schlüssel – sie helfen älteren Menschen, ihre ureigene Lebenskraft zu bewahren, auch wenn sich der Körper langsam verändert.

Frequenzwerte im Vergleich: Von Medikamenten zu hochschwingender Pflanzenenergie

Die Frequenzfrage: Wie hoch schwingen Medikamente?

In der Welt der feinstofflichen Schwingung (wie sie etwa von Bruce Tainio mit seinem Frequenzmessgerät für lebendige Materie erfasst wurde) wird Energie in Megahertz (MHz) gemessen – eine Maßeinheit, die ausdrückt, wie viele Schwingungen pro Sekunde auftreten.

Hier einige vergleichbare Werte, die oft zitiert werden (aus energetischer Sicht, nicht aus schulmedizinischer Sicht, da sich die Medizin bislang nicht mit Frequenzen befasst):

Substanz oder Zustand	Frequenz in MHz
Frisches Gemüse	60–70 MHz
Ätherische Öle (reine Qualität)	52–320 MHz
Gesunder menschlicher Körper	62–78 MHz
Krankheit beginnt (z. B. Erkältung)	ab circa 58 MHz
Krebszone (energetisch betrachtet)	unter 42 MHz
Toter Körper	0 MHz
Schulmedizinische Medikamente	**0–5 MHz (teils negativ)**

Laut diesen Quellen haben viele Medikamente eine sehr niedrige oder gar »nullende« Frequenz – d. h., sie senken die Schwingung des Körpers, anstatt sie zu erhöhen. Vor allem synthetisch hergestellte Mittel gelten in der energetischen Medizin oft als »schwingungslos«, da sie keine lebendige Struktur mehr enthalten.

Ätherische Öle dagegen …

… tragen die Schwingung lebendiger Pflanzen, gespeist von Sonnenlicht, Erde, Wasser und Luft – also von hoher Intelligenz und Ordnung. Deshalb sagt man, dass ätherische Öle nicht nur auf den Körper, sondern mit dem Körper arbeiten – und ihn daran erinnern, was Gesundheit bedeutet.

Die Zukunft der Pflege liegt in der Frequenzmedizin – ätherische Öle als sanfte, kraftvolle Frequenzträger

Tesla träumte von einer Welt, in der Menschen nicht mehr durch Chemie behandelt werden, sondern durch Energie und Schwingung. Die *Duftmedizin* verkörpert genau diese Vision.

- Ätherische Öle sind die Brücke zwischen Materie und Energie.
- Sie sprechen die Sprache der Frequenzen und des Lichts.
- Sie erinnern den Körper an das, was er einst war – und immer noch ist: pure Lebenskraft.

Ob pflegebedürftig oder vital – alte Menschen verdienen es, in Harmonie zu schwingen. Die Natur hat uns die Schlüssel dazu gegeben – wir müssen sie nur nutzen.

»Die Zukunft der Pflege ist Frequenzmedizin. Und ätherische Öle sind ihr sanftes, aber kraftvolles Werkzeug.«

Und nicht nur unseren Pflegebedürftigen bringt die *Duftmedizin* Erleichterung – auch Pflegende selbst können durch ihre harmonisierenden Frequenzen neue Kraft schöpfen, innere Ruhe finden und den oft herausfordernden Alltag mit mehr Leichtigkeit meistern.

Mutmachgeschichte: **Die Erinnerung an das verlorene Glück**

Clara war alt geworden, ohne es wirklich zu merken. Sie hatte ihr Leben lang getan, was getan werden musste: Kinder großgezogen, sich um die Familie gekümmert, einen kleinen Gemüsegarten gepflegt und sich um alles gesorgt, was im Alltag anstand. Doch mit den Jahren hatte sie eines verloren, ohne es zu bemerken – ihre Freude am Leben war still auf- und davongegangen.

Nun saß sie im Altersheim, ihre Hände ruhten reglos im Schoß, und sie schien zu warten – worauf wusste sie selbst nicht. »Ich bin fertig mit dem Leben«, sagte sie oft zu den Pflegekräften. »Was gibt es noch, worauf man warten könnte?«

Der Duft, der Türen öffnet

Eines Nachmittags kam Lena, die Therapeutin, in Claras Zimmer. In der Hand hielt sie ein kleines Fläschchen, das sie vorsichtig öffnete. »Clara«, sagte sie sanft, »darf ich Ihnen etwas zeigen?«

Clara warf ihr einen skeptischen Blick zu. »Was ist das?« fragte sie trocken.

»Es ist Lavendel«, antwortete Lena. »Ein Duft, der viele Geschichten erzählen kann. Vielleicht hat er auch eine für Sie.«

Lena hielt das Fläschchen vorsichtig unter Claras Nase. Clara atmete ein – zögerlich, als wollte sie nicht zugeben, dass sie neugierig war. Doch dann schloss sie die Augen und atmete noch einmal tief ein. »Das erinnert mich ...«, murmelte sie. Ihre Stimme wurde leiser, als würde sie sich selbst nicht trauen, weiterzusprechen.

Wider das Vergessen

Lena setzte sich still neben Clara und wartete. Nach einer Weile begann Clara zu erzählen: von ihrer Kindheit, von einem kleinen Lavendelfeld hinter dem Haus ihrer Großmutter.

»Jeden Sommer«, erzählte sie, »hat Oma Lavendel geerntet und getrocknet, und ihn dann in kleine Säckchen gefüllt. Sie hat sie in Schränke und Schubladen gelegt, und wenn ich meine Kleider anzog, rochen sie nach Sommer.«

Clara hielt inne, ihre Hände umklammerten das Fläschchen. »Ich hatte das vergessen«, flüsterte sie. »All die Jahre ... Ich habe nie mehr daran gedacht.«

Lena lächelte. »Manchmal können Düfte uns zu Orten zurückbringen, die wir längst verloren glaubten. Sie erinnern uns an das, was immer noch in uns lebt.«

Clara blickte auf. »Vielleicht«, sagte sie leise, »vielleicht habe ich mehr verloren, als ich dachte.«

Lena nickte. »Und vielleicht können wir es wiederfinden.«

Die Freude zurückholen

Am nächsten Tag brachte Lena ein kleines Duftsäckchen mit Lavendel für Clara mit. »Das ist für Sie«, sagte sie. »Vielleicht hilft es Ihnen, sich an die Freude zu erinnern.«

Clara nahm das Säckchen und hielt es an ihre Nase. »*Es riecht nach Zuhause*«, sagte sie. Und in diesem Moment, das erste Mal seit Jahren, schlich sich ein Lächeln auf ihr Gesicht.

Von da an trug Clara das Säckchen immer bei sich. Sie begann, kleine Geschichten aus ihrer Kindheit zu erzählen – von den Sommern im Garten ihrer Großmutter, von Lavendelsträußen, die sie selbst gebunden hatte, und von einem Leben, das sie beinahe vergessen hatte.

»Ich dachte, ich wäre fertig mit dem Leben«, sagte sie eines Tages zu Lena. »Aber dieser Duft … er hat mir gezeigt, dass ich noch nicht fertig bin. Vielleicht ist da noch etwas zu tun.«

Die Essenz der Duftmedizin: Eine Brücke zu Freude und Erinnerungen

Lena wusste, dass Clara das Geschenk der Düfte nicht nur als Erinnerung, sondern als Neubeginn wahrgenommen hatte. »*Duftmedizin*«, dachte sie, »ist mehr als nur ein angenehmer Geruch. Es ist eine Brücke zu dem, was wir tief in uns tragen – unsere Freude, unsere Erinnerungen, unser Leben.«

Clara hatte ihre Freude am Leben verloren, bis der Duft von Lavendel sie an ihre glückliche Kindheit und die Sommer im Garten ihrer Großmutter erinnerte.

Der Duft wurde zu einem Symbol für einen Neubeginn – **ein Anker der Freude**.

Die Geschichte der Aromatherapie – eine faszinierende Reise

Schon seit Anbeginn der Menschheitsgeschichte begleiten uns Düfte. Sie sind heilende Essenzen, stille Botschafter und heilige Begleiter durch alle Zeiten. Die alten Ägypter verwendeten duftende Öle für Rituale und salbten ihre Verstorbenen mit kostbaren Essenzen für eine wohlriechende Reise ins Jenseits. Die Griechen stärkten ihre Athleten mit Kräuterölen, die Römer wussten um die reinigende Kraft der Pflanzendestillate.

In einer Welt ohne »moderne Medizin« war es die Natur, die heilte. Trost lag im Duft von Lavendel, Kraft in der Frische von Rosmarin, Hoffnung im Hauch von Weihrauch. Die Heilerinnen dieser Zeit berührten die Stirn der Kranken mit dem duftenden Salböl, und die Luft der Tempel war erfüllt vom Rauch heiliger Harze.

Heute, gestützt durch wissenschaftliche Erkenntnisse, kehren wir mit neuem Verständnis zu dieser alten Weisheit zurück. Was unsere Vorfahren intuitiv wussten, bestätigen moderne Studien: *Düfte wirken auf Körper, Emotionen und Geist – ganzheitlich und tief.*

Wie ätherische Öle wirken: Eine Symphonie der Heilung

»Wenn sich dein Geist mit der Natur verbindet, erinnert sich dein Körper an Heilung.«
– nach D. Gary Young

Ätherische Öle sind hochkonzentrierte Pflanzenessenzen, die in jeder Zelle den Herzschlag der Natur tragen. Sie enthalten nicht nur biochemische Wirkstoffe, sondern auch gespeicherte Sonnenenergie und feinstoffliche Informationen – eine Sprache, die der Körper versteht.

Über den Geruchssinn erreichen sie direkt das limbische System, das Zentrum für unsere Emotionen und Erinnerungen. Mit jedem Atemzug öffnen sie innere Türen – lösen Spannungen, heben die Stimmung und schenken Trost.

- **Ein Hauch von Lavendel** entspannt Körper und Nerven.
- **Ein Tropfen Rosmarin** klärt den Geist.
- **Der balsamische Duft von Sandelholz** erdet und berührt das Herz.

Auch äußerlich angewendet, entfalten sie Wirkung: Sie fördern die Durchblutung, lindern Schmerzen und regen die Regeneration an – wie ein Spaziergang im Wald, der Herz und Seele zugleich berührt.

Besonderheiten bei der Anwendung von Aromatherapie im Alter: Sanfte Wege zur Linderung und Lebensqualität

Im Alter wird der Körper sensibler, die Seele durchlässiger – gerade dann wirken ätherische Öle besonders sanft und tief. *Weniger ist mehr:* Eine gute Verdünnung, sanfte Berührung und eine feine Auswahl schaffen Vertrauen und Geborgenheit.

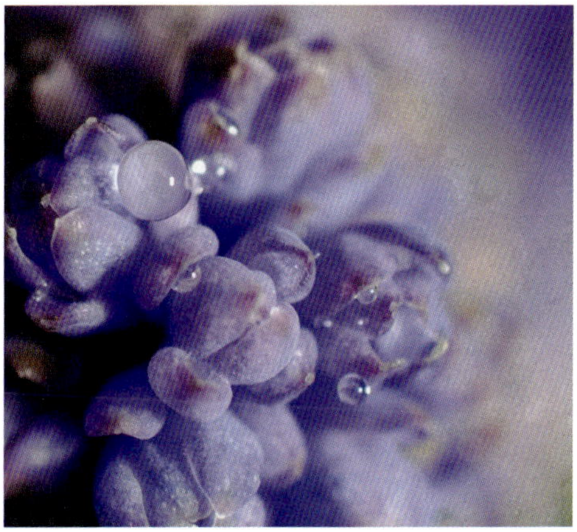

- **Lavendel, Kamille, Sandelholz** schenken Beruhigung.
- **Zitrone** und **Bergamotte** erfrischen und schenken Licht.
- **Ylang-Ylang** und **Neroli** harmonisieren das Herz.

Jeder Mensch reagiert auf die Düfte der Natur anders. Die *Duftmedizin* wirkt manchmal sofort – und manchmal wie ein leiser Prozess des Erinnerns an die innere Kraft.

2

Sicher, wirksam, liebevoll – die achtsame Anwendung ätherischer Öle für gesunde und harmonische Erlebnisse

Sicherheitsrichtlinien: Ein Leitfaden zur sicheren Anwendung ätherischer Öle im Alter

»In dem Moment, in dem du ein Öl mit Absicht nutzt, veränderst du dein Schicksal.«
– nach D. Gary Young, Mastermind-Training

Damit die Anwendung von ätherischen Ölen zu einem Segen für Körper, Emotionen und Geist wird, ist es wichtig, ein paar grundlegende Hinweise zu beachten. Denn so kraftvoll die Gaben der Natur sind, so achtsam sollten wir mit ihnen umgehen – besonders bei älteren Menschen, deren Haut, Stoffwechsel und Nervensystem empfindlicher reagieren können. Mit diesen Sicherheitsrichtlinien entsteht ein Raum der Geborgenheit, in dem ätherische Öle ihre Kraft liebevoll entfalten können, und sie geben dir Sicherheit in der Anwendung.

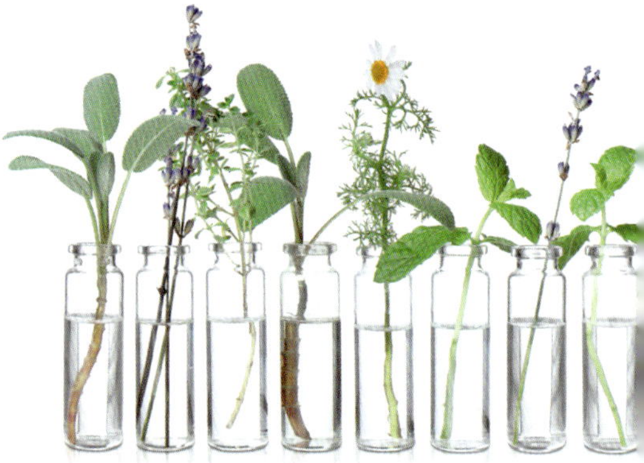

Wichtige Hinweise zur Qualität, Verdünnung und Aufbewahrung ätherischer Öle

Qualität zählt: Hochwertige ätherische Öle für sichere Aromatherapie

Die Wirkung ätherischer Öle hängt stark von ihrer Reinheit ab. Nicht alle Öle, die es zu kaufen gibt, sind wirklich naturrein (auch wenn es auf dem Fläschchen steht) – manche enthalten künstliche Zusätze und wurden gestreckt. Deshalb ist es wichtig, auf einige Dinge zu achten:

- Wähle Öle ausschließlich von vertrauenswürdigen Herstellern, die offenlegen, woher die Pflanzen stammen, wie sie verarbeitet wurden, und wie die Reinheit ihrer Öle geprüft wurde. GC/MS-Analysen (Gaschromatographie – Massenspektrometrie) zeigen die Reinheit und Inhaltsstoffe. Frage nach!
- Ein gutes Zeichen ist es, wenn auf dem Fläschchen der vollständige Pflanzenname steht – zum Beispiel »*Lavandula angustifolia*« für echten Lavendel. So weißt du, dass es sich um die richtige Pflanze handelt – und nicht um eine günstigere Sorte (z. B. Lavandin).
- Vermeide unbedingt »naturidentische« oder »duftverstärkte« (gefälschte) Öle, wie man sie manchmal in Drogerien findet. Sie mögen gut riechen, haben aber keine lebendige Pflanzenkraft mehr. Apotheken vereinheitlichen ihre Öle nach dem Apothekenstandard, damit jede Charge gleich ist. Die Natur kennt keine Norm. Sonne, Regen, Wind und Boden schenken jedem Jahr seinen eigenen, minimal veränderten Duft. Und genau das macht die wahre Qualität eines ätherischen Öls aus – denn Krankheitskeime können dagegen nicht immun werden. Und dann gibt es die kostengünstigen Duftöle, die im Labor zu 100% synthetisch hergestellt werden.

Verdünnung: Weniger ist mehr

Ätherische Öle sind hochkonzentrierte Pflanzenkräfte – ein Tropfen enthält die Essenz vieler Blüten, Blätter oder Harze. Deshalb sollten sie immer mit einem Trägeröl verdünnt werden, bevor sie auf die Haut aufgetragen werden. Besonders im Alter, wenn die Haut dünner, trockener oder empfindlicher geworden ist, ist eine sanfte Verdünnung ein Ausdruck von Fürsorge.

Empfohlene Verdünnung:

Für die tägliche Pflege: 1% Mischung – 1 Tropfen ätherisches Öl auf 5 ml Trägeröl)

Für gezielte Anwendungen, z. B. bei Massagen: 2% Mischung – 2 Tropfen auf 5 ml Trägeröl)

1 Teelöffel (5 ml)	+ 1 Tropfen Öl	→	1%
1 Teelöffel (5 ml)	+ 2 Tropfen Öl	→	2%
1 Esslöffel (15 ml)	+ 3 Tropfen Öl	→	1%
1 Esslöffel (15 ml)	+ 6 Tropfen Öl	→	2%

Trägeröle – die sanften Begleiter

Das Trägeröl dient nicht nur der besseren Verteilbarkeit, sondern vor allem dazu, die Aufnahme des ätherischen Öls zu verlangsamen. So kann es sanft in die Haut einziehen und hautfreundlich wirken, ohne zu reizen oder zu überfordern – besonders wichtig bei älteren Menschen mit empfindlicher Haut.

- **Mandelöl** ist sanft zur Haut. Es wirkt nährend, macht die Haut weich und eignet sich hervorragend bei trockener oder reifer Haut.
- **Jojobaöl** ist leicht, zieht gut ein und bewahrt die Feuchtigkeit der Haut. Es ist gut geeignet für sensible oder empfindliche Hauttypen.
- **Fraktioniertes Kokosöl** bleibt dauerhaft flüssig, zieht schnell ein und ist besonders reizarm. Es hinterlässt ein angenehm seidiges Hautgefühl, ohne zu fetten.

Aufbewahrung ätherischer Öle: Dunkel, kühl und gut verschlossen für lang anhaltende Frische

Damit die Öle ihre volle Wirkkraft behalten, lagere sie kühl, trocken und lichtgeschützt – idealerweise in gut verschlossenen, dunklen Glasfläschchen.

- **Dampfdestillierte ätherische Öle** sind außergewöhnlich lange haltbar – oft über viele Jahrzehnte hinweg. In alten Pharaonengräbern fand man Öle, die im Labor untersucht wurden – und selbst nach Tausenden von Jahren waren ihre heilenden Eigenschaften noch intakt.
- **Zitrusöle**, die durch Kaltpressung gewonnen werden, sollten innerhalb von 1 bis 2 Jahren aufgebraucht werden – sie können oxidieren und dadurch die Haut reizen. Prüfe den Duft und die Konsistenz regelmäßig.

Warnhinweise und Kontraindikationen: Essenzielle Aspekte, um unerwünschte Reaktionen zu vermeiden

Der Hauttest – ein Moment der Achtsamkeit

Bevor du ein neues ätherisches Öl anwendest, führe einen einfachen Hautverträglichkeitstest durch. Besonders bei älteren Menschen, deren Haut möglicherweise empfindlicher reagiert, ist dies ein liebevoller Schritt der Fürsorge.

So geht's:

Mische 1 Tropfen ätherisches Öl mit 5 ml Trägeröl.

Verwende eine kleine Menge auf der Innenseite des Unterarms.

Beobachte die Haut über 24 Stunden. Tritt eine Reizung auf, verwende kein Wasser, sondern ein reines Pflanzenöl (z. B. Olivenöl aus der Küche), um die Stelle schnell zu beruhigen.

Augen und Schleimhäute schützen

Ätherische Öle sollen nicht in die Augen oder auf Schleimhäute gelangen. Für Gesicht, Nase oder den Bereich um die Ohren wähle nur besonders milde Öle wie Kamille, Lavendel oder Sandelholz, und achte auf eine sehr gute Verdünnung. Je verdünnter das Öl, desto sanfter ist die Wirkung – und desto geringer das Risiko von Hautreizungen.

Anwendungshäufigkeit – auf die Sprache des Körpers hören

Der ältere Körper spricht oft leise – und auf genau das gilt es zu achten. Beginne mit kleinen Mengen und beobachte: Was tut gut? Was verändert sich?

Aroma-Diffuser: Für das Vernebeln genügen meist 30 Minuten, ein- bis zweimal täglich. Die Anzahl der Tropfen richtet sich nach dem Modell – am besten orientierst du dich dabei an der jeweiligen Anleitung des Geräts.
Einreibungen oder **Massagen** kannst du einmal täglich durchführen – zum Beispiel auf Rücken, Nacken oder Fußsohlen.
Inhalationen eignen sich bei Bedarf, etwa bei Atembeschwerden oder Unruhe – ein- bis zweimal am Tag sind oft schon ausreichend.

Denke immer daran: *Weniger ist mehr.* Gehe sanft vor, und gib dem Körper Zeit zu antworten.

Vorsicht bei Lichtempfindlichkeit: Zitrusöle und Sonnenlicht

Zitrusöle wie unter anderem Zitrone, Bergamotte oder Grapefruit machen die Haut empfindlicher gegenüber Sonnenlicht. Daher gilt: Nach dem Auftragen dieser Öle mindestens 12 Stunden direkte Sonneneinstrahlung meiden.

Tipp: Trage Zitrusöle im Sommer stattdessen auf die Fußsohlen oder auf Hautstellen auf, die von Kleidung bedeckt sind – so entfalten sie ihre Wirkung, ohne lichtempfindliche Reaktionen auszulösen.

Deine individuelle Duftbiografie entdecken

Jeder Mensch verbindet mit Düften Erinnerungen – schöne, aber manchmal auch schmerzhafte. Deshalb ist es wichtig:

- **Frage** nach Lieblingsdüften aus der Kindheit oder früheren Lebensphasen.
- **Beobachte** Reaktionen – nicht nur mit den Augen, sondern mit dem Herzen. Ein Gesichtsausdruck, ein Lächeln oder Tränen können mehr sagen als Worte.

Wechselwirkungen mit Medikamenten – achtsame Begleitung

Viele ältere Menschen nehmen regelmäßig Medikamente ein – und genau deshalb ist Achtsamkeit bei der Anwendung ätherischer Öle vonnöten.

Bei äußerlicher Anwendung ist zu beachten, dass das Öl, selbst wenn es nur äußerlich angewendet wird, über die Haut in den Blutkreislauf gelangt. Es könnte – je nach Art der Medikamente, z. B. Blutdruckmittel, Antikoagulantien oder Antidepressiva – deren Wirkung verstärken oder verringern.

Bei innerer Anwendung verwende ausschließlich zum Verzehr geeignete äthe-

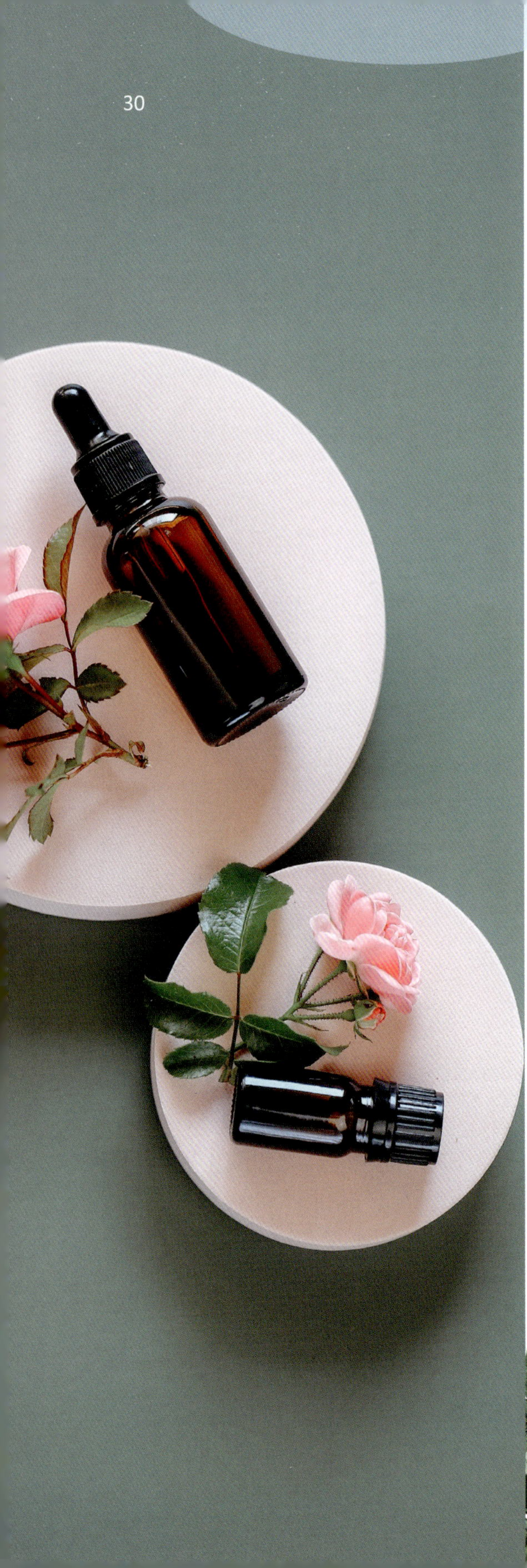

rische Öle. Diese müssen entsprechend geprüft und zugelassen sein – achte dabei auf Hinweise am Etikett wie »*in Lebensmittelqualität*«, »*Nahrungsergänzung*« oder »*für die innere Anwendung geeignet*«.

Wichtig: Besprich jede neue Anwendung – vor allem bei bestehenden Erkrankungen – mit dem behandelnden Arzt. Das schafft Sicherheit und Vertrauen.

Sanft beginnen und beobachten:

Gerade bei Menschen mit chronischen Erkrankungen oder schwächerem Stoffwechsel ist es ratsam, sehr behutsam vorzugehen:

- Verwende bevorzugt milde Öle.
- Beginne mit einer niedrigen Dosierung.
- Steigere nur langsam und mit achtsamer Beobachtung.

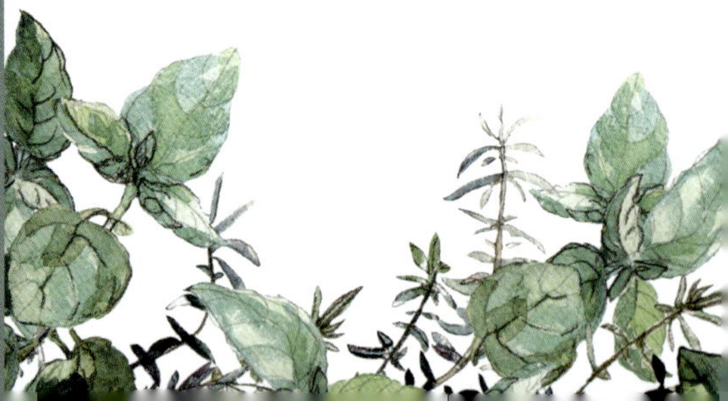

Wissen schützt – damit aus Hilfe kein Schaden entsteht

Bevor du eines der Rezepte in diesem Buch anwendest, ist das sorgfältige Lesen der Sicherheitsrichtlinien unerlässlich. Sie bilden die Grundlage für jede sichere Anwendung – besonders im Alter, wenn Haut und Kreislauf empfindlicher reagieren. Bitte gib älteren Menschen bevorzugt ein vorbereitetes Roll-On-Fläschchen – es ist leicht anzuwenden, hautfreundlich dosiert und kann keine Verwirrung stiften oder verschüttet werden.

Kontraindikationen und Wechselwirkungen	
ZUSTAND	**BITTE MEIDEN**
Epilepsie	Rosmarin, Kampfer, Eukalyptus, Ysop, Fenchel (krampfauslösend)
Bluthochdruck	Rosmarin, Thymian, Pfefferminze (anregend – nur in kleinen Mengen)
Atemwegserkrankungen (z. B. Asthma)	Eukalyptus, Pfefferminze (kann Hustenreiz auslösen)
Allergien/ Hautsensitivität	Zitrusöle, Zimt, Oregano, Thymian (Hauttest, stark verdünnen)
Leber- oder Nierenerkrankungen	Wintergrün, Wacholder, Oregano (Ausscheidung über belastete Organe)
Blutverdünner (z. B. Marcumar, ASS)	Wintergrün, Nelke, Zimt, Basilikum (blutverdünnende Wirkung)
Antidiabetika	Zimt, Fenchel (können Blutzucker senken)
Antiepileptika	Rosmarin, Kampfer, Eukalyptus (möglicher Auslöser für einen epileptischen Anfall)
Antidepressiva/ Psychopharmaka	Bergamotte, Grapefruit, andere Zitrusöle (mögliche Enzyminteraktion)
Hormonelle Therapien/ Brustkrebs	Fenchel, Anis, Muskatellersalbei (hormonähnlich – nur nach Rücksprache)

Wenn wir die Weisheit der Natur mit Achtsamkeit und Respekt nutzen, öffnen wir uns für ihre vielfältigen Geschenke. So wird die Anwendung ätherischer Öle zu einer sicheren, liebevollen Begegnung mit der Heilkraft der Natur.

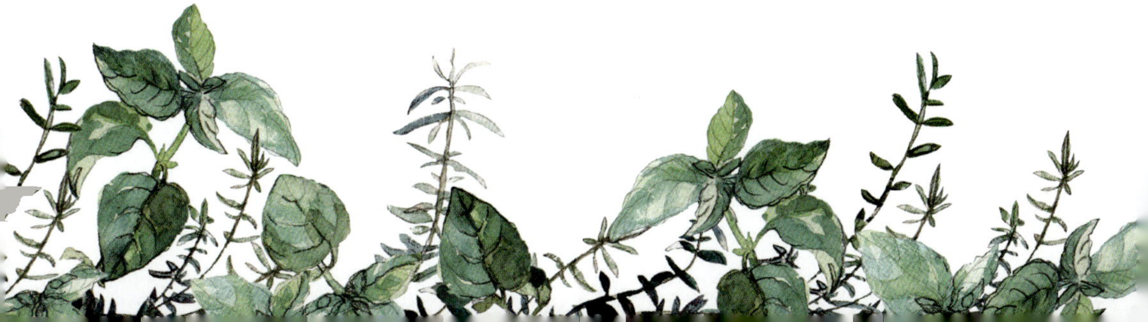

3

Die ätherischen Öle im Porträt

Die Geheimnisse der ätherischen Öle: Einblicke in ihre Vielfalt und Wirkung

«Du musst nicht alles wissen. Die Öle wissen, was zu tun ist.«

– nach D. Gary Young

Basilikum: Wachheit für den Geist, Ruhe für die Nerven

Botanik und Herkunft:	Basilikum (*Ocimum basilicum*) stammt aus Asien und dem Mittelmeerraum. Das Öl wird durch Wasserdampfdestillation der Blätter gewonnen.
Hauptwirkstoffe:	Linalool, Estragol, Methylchavicol. Diese Wirkstoffe fördern die geistige Wachheit, lösen muskuläre Anspannung und stärken die Konzentrationsfähigkeit auf sanfte Weise.
Wirkung:	Basilikum klärt den Geist, bringt Struktur in wirbelnde Gedanken und unterstützt bei geistiger Erschöpfung. Es wirkt wie ein kühler Luftzug für den Verstand.
Anwendung:	Ein paar Tropfen im Aroma-Diffuser fördern die Konzentration und bringen geistige Frische in den Raum. Auch als Begleiter bei mentaler Erschöpfung oder innerer Unruhe ist Basilikum wohltuend.

Rezept:

2 Tropfen Basilikumöl und 1 Tropfen Zitronenöl im Diffuser unterstützen einen klaren, belebenden Gedankenfluss – ideal für Phasen der Sammlung und Fokussierung. Schon 2–3 Tropfen reiner ätherischer Öle genügen, um über das limbische System eine tiefgreifende Wirkung zu entfalten – besonders in kleineren Räumen und bei sensiblen Menschen.

♥ **Herzensbotschaft:** *»Basilikum schenkt Klarheit und innere Ruhe.«*

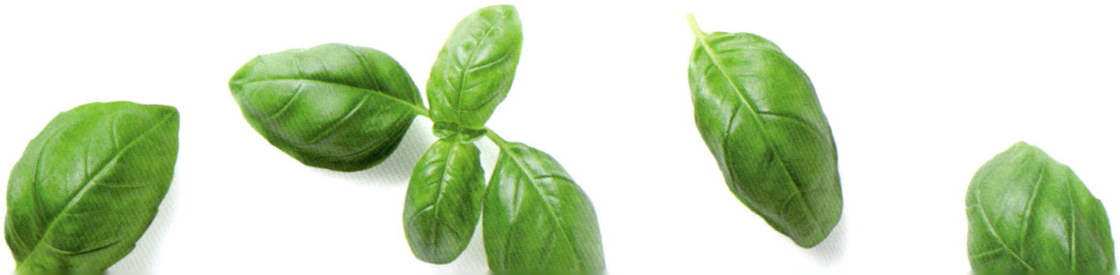

Bergamotte – ein Lichtstrahl in dunklen Stunden

Botanik und Herkunft:	Bergamotte (*Citrus bergamia*) gedeiht in Süditalien. Das Öl wird durch Kaltpressung der Fruchtschalen gewonnen.
Hauptwirkstoffe:	Limonen, Linalylacetat, Linalool. Diese Verbindungen wirken entspannend, stimmungsaufhellend und nervenberuhigend, ohne müde zu machen – ideal bei innerer Unruhe.
Wirkung:	Bergamotte bringt Licht ins Herz, mildert Ängste und schenkt Leichtigkeit – wie ein Sonnenstrahl nach einem langen Regen.
Anwendung:	3 Tropfen im Aroma-Diffuser schaffen eine entspannende, lichtvolle Raumstimmung. 2 Tropfen Bergamotte und 1 Tropfen Lavendel in 10 ml Jojobaöl ergeben einen sanften Herzöffner-Roll-On – ein duftender Begleiter für mehr Leichtigkeit, Ruhe und innere Leuchtkraft.

♥ **Herzensbotschaft:** *»Bergamotte liebkost das Gemüt. Das Öl hellt auf, ohne zu drängen – und schenkt wieder Zugang zu Leichtigkeit, wo Sorgen schwer geworden sind. Bergamotte öffnet das Herz für Freude und Licht.«*

Eukalyptus – wohltuende Frische und Leichtigkeit beim Atmen

Botanik und Herkunft:	Eukalyptus (*Eucalyptus globulus*) stammt ursprünglich aus Australien, wo er seit jeher von den Aborigines als Heilpflanze genutzt wird. Das Öl wird durch Wasserdampfdestillation der Blätter gewonnen. Der frische, klare Duft entsteht durch den hohen Gehalt an 1,8-Cineol – einer Verbindung, die für den charakteristisch kühlenden, fast mentholartigen Geruch verantwortlich ist.
Hauptwirkstoffe:	1,8-Cineol, Alpha-Pinen, Limonen. Diese Inhaltsstoffe fördern die Atemfreiheit, wirken antiseptisch und entlastend bei Erkältungssymptomen – kräftigend und befreiend zugleich.
Wirkung:	Eukalyptus öffnet den Brustraum, lässt wieder frei durchatmen und bringt Klarheit in Körper und Kopf – wie ein Spaziergang durch frische Höhenluft.
Anwendung:	Bei Husten oder Atemschwere eignet sich Eukalyptusöl im Diffuser, um die Raumluft zu klären und die Atmung zu erleichtern. Für eine Dampfinhalation 2 Tropfen in heißem Wasser lösen und langsam einatmen.

♥ **Herzensbotschaft:** *»Eukalyptus reinigt den Geist und schenkt Klarheit.«*

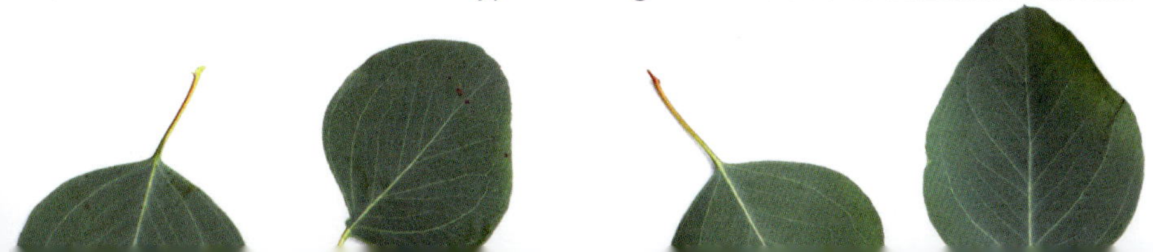

Fenchel: Der Schlüssel zu ruhiger Verdauung und innerer Balance

Botanik und Herkunft:	Fenchel (*Foeniculum vulgare*) ist im Mittelmeerraum beheimatet. Das ätherische Öl wird durch Wasserdampfdestillation der Samen gewonnen.
Hauptwirkstoffe:	Anethol, Fenchon, Estragol. Diese Substanzen wirken krampflösend, verdauungsanregend und beruhigend auf den Magen-Darm-Trakt – besonders sanft bei sensibler Verdauung.
Wirkung:	Fenchel entlastet die Mitte, bringt Ruhe nach schweren Mahlzeiten und schenkt Wärme im Bauch – wie eine zärtliche Hand auf der Körpermitte.
Anwendung:	2 Tropfen Fenchel, in Mandelöl gemischt, ergeben ein sanftes Massageöl für den Bauch – ideal zur Linderung nach dem Essen oder bei innerer Anspannung.

♥ **Herzensbotschaft:** *»Fenchel schenkt Frohsinn, Harmonie und inneren Frieden.«*

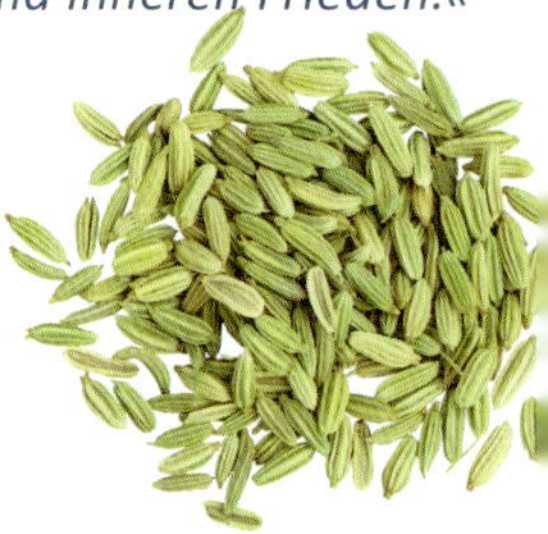

Geranie – wenn reife Haut neue Lebenskraft spürt

Botanik und Herkunft:	Geranie (*Pelargonium graveolens*) stammt ursprünglich aus Südafrika. Das ätherische Öl wird durch Wasserdampfdestillation der Blätter gewonnen.
Hauptwirkstoffe:	Citronellol, Geraniol, Linalool. Diese Wirkstoffe unterstützen die Hautregeneration, hormonelle Balance und emotionale Ausgeglichenheit – besonders kraftvoll in Umbruchphasen.
Wirkung:	Geranie stärkt die Haut, besänftigt das Gemüt und bringt das Herz wieder ins Gleichgewicht – wie ein duftendes Versprechen von Frieden.
Anwendung:	1 Tropfen Geranienöl, in eine Pflegecreme gemischt, unterstützt die Regeneration empfindlicher Haut und bringt zugleich seelische Ausgeglichenheit.

♥ **Herzensbotschaft:** *»Geranie nährt das Herz und heilt emotionale Wunden.«*

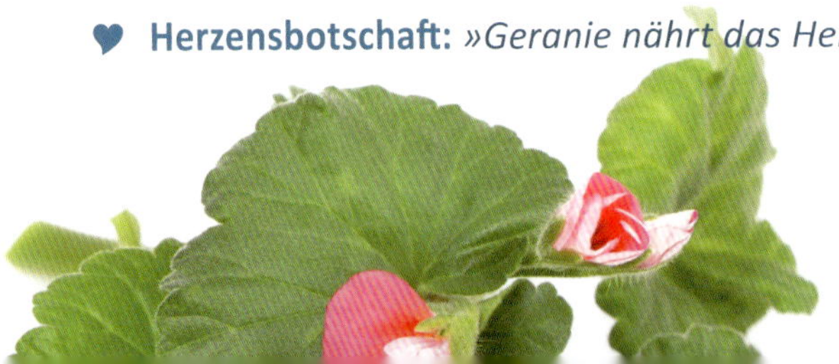

Grapefruit – wenn Lebensfreude duftet

Botanik und Herkunft:	Grapefruit (*Citrus paradisi*) stammt ursprünglich aus der Karibik (Barbados und Jamaika), doch heute wird sie weltweit kultiviert. Das Öl wird durch Kaltpressung der Fruchtschalen gewonnen.
Hauptwirkstoffe:	Limonen, Beta-Myrcen, Alpha-Pinen. Diese Verbindungen wirken stimmungsaufhellend, leicht entgiftend und anregend auf den Energiefluss – ideal bei emotionaler Erschöpfung, wenn das Herz müde ist.
Wirkung:	Grapefruit bringt frischen Schwung, hebt die Stimmung und schenkt Leichtigkeit – wie ein Sprung in kühles Wasser an einem heißen Sommertag.
Anwendung:	Einige Tropfen im Aroma-Diffuser schaffen eine heitere, energetisierende Atmosphäre – ideal für den Start in den Tag oder zur Motivation zwischendurch.

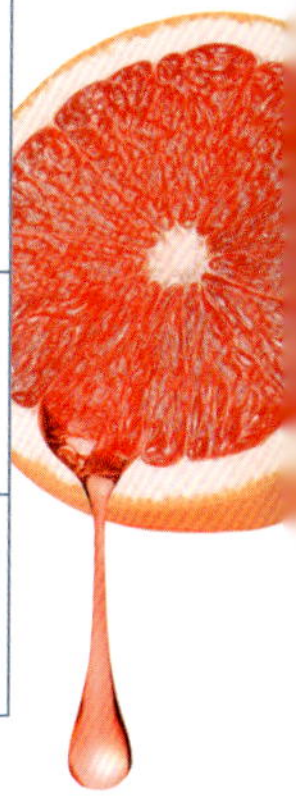

♥ **Herzensbotschaft:** *»Grapefruit bringt Frische und Lust aufs Leben zurück. Sie ist wie ein klarer Ton am Morgen, der sagt: ›Heute ist ein guter Tag.‹«*

Immortelle – wenn Zellen sich erinnern, wie Heilung geschieht

Botanik und Herkunft:	Immortelle (*Helichrysum italicum*) wächst vor allem in Südeuropa, insbesondere in Kroatien und auf Korsika. Das Öl wird durch Wasserdampfdestillation der Blüten gewonnen.
Hauptwirkstoffe:	Nerylacetat, Italidion, Alpha-Pinen, Gamma-Curcumen. Diese Inhaltsstoffe fördern Gewebeheilung, Zellregeneration und wirken stark entzündungshemmend – besonders geeignet bei Verletzungen und seelischem Schmerz.
Wirkung:	Immortelle stoppt Blutungen und heilt auch das verletzte Herz – sie bringt Licht in alte Wunden und schenkt Frieden, wo Worte fehlen.
Anwendung:	Verdünnt auf kleine Wundstellen und Narben auftragen. Bei offenen Wunden sollte kein Massageöl (Keimbildung) verwendet werden.

Rezept:

2 Tropfen Immortelle mit 1 Tropfen Lavendelöl in 15 ml Jojobaöl ergeben eine pflegende Mischung zur sanften Narbenpflege.

♥ **Herzensbotschaft:** *»Immortelle bewahrt das, was wertvoll ist. Die »Immerwährende« erinnert dich daran, dass nichts verloren geht – nicht Liebe, nicht Erinnerung, nicht du. Immortelle stärkt die Seele und heilt alte Verletzungen.«*

Ingwer – die wärmende Kraft für Rücken, Mut und Lebenswillen

Botanik und Herkunft:	Ingwer (*Zingiber officinale*) stammt aus Asien. Das ätherische Öl wird durch Wasserdampfdestillation der Wurzel gewonnen.
Hauptwirkstoffe:	Zingiberen, Beta-Sesquiphellandren, Alpha-Curcumen. Diese Komponenten wirken durchblutungsfördernd, erwärmend und belebend, besonders in kalten oder stagnierenden Zuständen.
Wirkung:	Ingwer stärkt die innere Mitte, bringt Wärme in den Körper und weckt Lebensenergie – wie ein wärmendes Feuer im Winter.
Anwendung:	2 Tropfen Ingwer, in Mandelöl verdünnt, als 10 ml Massageöl anwenden – besonders angenehm bei Verspannungen oder Kältezuständen (zum Beispiel kalte Hände und Füße).

♥ **Herzensbotschaft:** *»Ingwer schenkt innere Stärke und Wärme.«*

Kamille (römische) – Trost und Ruhe für Herz und Haut

Botanik und Herkunft:	Römische Kamille (*Anthemis nobilis*) kommt ursprünglich aus Süd- und Westeuropa. Für therapeutische Zwecke wird sie heute unter anderem in den USA und Ägypten angebaut. Das Öl wird durch Wasserdampfdestillation der Blüten gewonnen.
Hauptwirkstoffe:	Isobutylangelat, Angelate, Chamazulen (in Spuren). Diese Wirkstoffe wirken entspannend, reizlindernd und beruhigend auf das Nervensystem – besonders bei Kindern und empfindsamen Menschen.
Wirkung:	Kamille besänftigt Unruhe, tröstet das Herz und schenkt tiefe innere Ruhe – wie ein stiller Hauch der Geborgenheit.
Anwendung:	Im Aroma-Diffuser (2 Tropfen) vor dem Zubettgehen vernebelt, schafft Kamille eine ruhige, schlaffördernde Atmosphäre.

♥ **Herzensbotschaft:** *»Kamille legt sich wie ein feiner Schleier der Ruhe über den Tag. Sie besänftigt, was aufgewühlt ist – und schenkt stillen Trost, der nicht viel fragt.«*

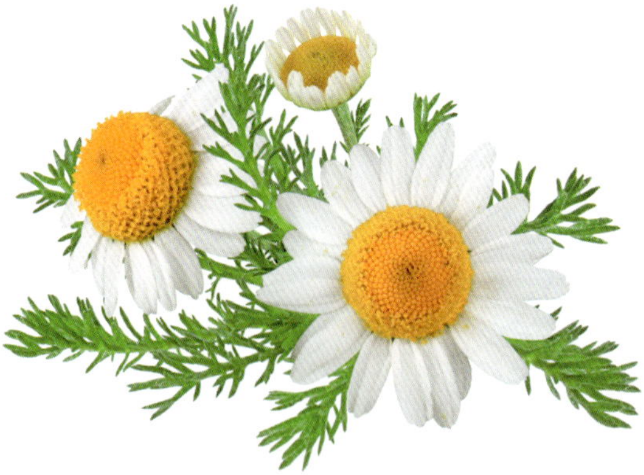

Kamille (dt.) – **tiefer Frieden für Haut und Gemüt**

Botanik und Herkunft:	Die Deutsche Kamille (*Matricaria recutita*) wächst in Europa, vor allem in Deutschland, Ungarn und Osteuropa. Das ätherische Öl wird durch Wasserdampfdestillation der Blütenköpfe gewonnen. Durch die Destillation entsteht das charakteristische blau gefärbte Chamazulen, das für seine intensive Wirkung bekannt ist.
Hauptwirkstoffe:	Chamazulen, Bisabolol, Farnesen. Diese Inhaltsstoffe wirken entzündungshemmend, hautberuhigend und stark heilend – sowohl auf körperlicher als auch auf energetischer Ebene.
Wirkung:	Deutsche Kamille lindert Hautirritationen, beruhigt gereizte Nerven und fördert die Regeneration. Sie bringt tiefe Ruhe nach innerer Anspannung und wirkt ausgleichend bei seelischer Überforderung.
Anwendung:	1 Tropfen in 5 ml Pflanzenöl als beruhigende Einreibung bei empfindlicher oder entzündeter Haut verwenden. Im Diffuser zur Beruhigung nach stressreichen Tagen oder innerer Unruhe vernebeln.

♥ **Herzensbotschaft:** *»Die Deutsche Kamille spricht leise – doch sie wirkt tief. Sie legt sich auf die Haut wie ein Schutzmantel und stärkt das Herz dort, wo es wund geworden ist.«*

Lavendel – Geborgenheit und sanfte Ruhe im Duft der Provence

Botanik und Herkunft:	Lavendel (*Lavandula angustifolia*) stammt aus dem Mittelmeerraum, vor allem aus Frankreich und Bulgarien. Das Öl wird durch Wasserdampfdestillation der Blüten gewonnen.
Hauptwirkstoffe:	Linalool, Linalylacetat, Beta-Caryophyllen. Diese Verbindungen wirken beruhigend, schlaffördernd und angstlösend, ohne müde zu machen – sie bringen Herz und Nerven in Einklang.
Wirkung:	Lavendel besänftigt das Gemüt, löst Anspannung und schenkt einen weichen Übergang in die Ruhe – wie ein liebevoller Abendgruß der Natur.
Anwendung:	Lavendel entfaltet seine beruhigende Wirkung im Diffuser, sanft aufgetragen auf die Pulsstellen, oder für eine Nackenmassage in Mandelöl verdünnt.

♥ **Herzensbotschaft:** *»Lavendelöl bringt dein inneres Gleichgewicht liebevoll in Einklang. Es bringt Ruhe in Gedanken, die kreisen – und verbindet dich mit dem himmlischen Frieden.«*

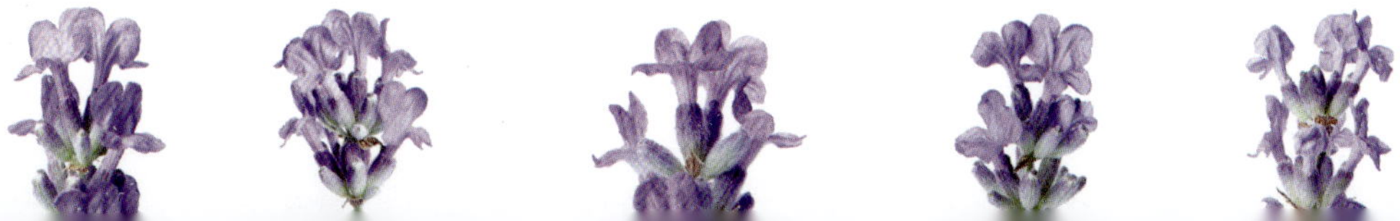

Lorbeer – Stärkung des Selbstvertrauens: Aufrichtung, Klarheit und innerer Mut

Botanik und Herkunft:	Lorbeer (*Laurus nobilis*) stammt aus dem Mittelmeerraum. Das ätherische Öl wird durch Wasserdampfdestillation der Blätter gewonnen.
Hauptwirkstoffe:	1,8-Cineol, Alpha-Pinen, Sabinen. Diese Bestandteile unterstützen klare Gedanken, eine freie Atmung und stärken das Selbstvertrauen – besonders in unsicheren Momenten.
Wirkung:	Lorbeer richtet innerlich auf, verleiht Mut und stärkt die Klarheit – ein stiller Begleiter in entscheidenden Augenblicken.
Anwendung:	Im Aroma-Diffuser vernebelt, hilft es vor Gesprächen oder neuen Aufgaben, innere Klarheit zu finden und gestärkt aufzutreten. Direkt vor dem Termin kannst du einen Roll-On auf die Pulsstellen geben oder einen Tropfen in der Handfläche verreiben, sanft einatmen und dich mit deinem inneren Mut verbinden.

♥ **Herzensbotschaft:** *»Lorbeer schenkt Mut und Klarheit.«*

Majoran – Ruhe für Muskeln, Frieden für den Geist

Botanik und Herkunft:	Majoran (*Origanum majorana*) stammt ursprünglich aus dem Mittelmeerraum. Das ätherische Öl wird durch Wasserdampfdestillation aus dem blühenden Kraut gewonnen.
Hauptwirkstoffe:	Terpinen-4-ol, Gamma-Terpinen, Sabinen. Diese Inhaltsstoffe wirken muskelentspannend, angstlösend und beruhigend auf das zentrale Nervensystem – ideal bei Stress und körperlicher Anspannung.
Wirkung:	Majoran löst inneren Druck, beruhigt das Herz und schenkt Geborgenheit – wie ein duftender Rückzug in den stillen Raum des Friedens.
Anwendung:	2 Tropfen in 10 ml Mandelöl ergeben ein wohltuendes Massageöl – besonders geeignet zur Anwendung im Nacken- oder Schulterbereich oder als entspannendes Abendöl für körperliche und seelische Entlastung.

♥ **Herzensbotschaft:** *»Majoran beruhigt das Herz und schenkt Geborgenheit.«*

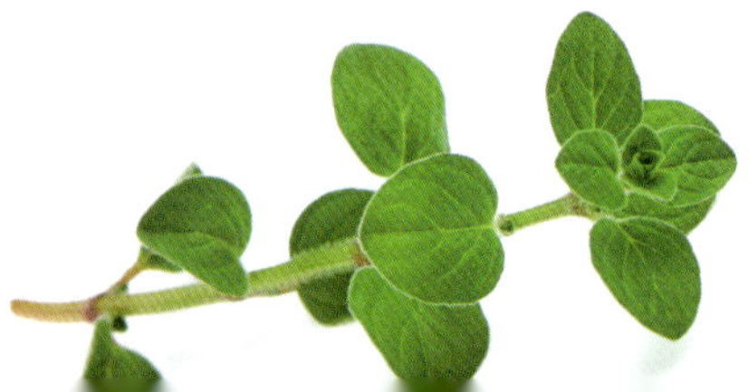

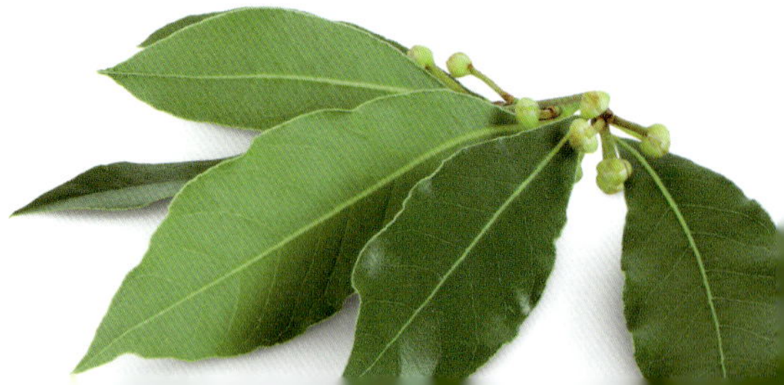

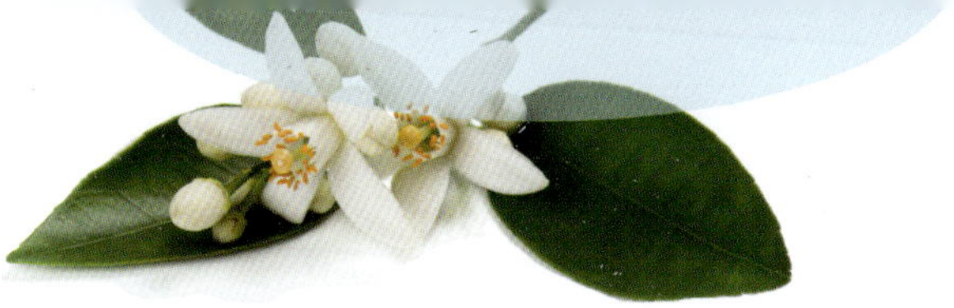

Mandarine – ein Lächeln für den Tag

Botanik und Herkunft:	Mandarine (*Citrus reticulata*) stammt ursprünglich aus China. Heute wird sie vor allem in Italien und Madagaskar für die Gewinnung des ätherischen Öls kultiviert. Das ätherische Öl wird durch Kaltpressung der Fruchtschalen gewonnen.
Hauptwirkstoffe:	Limonen, Gamma-Terpinen, Beta-Pinen. Diese Stoffe wirken nervenstärkend, entspannend und stimmungsaufhellend – besonders sanft bei innerer Unruhe oder emotionaler Erschöpfung.
Wirkung:	Mandarine schenkt Leichtigkeit, bringt das innere Kind zum Lächeln und taucht den Tag in Sonnenlicht.
Anwendung:	Im Aroma-Diffuser vernebelt, schafft es eine heitere, lichtvolle Atmosphäre – ideal für den Tagesbeginn oder zur Aufhellung trüber Gedanken.

♥ **Herzensbotschaft:** *»Mandarine weckt das Lächeln in dir, das vielleicht lange geschlafen hat. Das Öl schenkt Licht, ohne zu blenden – und Freude, die das Herz mit warmem Sonnenschein erfüllt.«*

Melisse – wenn der Sturm sich legt und die Ruhe bleibt

Botanik und Herkunft:	Melisse (*Melissa officinalis*), auch »Zitronenmelisse« genannt, gehört zur Familie der Lippenblütler. Das Öl wird aufwendig aus den frischen Blättern dampfdestilliert – für einen Liter Öl benötigt man bis zu 7 Tonnen Pflanzenmaterial. Herkunft: meist Bulgarien, Frankreich und Türkei. Der zarte, zitronige Duft ist kostbar wie flüssiges Licht.
Hauptwirkstoffe:	Citral (Neral + Geranial), Beta-Caryophyllen, Geraniol. Diese hochwirksamen Verbindungen gelten als nervenberuhigend, angstlösend und antiviral – ein wahres Kraftpaket mit zarter Wirkung.
Wirkung:	Melisse legt sich wie ein lichtvoller Schleier über ein unruhiges Herz, bringt Trost, tiefe Ruhe und einen Raum der Geborgenheit – besonders wohltuend bei innerem Lärm, Kummer oder Einschlafstörungen.
Anwendung:	Im Diffuser (1–2 Tropfen mild dosiert) oder auf einem Duftstein am Bett entfaltet Melissenöl seine Wirkung sanft und stetig. Zur Herzberuhigung eignet sich auch ein 1-%-Roll-On mit Melisse in Jojobaöl (3 Tropfen auf 10 ml) – auf den Herzbereich oder Solarplexus aufgetragen.

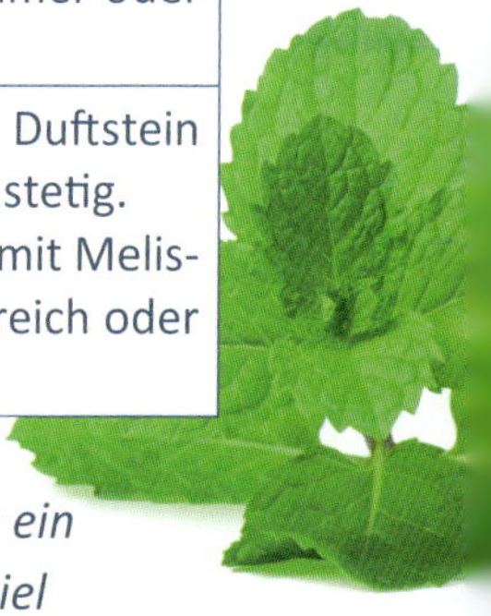

♥ **Herzensbotschaft:** *»Melisse ist Balsam für die Seele. Sie legt sich wie ein sanftes Licht um das Herz, wenn das Leben laut war. Sie lindert, was zu viel geworden ist – Gedanken, Gefühle, Müdigkeit. Und schenkt Vertrauen ins Jetzt.«*

Muskatellersalbei – damit schwankende Hormone und Unruhe ins Gleichgewicht finden

Botanik und Herkunft:	Muskatellersalbei (*Salvia sclarea*) stammt aus dem Mittelmeerraum. Heute wird er für die Gewinnung des ätherischen Öls vor allem in Frankreich und den USA kultiviert. Das Öl wird durch Wasserdampfdestillation der Blüten gewonnen.
Hauptwirkstoffe:	Linalylacetat, Linalool, Sclareol. Diese Inhaltsstoffe wirken hormonregulierend, stimmungsaufhellend und entspannend, besonders in Zeiten hormoneller Umstellung.
Wirkung:	Muskatellersalbei bringt Körper und Gefühle in Einklang, löst emotionale Schwankungen und schenkt innere Harmonie – besonders unterstützend in den Wechseljahren.
Anwendung:	Im Aroma-Diffuser vernebelt, bringt das Öl Ruhe und Ausgleich in Zeiten hormoneller Schwankung oder innerer Unruhe.

♥ **Herzensbotschaft:** *»Muskatellersalbei bringt Harmonie in dein Leben.«*

Myrrhe – stille Kraft und innere Sammlung

Botanik und Herkunft:	Myrrhe (*Commiphora myrrha*) stammt aus dem Nahen Osten und Afrika. Das Öl wird durch Wasserdampfdestillation des Harzes gewonnen.
Hauptwirkstoffe:	Curzeren, Furanoeudesma-1,3-dien, Lindestren, Beta-Elemen. Diese sesquiterpenreichen Verbindungen wirken entzündungshemmend, wundheilend und stabilisierend auf die Psyche – ein balsamisches Geschenk der Wüste.
Wirkung:	Myrrhe bringt Ruhe in tiefe Prozesse, heilt alte Wunden und stärkt die innere Mitte – wie ein stiller Wächter am Tor der Wandlung.
Anwendung:	Verdünnt in einer Creme oder einem Trägeröl sanft auf pflegebedürftige Hautstellen auftragen. Es ist auch geeignet zur Meditation oder bei Übergängen im Leben.

♥ **Herzensbotschaft:** *»Myrrhe heilt alte seelische Wunden, auch die, die nie benannt wurden. Das Öl schenkt Frieden, wo das Leben still geworden ist – und ein tiefes Einverstandensein mit dem, was ist. Es hilft loszulassen, ohne zu verlieren – und verbindet dich mit dem, was größer ist als Worte.«*

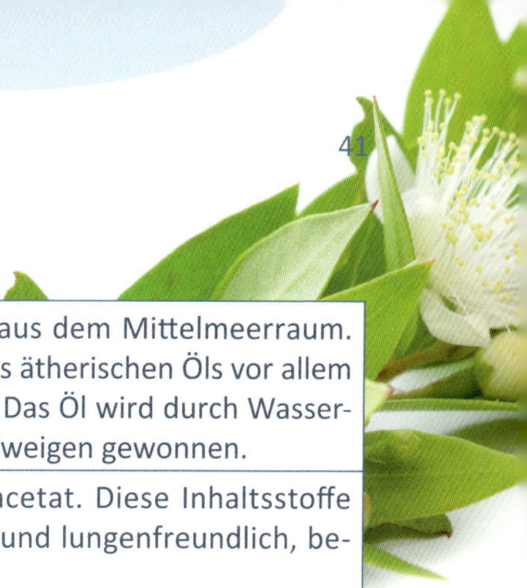

Myrte – der sanfte Duft, der den Atem trägt

Botanik und Herkunft:	Myrte (*Myrtus communis*) stammt aus dem Mittelmeerraum. Heute wird sie für die Gewinnung des ätherischen Öls vor allem in Tunesien und Marokko angebaut. Das Öl wird durch Wasserdampfdestillation von Blättern und Zweigen gewonnen.
Hauptwirkstoffe:	1,8-Cineol, Alpha-Pinen, Myrtenylacetat. Diese Inhaltsstoffe wirken schleimlösend, antiseptisch und lungenfreundlich, besonders sanft und gut verträglich.
Wirkung:	Myrte schenkt einen ruhigen Atemfluss, reinigt den Raum und bringt Frische ins Innere.
Anwendung:	Im Diffuser vernebelt, fördert es die Atmung und klärt die Luft – ideal bei Erkältungen oder zur täglichen Prophylaxe.

♥ **Herzensbotschaft:** *»Myrte schenkt Freiheit und Klarheit im Atem.«*

Neroli – Licht für das Herz, Trost, der duftet, Hoffnung, die bleibt

Botanik und Herkunft:	Neroli (*Citrus aurantium*): Heute stammen die besten Qualitäten aus Marokko und Tunesien, wo die Bäume in Sonne und Stille kraftvolle Duftbotschaften entfalten. Das Öl wird aus den Blüten der Bitterorange gewonnen und entsteht durch aufwendige Wasserdampfdestillation.
Hauptwirkstoffe:	Linalool, Linalylacetat, Nerolidol. Diese Verbindungen wirken angstlösend, stimmungsaufhellend und nervenstärkend – besonders in Zeiten innerer Unruhe.
Wirkung:	Neroli beruhigt das Nervensystem, lindert seelische Anspannung und schenkt sanfte Gelassenheit – wie ein stilles Licht in unruhigen Momenten.
Anwendung:	Im Diffuser vernebelt, fördert der Duft Gelassenheit und ein Gefühl innerer Reinheit. Als Roll-On am Herzpunkt (Reflexzone) oder auf den Handgelenken aufgetragen, wirken 3 Tropfen, in 10 ml Jojobaöl verdünnt, stärkend bei seelischer Unruhe.

♥ **Herzensbotschaft:** *»Neroli trägt Sanftheit in sich – für Zeiten, in denen das Herz wund ist. Das Öl erinnert daran, dass Hoffnung nicht laut sein muss, um da zu sein.«*

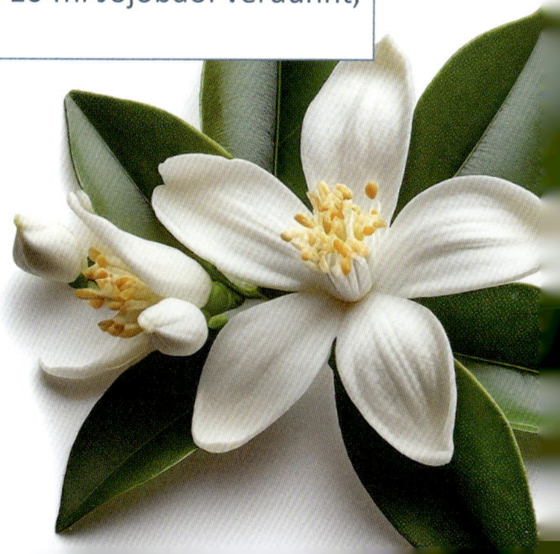

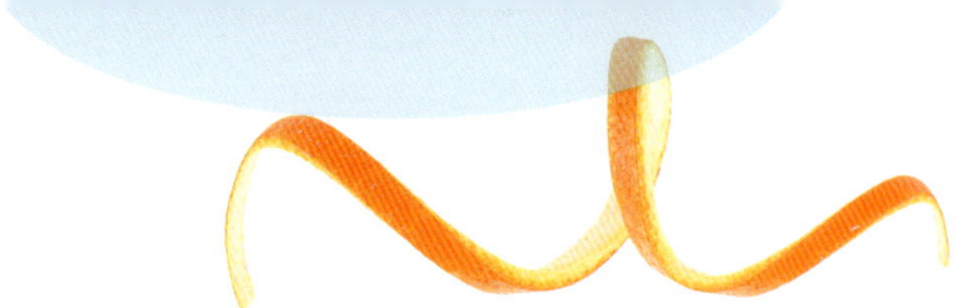

Orange – der Duft, der das Herz aufhellt

Botanik und Herkunft:	Süßorange (*Citrus sinensis*) stammt ursprünglich aus China. Heute wird sie weltweit kultiviert – vor allem in den USA, Südafrika, Italien und China. Sie ist eine der beliebtesten Zitrusfrüchte zur Gewinnung ätherischen Öls durch Kaltpressung der Schale.
Hauptwirkstoffe:	Limonen, Myrcen, Alpha-Pinen. Diese Wirkstoffe wirken stimmungsaufhellend, entspannend und emotional lösend – besonders hilfreich bei gedrückter Stimmung.
Wirkung:	Orange bringt Licht in den Tag, fördert emotionale Leichtigkeit und hilft, Sorgen loszulassen – wie ein warmer Sonnenstrahl für das Gemüt.
Anwendung:	Orangenduft, im Aroma-Diffuser vernebelt, schafft eine warme, freundliche Atmosphäre – ideal bei Antriebslosigkeit oder Trübsinn.

♥ **Herzensbotschaft:** *»Orange schenkt Wärme, wenn der Tag grau ist. Ihr Duft bringt ein warmes Lächeln zurück – auch wenn das Leben gerade still geworden ist.«*

Palmarosa – der Rosenduft für Harmonie und sanfte Pflege

Botanik und Herkunft:	Palmarosa (*Cymbopogon martinii*) stammt aus Indien und Nepal. Das ätherische Öl wird durch Wasserdampfdestillation der Blätter gewonnen.
Hauptwirkstoffe:	Geraniol, Geranylacetat, Linalool. Diese Inhaltsstoffe unterstützen die Hautregeneration, wirken antibakteriell und stabilisieren das emotionale Gleichgewicht.
Wirkung:	Palmarosa pflegt empfindliche Haut, beruhigt gereizte Emotionen und schafft einen zarten Raum von Ruhe und Fürsorge.
Anwendung:	Verdünnt in Pflegeprodukten beigemischt, unterstützt es die natürliche Hauterneuerung.

♥ **Herzensbotschaft:** *»Palmarosa nährt Herz und Haut zugleich. Das Öl berührt liebevoll das, was dünnhäutig geworden ist – und schenkt Sanftheit, wo es gebraucht wird.«*

Palo Santo – heiliges Holz für neue Klarheit und innere Ruhe

Botanik und Herkunft:	Palo Santo (*Bursera graveolens*) stammt aus Südamerika – insbesondere aus Peru und Ecuador. Das Öl wird aus dem Holz durch Wasserdampfdestillation gewonnen, das mehrere Jahre ruhen muss, bevor sich das aromatische Harz im Inneren bildet. Erst nach etwa 5 bis 10 Jahren Lagerung entsteht die Qualität, für die Palo Santo so geschätzt wird.
Hauptwirkstoffe:	Limonen, Alpha-Terpineol, Menthofuran, Germacren D, Carvon. Diese Wirkstoffe verleihen Palo Santo seine reinigende, klärende und zugleich beruhigende Wirkung – körperlich wie emotional. Vor allem Limonen, der dominanteste Inhaltsstoff (teilweise über 60%), wirkt antioxidativ, immunstärkend und stimmungsaufhellend, während Menthofuran und Alpha-Terpineol eine tiefe, entspannende Komponente beitragen.
Wirkung:	Palo Santo hilft, innerlich zur Ruhe zu kommen, alte Belastungen loszulassen und sich auf das Wesentliche zu besinnen.
Anwendung:	Ein paar Tropfen im Diffuser reinigen die Atmosphäre und schaffen einen geschützten Raum.

♥ **Herzensbotschaft:** *»Palo Santo reinigt die Emotionen und hebt den Geist.«*

Patschuli – Erdung und Rückkehr zur inneren Balance

Botanik und Herkunft:	Patschuli (*Pogostemon cablin*) stammt aus Südostasien. Heute wird es vor allem in Indonesien und Indien kultiviert. Das ätherische Öl wird durch Wasserdampfdestillation der Blätter gewonnen.
Hauptwirkstoffe:	Patchoulol, Alpha-Bulnesen, Beta-Caryophyllen. Diese erdenden Stoffe wirken beruhigend, hautpflegend und emotional stabilisierend – besonders bei Nervosität oder Stress.
Wirkung:	Patschuli verankert, stärkt das innere Gleichgewicht und schenkt Standfestigkeit in herausfordernden Zeiten.
Anwendung:	Im Diffuser vernebelt, fördert es innere Ausgeglichenheit und verbindet dich mit dem Boden unter deinen Füßen.

♥ **Herzensbotschaft:** *»Patschuli erdet dich sanft und tief. Es ruft dich zurück in deinen Körper, in den Moment – dahin, wo Frieden wohnt.«*

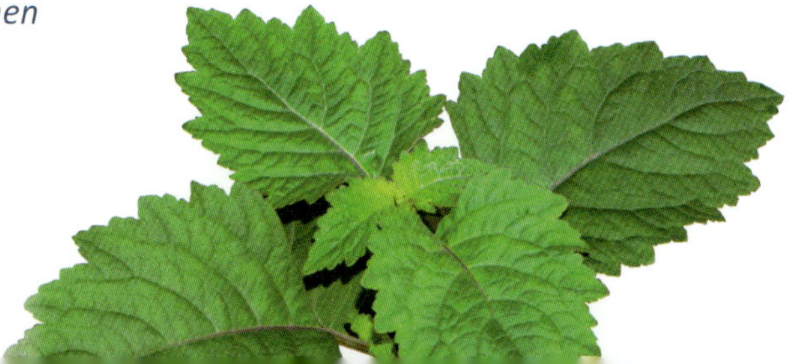

Pfefferminze – Wachheit, Klarheit und Erfrischung für den Geist

Botanik und Herkunft:	Pfefferminze (*Mentha piperita*) stammt aus Europa und Nordamerika. Das Öl wird durch Wasserdampfdestillation der Blätter gewonnen.
Hauptwirkstoffe:	Menthol, Menthon, 1,8-Cineol. Diese Stoffe wirken kühlend, durchblutungsfördernd und geistig anregend – besonders bei Kopflastigkeit und mentaler Erschöpfung.
Wirkung:	Pfefferminze bringt Klarheit in den Kopf, fördert die Konzentration und erfrischt die Sinne – wie ein kühler Windhauch an einem heißen Tag.
Anwendung:	1 Tropfen auf einem Taschentuch oder 2 Tropfen in heißem Wasser inhalieren. Fördert die geistige Präsenz.

♥ **Herzensbotschaft:** *»Pfefferminze erfrischt den Geist und öffnet das Denken.«*

Rose – Herzenswärme, die bleibt, Trost, der wie Liebe duftet

Botanik und Herkunft:	Rose (*Rosa damascena*) wächst vorwiegend in Bulgarien, der Türkei und Marokko. Das kostbare Öl wird durch Wasserdampfdestillation der Blütenblätter gewonnen.
Hauptwirkstoffe:	Citronellol, Geraniol, Nerol. Diese zarten, kraftvollen Bestandteile schenken der Rose ihre tröstende, herzöffnende und emotional stabilisierende Wirkung – besonders bei Kummer oder innerer Verletzlichkeit.
Wirkung:	Rose besänftigt tiefe Emotionen, stärkt das Vertrauen in die eigene Herzenergie und öffnet einen Raum für inneren Trost.
Anwendung:	Im Diffuser vernebelt, schafft es eine liebevolle, geborgene Atmosphäre. Auch als Roll-On oder Herzöl, in Jojoba verdünnt, ist es sehr wirkungsvoll.

♥ **Herzensbotschaft:** *»Rose erinnert dich daran, dass dein Herz nie aufhört zu lieben – auch wenn der Körper sich zurückzieht. Sie tröstet, ohne zu fragen. Und bleibt, wo Worte gehen. Rose öffnet das Herz für bedingungslose Liebe.«*

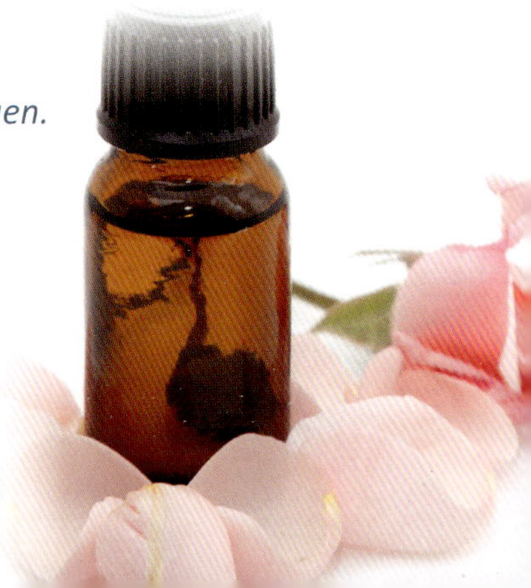

Rosmarin – der Duft des Erinnerns und der geistigen Kraft

Botanik und Herkunft:	Rosmarin (*Rosmarinus officinalis*) stammt aus dem Mittelmeerraum. Heute wird er für die Gewinnung des ätherischen Öls vor allem in Frankreich und den USA angebaut. Das Öl wird durch Wasserdampfdestillation von Blättern und Zweigen gewonnen.
Hauptwirkstoffe:	1,8-Cineol, Alpha-Pinen, Campher (variiert je nach Chemotyp). Diese Verbindungen wirken anregend, konzentrationsfördernd und durchblutungsfördernd – besonders hilfreich bei geistiger Erschöpfung.
Wirkung:	Rosmarin stärkt den Fokus, bringt Klarheit in überforderte Gedanken und belebt Körper und Geist – ein Duft, der neue Energie schenkt.
Anwendung:	Ein paar Tropfen, im Diffuser vernebelt, unterstützen klares Denken. Als Massageöl aktiviert es bei Erschöpfung und Antriebslosigkeit.

♥ **Herzensbotschaft:** *»Rosmarin erinnert dich an das, was du weißt – auch wenn der Kopf müde ist. Er bringt Klarheit, Licht und Vertrauen in das, was dich trägt.«*

Sandelholz – Duft der Einkehr: Inneres Loslassen und tiefe Stille

Botanik und Herkunft:	Sandelholz (*Santalum album*) stammt aus Indonesien und Indien. Das ätherische Öl wird aus dem Kernholz durch Wasserdampfdestillation gewonnen.
Hauptwirkstoffe:	Alpha-Santalol, Beta-Santalol, Bergamotol. Diese chemischen Verbindungen wirken beruhigend, meditationsfördernd und nervenstärkend – ideal zur geistigen Zentrierung und inneren Rückkehr.
Wirkung:	Sandelholz fördert Stille, löst geistige Unruhe und hilft, in der Tiefe des eigenen Seins anzukommen – ein Duft für die innere Sammlung und sanfte Erdung.
Anwendung:	Im Aroma-Diffuser vernebelt, schafft es eine Atmosphäre innerer Stille. Auch als Meditationsöl, in Jojobaöl verdünnt, ist es sehr wirkungsvoll.

♥ **Herzensbotschaft:** *»Sandelholz führt dich in die Tiefe deines eigenen Atems. Dort, wo keine Eile ist. Dort, wo alles schon gut ist. Sein Duft schenkt innere Stille und tiefen Frieden.«*

Schwarzer Pfeffer – wärmende Kraft, die den Lebensfunken nährt

Botanik und Herkunft:	Schwarzer Pfeffer (*Piper nigrum*) stammt aus Indien und Sri Lanka. Das Öl wird durch Wasserdampfdestillation der Pfefferkörner gewonnen.
Hauptwirkstoffe:	Beta-Caryophyllen, Limonen, Alpha-Pinen. Diese Komponenten wirken wärmend, durchblutungsfördernd und aktivierend – besonders bei Muskelverspannungen oder innerer Kälte.
Wirkung:	Schwarzer Pfeffer belebt, bringt neue Energie in müde Strukturen und stärkt den Impuls, sich wieder zu bewegen – innen wie außen.
Anwendung:	Verdünnt als Massageöl zur Förderung der Durchblutung anwenden – bei Verspannung oder innerer Kälte.

♥ **Herzensbotschaft:** *»Schwarzer Pfeffer entfacht das innere Feuer und schenkt neue Kraft.«*

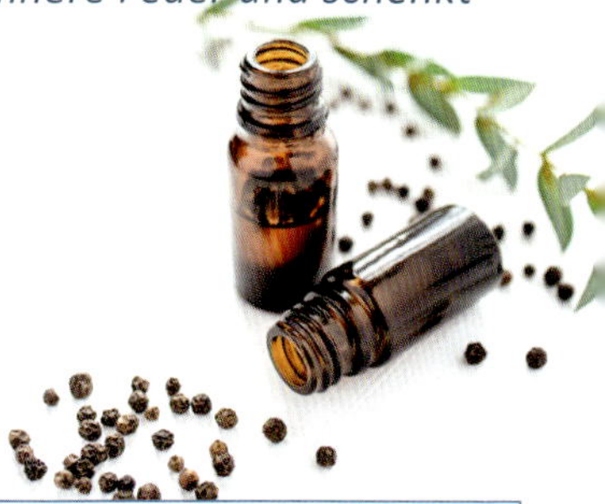

Tanne – Kraft für die Lunge, Trost für das Herz

Botanik und Herkunft:	Das Öl der Balsamtannen (*Abies balsamea*) stammt aus den tiefen Wäldern im Norden Amerikas. Das Öl wird durch Wasserdampfdestillation der Nadeln gewonnen.
Hauptwirkstoffe:	Bornylacetat, Alpha-Pinen, Camphen. Diese Verbindungen wirken schleimlösend, erfrischend und stärkend auf die Atemwege – wie ein Waldspaziergang für die Lunge.
Wirkung:	Tannenöl bringt frische Klarheit, öffnet den Atem und stärkt die Verbindung zur Natur – ein Duft, der Erdung und Aufrichtung zugleich schenkt.
Anwendung:	Ein paar Tropfen im Diffuser unterstützen die Atemwege – ideal in der Winterzeit.

♥ **Herzensbotschaft:** *»Tanne erinnert an den Wald deiner Kindheit, an traute Weihnachtsdüfte, an das Rauschen der Wälder und den weiten Himmel. Sein Duft bringt Stärke, wenn Atem und Schritte kürzer geworden sind.«*

Teebaum – der schützende Duft der Reinigung für Körper und Raum

Botanik und Herkunft:	Teebaum (*Melaleuca alternifolia*) stammt aus Australien. Das Öl wird durch Wasserdampfdestillation der Blätter gewonnen.
Hauptwirkstoffe:	Terpinen-4-ol, Gamma-Terpinen, Alpha-Terpinen. Diese kraftvollen Substanzen machen Teebaumöl zu einem der wirksamsten antimikrobiellen und antiviralen Öle – klärend für Haut, Atemwege und feinstoffliche Felder.
Wirkung:	Teebaum reinigt auf allen Ebenen – körperlich, energetisch und emotional. Er schafft Raum für neue Klarheit und geistige Frische.
Anwendung:	Ein paar Tropfen im Aroma-Diffuser zur Luftreinigung vernebeln. Verdünnt auch bei Hautunreinheiten oder kleinen Entzündungen anwendbar.

♥ **Herzensbotschaft:** *»Teebaum reinigt Körper und Geist von alten Lasten.«*

Thymian – der Duft der Stärke, der schützt und klärt

Botanik und Herkunft:	Thymian (*Thymus vulgaris*) stammt ursprünglich aus dem Mittelmeerraum. Das Öl wird durch Wasserdampfdestillation des Krauts gewonnen.
Hauptwirkstoffe:	Thymol, Carvacrol, Para-Cymen. Diese starken Komponenten wirken antibakteriell, antiviral und immunstärkend – besonders unterstützend bei Erkältung und Erschöpfung.
Wirkung:	Thymian kräftigt den Körper, schützt in herausfordernden Zeiten und stärkt den inneren Halt – wie ein starker Begleiter an stürmischen Tagen.
Anwendung:	Das Öl im Diffuser vernebeln oder als Inhalation bei Erkältungen verwenden – zur Befreiung der Atemwege und Stärkung des Immunsystems.

♥ **Herzensbotschaft:** *»Thymian stärkt die Lebensflamme, wenn sie schwächer brennt. Der Duft erinnert daran: Kraft ist nicht Lautstärke, sondern ein stilles Ja zum Leben.«*

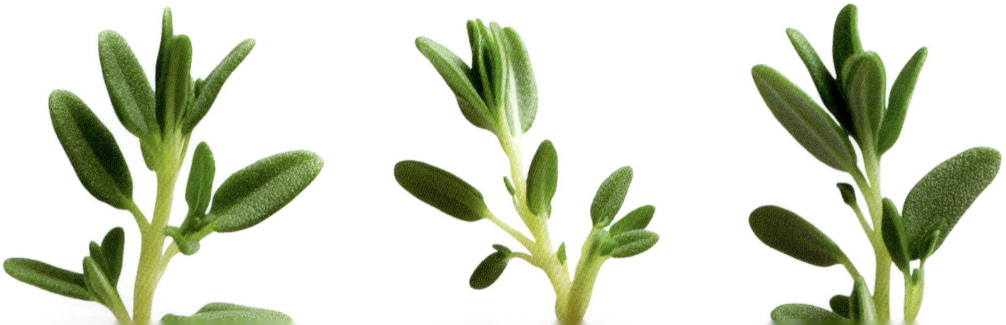

Vanille – wenn der Duft wie eine tröstliche Umarmung wärmt

Botanik und Herkunft:	Vanille (*Vanilla planifolia*) stammt aus Madagaskar. Für therapeutische Zwecke wird ein Vanilleextrakt verwendet, das durch Alkoholextraktion aus den Schoten gewonnen und in fraktioniertem Kokosöl eingebunden wird.
Hauptwirkstoffe:	Vanillin, Eugenol, p-Hydroxybenzaldehyd. Diese Stoffe wirken beruhigend, tröstend und entspannend – besonders bei emotionaler Erschöpfung oder innerer Unruhe.
Wirkung:	Vanille schenkt seelische Wärme, beruhigt bei Nervosität und schafft eine Atmosphäre von Geborgenheit – wie eine warme Decke für das einsame Herz.
Anwendung:	Einige Tropfen im Diffuser sorgen für eine wohltuende Atmosphäre – ideal in Momenten von Kummer oder Sehnsucht.

♥ **Herzensbotschaft:** *»Vanille schenkt dem Herzen Trost und Wärme.«*

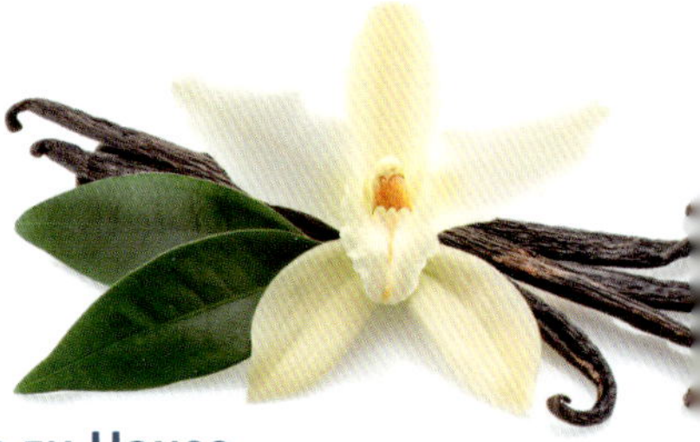

Vetiver – in der Tiefe verwurzelt, im Inneren zu Hause

Botanik und Herkunft:	Vetiver (*Vetiveria zizanoides*) stammt aus Indien und Haiti. Das Öl wird durch Wasserdampfdestillation der tiefen Wurzeln gewonnen.
Hauptwirkstoffe:	Vetiverol, Vetivon und Beta-Vetivon sind hochwirksame Inhaltsstoffe mit beruhigender, angstlösender und stabilisierender Wirkung auf das Nervensystem.
Wirkung:	Vetiver bringt Ruhe, verankert die Aufmerksamkeit im Körper und hilft, nach innen zu sinken – ein Duft für Rückzug, Schlaf und Regeneration.
Anwendung:	Der Duft im Aroma-Diffuser am Abend hilft beim Einschlafen und fördert tiefe Entspannung.

♥ **Herzensbotschaft:** *»Vetiveröl hilft dir, wieder bei dir selbst anzukommen. Wenn deine Gedanken unruhig kreisen und dein Körper erschöpft ist, führt es dich zurück an den Ort in dir, an dem du einfach du selbst bist – vollständig, genug und ganz.«*

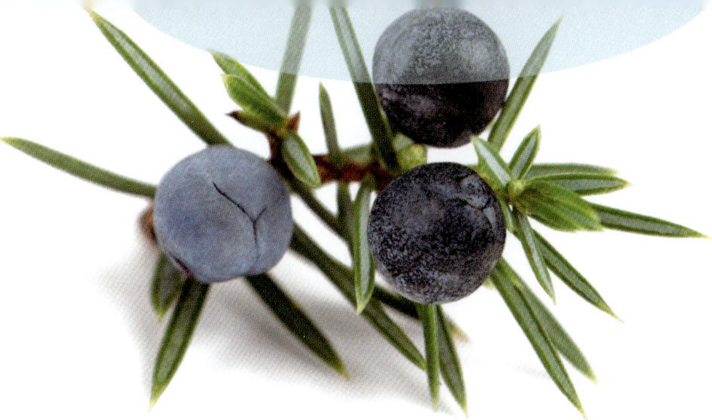

Wacholder – der Duft des Loslassens und Neubeginns

Botanik und Herkunft:	Wacholder (*Juniperus communis*) wächst in kühleren Regionen Europas und Nordamerikas. Das Öl wird durch Wasserdampfdestillation der Beeren gewonnen.
Hauptwirkstoffe:	Alpha-Pinen, Sabinen, Myrcen. Diese Inhaltsstoffe wirken entgiftend, durchblutungsfördernd und klärend für Körper und Energiefluss – ideal zur Ausleitung und energetischen Reinigung.
Wirkung:	Wacholder unterstützt beim Loslassen, entlastet das System und schenkt innere Klarheit – ein Duft für Erneuerung und frischen Mut.
Anwendung:	2 Tropfen, in Trägeröl verdünnt, zur Massage von Gelenken oder Fußsohlen verwenden. Es ist auch zur energetischen Reinigung beliebt.

♥ **Herzensbotschaft:** *»Wacholder klärt deine Energien und bringt neue Kraft.«*

Weihrauch – heilige Klarheit: Duft der Stille und Einkehr

Botanik und Herkunft:	Weihrauch (*Boswellia carteri*) stammt aus dem Oman und Somalia. Das Öl wird durch Wasserdampfdestillation des Harzes gewonnen.
Hauptwirkstoffe:	Alpha-Pinen, Limonen, Incensoleacetat. Diese einzigartigen Substanzen wirken entzündungshemmend, zellschützend und bewusstseinsfördernd – ein klassisches Öl für Stille und geistige Öffnung.
Wirkung:	Weihrauch bringt geistige Ordnung, beruhigt tiefe Unruhe und öffnet einen Raum für Verbindung mit dem Wesentlichen.
Anwendung:	Sein Duft im Aroma-Diffuser begleitet Meditation oder Gebet mit stiller Tiefe. Als Massageöl, mit Sandelholz in Jojobaöl, verdünnt, unterstützt Weihrauch die innere Sammlung und tiefe Entspannung.

♥ **Herzensbotschaft:** *»Weihrauch öffnet einen stillen Raum in dir, in dem alles ruhig wird. Ein Ort des inneren Wissens. Ein Licht, das nicht gelöscht werden kann. Weihrauch führt zur inneren Wahrheit und spirituellen Klarheit.«*

Wintergrün – der Duft, der Muskeln entspannt und Gelenke entlastet

Botanik und Herkunft:	Wintergrün (*Gaultheria procumbens*) stammt vorwiegend aus China, wo es wild wächst und traditionell genutzt wird. Das Öl wird durch Wasserdampfdestillation der Blätter gewonnen.
Hauptwirkstoff:	Methylsalicylat (bis zu 99%). Dieser Inhaltsstoff wirkt schmerzlindernd, muskelentspannend und stark durchblutungsfördernd – auch »pflanzliches Aspirin« genannt.
Wirkung:	Wintergrün lindert Verspannungen, fördert Beweglichkeit und schenkt wohltuende Erleichterung – besonders nach körperlicher Belastung.
Anwendung:	Verdünnt als Massageöl bei Verspannungen oder Gelenkbeschwerden verwenden. Es ist sehr kraftvoll, daher sparsam einsetzen.

♥ **Herzensbotschaft:** *»Wintergrün schenkt Leichtigkeit und Bewegungsfreiheit.«*

Ylang-Ylang – sanfte Einladung zu Nähe, Wärme und Vertrauen

Botanik und Herkunft:	Ylang-Ylang (*Cananga odorata*) wächst auf den tropischen Komoreninseln, in Indonesien und den Philippinen. Das Öl wird durch Wasserdampfdestillation der Blüten gewonnen.
Hauptwirkstoffe:	Linalool, Germacren D, Geranylacetat. Diese Wirkstoffe wirken ausgleichend, stimmungsaufhellend und nervenberuhigend – besonders bei emotionaler Anspannung.
Wirkung:	Ylang-Ylang fördert Gelassenheit, hebt die Stimmung und öffnet das Herz für Freude und liebevolle Nähe.
Anwendung:	Einige Tropfen im Diffuser sorgen für eine sanfte, sinnliche Atmosphäre. Verdünnt in Jojobaöl, ist es als duftendes Herzparfüm beliebt.

♥ **Herzensbotschaft:** *»Ylang-Ylang öffnet ein Fenster im Herzen – für Schönheit, für Nähe, für Dankbarkeit. Für das, was du warst. Und für das, was du immer bist.«*

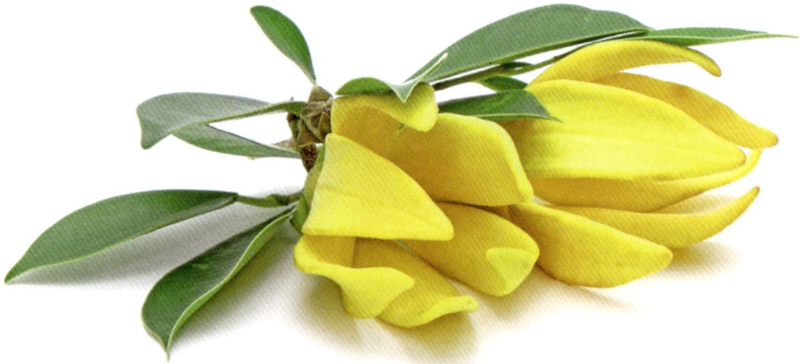

Zedernholz – wenn innere Ruhe Wurzeln schlägt

Botanik und Herkunft:	Zedernholz (*Cedrus atlantica*) stammt aus dem Atlasgebirge in Marokko. Das Öl wird durch Wasserdampfdestillation des Holzes gewonnen.
Hauptwirkstoffe:	Cedrol, Alpha-Cedren, Thujopsen. Diese Komponenten wirken beruhigend, angstlösend und stabilisierend auf das Nervensystem – besonders in Zeiten von Unsicherheit.
Wirkung:	Zedernholz bringt Ruhe, verankert und stärkt das Gefühl von innerer Standhaftigkeit – ein Duft für Klarheit und Vertrauen.
Anwendung:	Ein paar Tropfen im Aroma-Diffuser am Abend begleiten sanft in den Schlaf. Auch als beruhigende Fußmassage, in Trägeröl verdünnt, bringt Zedernholz wohltuende Erdung und innere Ruhe.

♥ **Herzensbotschaft:** *»Zedernholz erdet tief und schenkt inneren Halt, wenn das Leben sich verändert. Es ist wie ein stiller Baum an deiner Seite – du darfst dich anlehnen und tief durchatmen.«*

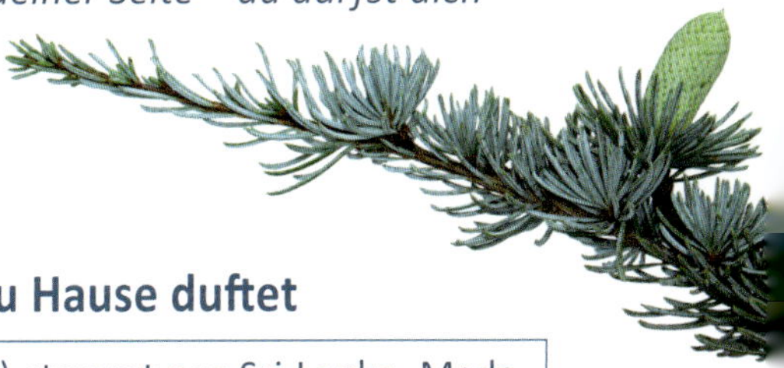

Zimt – wenn Trost und Geborgenheit nach zu Hause duftet

Botanik und Herkunft:	Zimt (*Cinnamomum zeylanicum*) stammt aus Sri Lanka, Madagaskar sowie Indien. Das Öl wird aus der Rinde durch Wasserdampfdestillation gewonnen.
Hauptwirkstoffe:	Zimtaldehyd, Eugenol, Cinnamylacetat. Diese Stoffe wirken durchblutungsfördernd, antibakteriell und emotional stärkend – besonders wärmend in kalten, belastenden Phasen.
Wirkung:	Zimt schenkt wohltuende Wärme, besonders bei innerer Kälte oder emotionaler Erschöpfung. Er stärkt das Vertrauen, tröstet sanft und verleiht Räumen eine Atmosphäre von Geborgenheit.
Anwendung:	Ein paar Tropfen im Diffuser sorgen für eine gemütliche Atmosphäre – besonders in der kalten Jahreszeit.

♥ **Herzensbotschaft:** *»Zimt wärmt das Herz und stärkt das Urvertrauen.«*

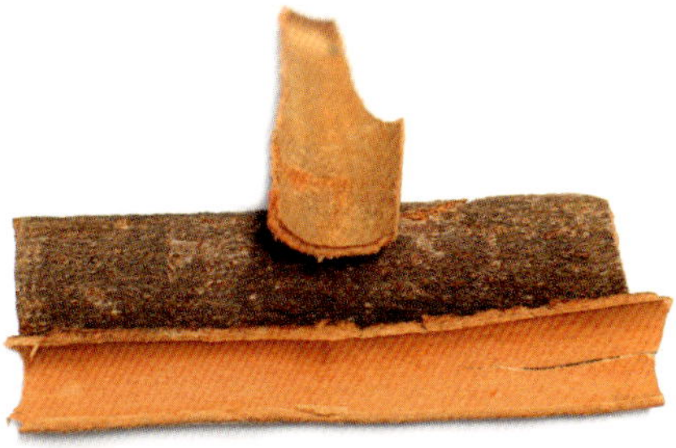

Zistrose – tiefe Heilung bei Verlust, Verletzung und innerer Zerrissenheit

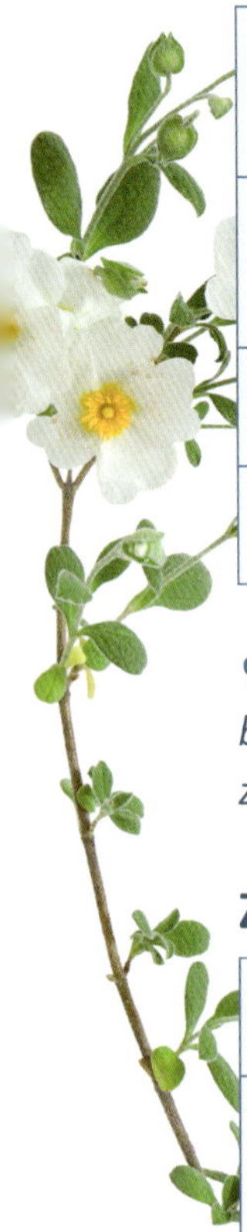

Botanik und Herkunft:	Zistrose (*Cistus ladaniferus*) wächst im Mittelmeerraum. Das Öl wird durch Wasserdampfdestillation von Blättern und Zweigen gewonnen.
Hauptwirkstoffe:	Alpha-Pinen, Bornylacetat, Limonen. Diese Inhaltsstoffe wirken hautregenerierend, blutstillend und unterstützen die innere Ordnung – auch hilfreich bei emotionalen Verletzungen.
Wirkung:	Zistrose heilt äußere und innere Wunden, bringt Sammlung und öffnet einen stillen Raum für Rückzug und Regeneration.
Anwendung:	1 Tropfen Zistrose (verdünnt) in die Hautpflege einrühren. Oder als sanften Begleiter im Diffuser verwenden.

♥ **Herzensbotschaft:** *»Zistrose heilt, was tief liegt. Sie legt sich wie ein balsamischer Mantel um die Gefühle – besonders dann, wenn Erinnerungen zurückkehren und das Herz eng wird.«*

Zitrone – Klarheit für den Geist, sonnige Leichtigkeit für das Gemüt

Botanik und Herkunft:	Zitrone (*Citrus limon*) stammt vor allem aus Italien und Spanien. Das Öl wird durch Kaltpressung der Schalen gewonnen.
Hauptwirkstoffe:	Limonen, Beta-Pinen, Gamma-Terpinen. Diese Verbindungen wirken erfrischend, immunstärkend und konzentrationsfördernd – besonders hilfreich bei geistiger Müdigkeit.
Wirkung:	Zitrone belebt, klärt den Geist und bringt eine aufrichtende Helligkeit – ein Duft für neue Leichtigkeit.
Anwendung:	Einige Tropfen im Diffuser sorgen für Frische, Licht und geistige Klarheit.

♥ **Herzensbotschaft:** *»Zitrone klärt den Geist wie ein frischer Morgentau. Seine Duftfrequenz bringt Helligkeit in Gedanken, die sich verirrt haben – und öffnet das Fenster zur Gegenwart. Der frische Zitronenduft lässt das Herz im Sonnenlicht tanzen.«*

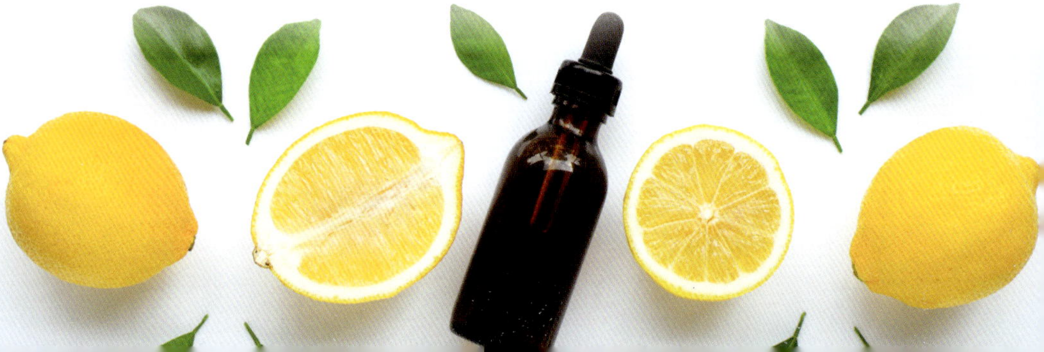

Zitronengras – der Duft, der aufräumt, innen wie außen

Botanik und Herkunft:	Zitronengras (*Cymbopogon citratus*) stammt aus Indien, Sri Lanka und Südostasien und wird dort seit Jahrhunderten in Küche und Heilkunde verwendet. Das ätherische Öl wird durch Wasserdampfdestillation der frischen Grashalme gewonnen.
Hauptwirkstoffe:	Citral (Neral + Geranial), Limonen, Geranylacetat. Diese Verbindungen verleihen Zitronengras seine reinigende, klärende und belebende Wirkung – sie bringen Leichtigkeit in Räume, Gedanken und in den Körper.
Wirkung:	Zitronengras wirkt erfrischend, stimmungsaufhellend und belebend. Es fördert die Durchblutung, unterstützt die Entgiftung und reinigt die Raumluft energetisch wie physisch.
Anwendung:	Einige Tropfen im Diffuser klären den Raum, schenken frische Energie und vertreiben schwere Gedanken. Es ist auch verdünnt in einem Massageöl anwendbar – besonders belebend bei müden Beinen oder zur Anregung des Kreislaufs.

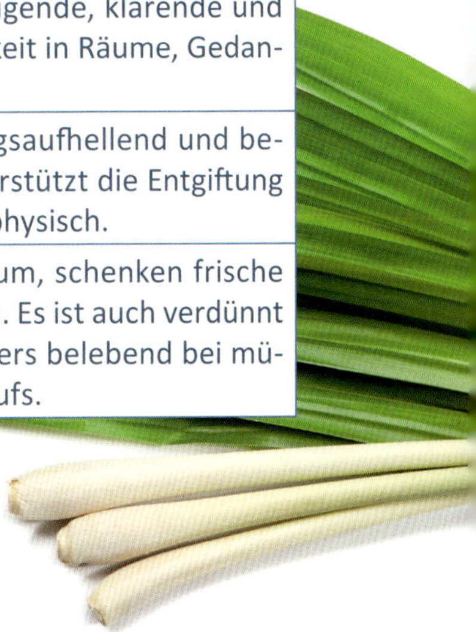

♥ **Herzensbotschaft:** *»Zitronengras reinigt die Gedanken, klärt die Energie und schenkt kraftvolle Frische von innen.«*

Zypresse – wenn Abschied Halt braucht

Botanik und Herkunft:	Zypresse (*Cupressus sempervirens*) stammt aus dem Mittelmeerraum. Das Öl wird aus den Zweigen durch Wasserdampfdestillation gewonnen.
Hauptwirkstoffe:	Alpha-Pinen, Delta-3-Caren, Cedrol. Diese Verbindungen wirken gefäßstärkend, entstauend und emotional klärend – besonders bei Themen von Abschied und Veränderung.
Wirkung:	Zypresse hilft beim Loslassen, bringt innere Sammlung und begleitet sanft durch Zeiten des Übergangs. Ihr Duft stärkt in Phasen des Abschieds und Neuanfangs.
Anwendung:	Ein paar Tropfen im Aroma-Diffuser sorgen für eine klärende Atmosphäre und bringen frische, neue Energie in den Raum. Auch verdünnt in Mandelöl eignet sich Zypresse wunderbar für eine belebende Beinmassage – besonders wohltuend bei innerer Unruhe oder wenn Gedanken schwer geworden sind.

♥ **Herzensbotschaft:** *»Zypresse hilft, Altes loszulassen und innerlich still zu werden. Sie steht wie ein stiller Wächter zwischen Himmel und Erde, an der Schwelle zur Ewigkeit – bewacht, begleitet und verbindet – zwischen dem, was war, und dem, was kommen soll.«*

Duftende Wegweiser, heilende Begleiter

Die hier vorgestellten Öle sind wie leuchtende Seelenfreunde – jedes trägt eine eigene Botschaft, eine Schwingung, die berührt, stärkt und erinnert. Sie laden dich ein, tiefer zu lauschen, noch achtsamer zu pflegen und den Alltag mit Sinn zu erfüllen.

Lasse uns nun einen Blick auf die wissenschaftlichen Grundlagen der *Duftmedizin* werfen und erkennen, wie ätherische Öle auf Zellebene, über Sinneswege und feinstoffliche Prozesse wirken. Denn je mehr wir verstehen, desto bewusster können wir mit diesen kostbaren Essenzen begleiten und heilen.

Was die Wissenschaft über ätherische Öle in der Pflege sagt

Ätherische Öle sind mehr als angenehme Düfte – sie enthalten hochwirksame Pflanzenstoffe, deren Wirkung auf Körper, Emotionen und Geist heute durch unzählige wissenschaftliche Studien belegt sind. Hier sind einige Auszüge aus Tausenden Forschungsberichten:

Einfluss auf das limbische System: Ätherische Öle wirken direkt auf das limbische System im Gehirn – das Zentrum für Emotionen, Erinnerungen und hormonelle Regulation. Düfte wie Lavendel oder Bergamotte lindern Angstgefühle und fördern das emotionale Gleichgewicht[*].

Antimikrobielle Wirkung: Teebaumöl, Thymian, Zimt, Oregano und andere ätherische Öle haben in vitro eine starke Wirkung gegen Bakterien, Viren und Pilze gezeigt[**]. Diese Effekte machen sie zu wertvollen Helfern in der natürlichen Pflege.

Schlaf und Entspannung: In klinischen Studien mit älteren Menschen wurde festgestellt, dass Lavendelöl die Schlafqualität verbessert, die Einschlafzeit verkürzt und für tiefere Entspannung sorgt[***].

Gedächtnis und Konzentration: Rosmarinöl hat nachweislich eine positive Wirkung auf die kognitive Leistungsfähigkeit. In einer britischen Studie zeigte sich, dass Teilnehmer unter dem Einfluss von Rosmarinduft um bis zu 15% besser in Gedächtnisaufgaben abschnitten[****].

Herz-Kreislauf-Balance: Öle wie Ylang-Ylang, Sandelholz oder Kamille senken nachweislich die Herzfrequenz und den

---

* Cho, M.Y. et al. (2013). Effects of aromatherapy on the anxiety, vital signs, and sleep quality of percutaneous coronary intervention patients in intensive care units. Evidence-Based Complementary and Alternative Medicine.

** Hammer, K.A., Carson, C.F., & Riley, T.V. (1999). Antimicrobial activity of essential oils and other plant extracts. *Journal of Applied Microbiology.*

*** Lillehei, A.S., Halcon, L.L. (2014). A systematic review of the effect of inhaled essential oils on sleep. *Journal of Alternative and Complementary Medicine.*

**** Moss, M. et al. (2003). Aromas of rosemary and lavender essential oils differentially affect cognition and mood in healthy adults. *International Journal of Neuroscience.*

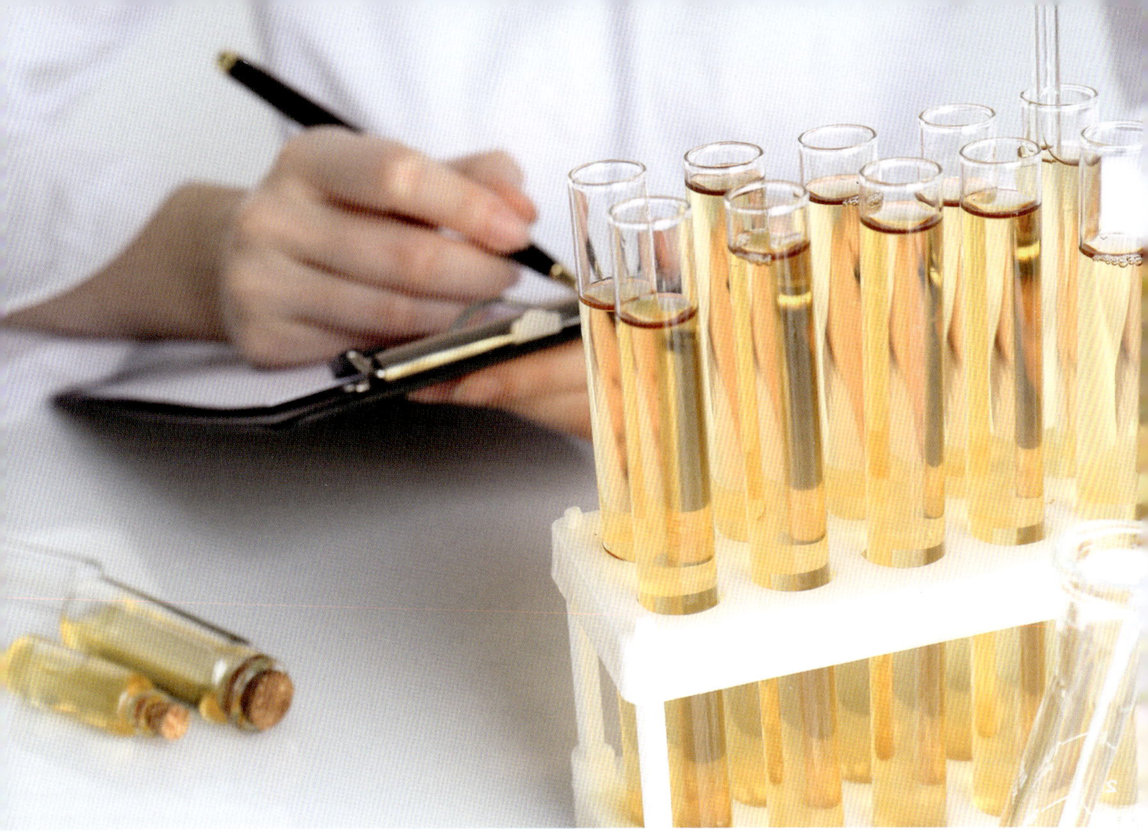

Blutdruck, vor allem bei Stress und innerer Unruhe*.

Unterstützung bei Demenz: Ätherische Öle wie Lavendel, Rosmarin, Zitrone und Pfefferminze wurden in Studien zur Unterstützung von Menschen mit Demenz eingesetzt. Die Ergebnisse zeigen Verbesserungen im Verhalten, in der Kommunikation und im allgemeinen Wohlbefinden**.

Diese Ergebnisse unterstreichen: Ätherische Öle sind nicht nur ein traditionelles Heilmittel, sondern auch ein ernst zu nehmender Bestandteil einer ganzheitlichen Pflege – besonders im höheren Lebensalter.

Die Wissenschaft beginnt zu messen, was die Seele schon immer wusste: Düfte berühren, verbinden und heilen.

Die hier genannten Studien geben nur einen kleinen Einblick in ein weites Feld von Forschungsergebnissen. Eine vollständige Aufzählung würde den Rahmen dieses Buches sprengen.

Für vertiefende Studien und weiterführende wissenschaftliche Informationen empfehlen sich **Datenbanken wie PubMed, Cochrane Library** oder **ScienceDirect**. Sie bieten eine Vielzahl an internationalen Forschungsergebnissen zur Wirkung ätherischer Öle – insbesondere im Bereich der Pflege, Neurologie und Gerontologie.

---

* Hongratanaworakit, T. (2004). Physiological effects in aromatherapy. Complementary Therapies in Clinical Practice.

** Lin, P.W., Chan, W.C., Ng, B.F., Lam, L.C. (2007). Efficacy of aromatherapy (Lavandula angustifolia) as a treatment for agitated behavior in Chinese older persons with dementia: a cross-over randomized trial. *International Journal of Geriatric Psychiatry*.

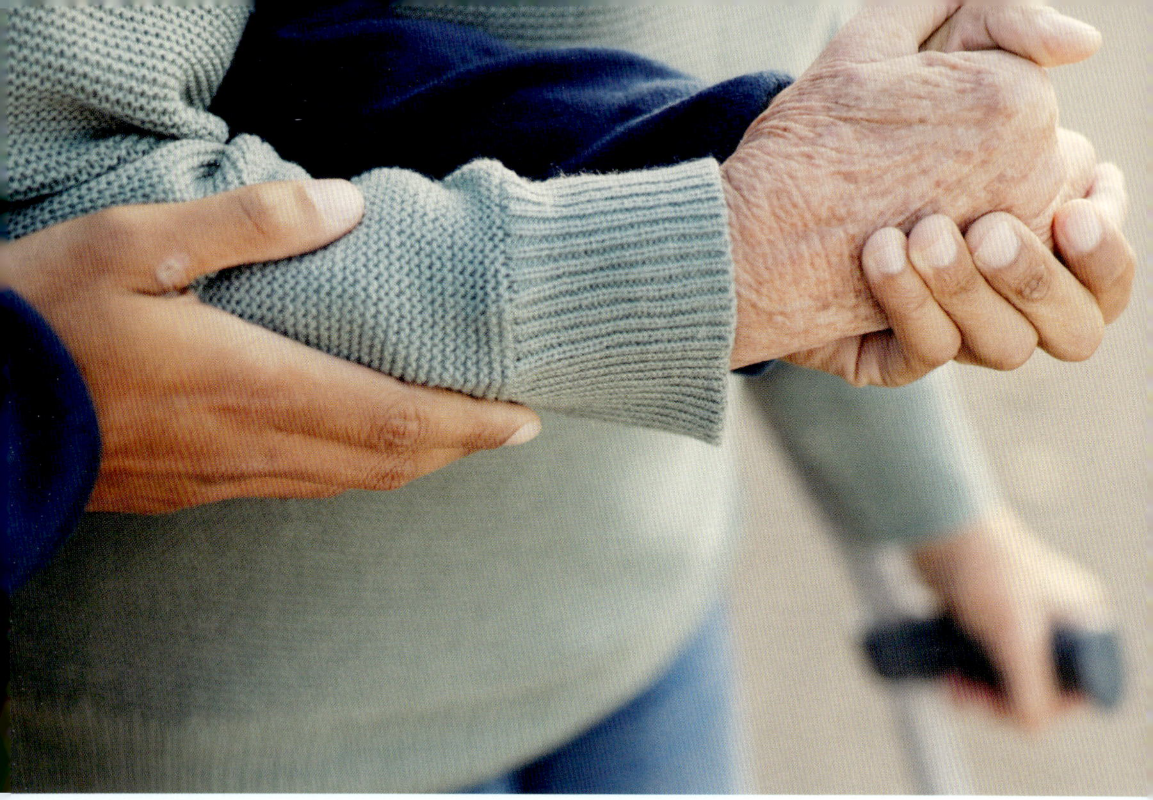

Teil II – Duftmedizin im Pflegealltag

»Pflege ist mehr als Versorgung – sie ist gelebte Liebe im Rhythmus des Alltags.«

Liebevolle Impulse und duftende Ideen

Wenn der Alltag schwerer fällt – sei es durch Schlaflosigkeit, Vergesslichkeit, Ängste oder körperliche Beschwerden – braucht es sanfte und wirksame Begleiter. In diesem Abschnitt widmen wir uns den häufigsten Themen, die ältere Menschen und ihre Pflegenden bewegen. Du findest hier praktische Anwendungen, liebevolle Impulse und duftende Ideen, die Mut machen, entlasten und verbinden – für Körper, Herz und Seele –, Tag für Tag.

4

Natürliche Hilfe bei Schlaflosigkeit im Alter

Sanfte Wege zu erholsamer Nachtruhe im Alter

»Schlaf ist kein Rückzug – er ist die stille Rückverbindung zur Quelle. Ein Tropfen Duft genügt, und der Körper findet heim.«

Der Schlaf ist mehr als bloße Ruhe – er ist ein innerer Heiler, ein nächtliches Wiederankommen im eigenen Körper, ein Rückzug in Geborgenheit. Doch je älter wir werden, desto schwerer wird dieser Rückzug. Für viele Senioren wird die Nacht zur Herausforderung, zur stillen Zeit voller Gedanken, Schmerzen oder innerer Unruhe. Und viele greifen in der Not zu Schlaftabletten. Aber das muss nicht so sein.

Ätherische Öle, kleine Duft-Zeremonien, achtsame Pflege und sanfte naturheilkundliche Unterstützung können helfen, den Schlaf auf natürliche Weise wiederzufinden – als heilsame Rückkehr zu sich selbst.

Wenn die Nacht zu lang wird und der Schlaf ausbleibt

Im Laufe des Lebens verändert sich nicht nur der Körper, sondern auch sein Rhythmus. Der Schlaf wird leichter, die Tiefschlafphasen kürzer, die Nacht störanfälliger. Während der junge Körper mühelos einschläft und durchschläft, wird für viele Senioren die Nacht zu einem unruhigen Meer.

Typische Ursachen für Schlafstörungen im Alter sind:

Schmerzen, etwa durch Arthrose, Verspannungen oder chronische Erkrankungen – sie lassen den Körper nicht zur Ruhe kommen.

Ängste, Sorgen und innere Unruhe, besonders abends: Gedanken beginnen zu kreisen, die Stille wird laut. Manche empfinden den Schlaf sogar als »kleinen Bruder des Todes« – ein unbewusstes Zögern, sich hinzugeben.

Hormonelle Veränderungen: Der natürliche Melatoninspiegel sinkt mit dem Alter – und mit ihm die Schlafbereitschaft.

Nächtlicher Harndrang (Nykturie): Viele ältere Menschen werden nachts mehrfach wach, um die Toilette aufzusuchen.

Medikamente: Bestimmte Arzneimittel, wie Blutdrucksenker oder Antidepressiva, können den Schlaf-Wach-Rhythmus stören.

Einsamkeit: Wer alleine wohnt oder im Heim lebt, fühlt sich nachts oft besonders verwundbar – Gedanken und Gefühle melden sich dann verstärkt.

Veränderter Tag-Nacht-Rhythmus: Vor allem bei Demenz gerät dieser aus dem Gleichgewicht – die innere Uhr verliert ihren Takt.

All diese Faktoren können nicht nur die Erholung des Körpers, sondern auch das Immunsystem, die Konzentrationsfähigkeit und die emotionale Stabilität beeinträchtigen. Hier öffnet sich ein Raum der ganzheitlichen Pflege, in dem Duft, Wärme und Achtsamkeit wie eine sanfte Decke aus Geborgenheit wirken und den Körper liebevoll in die Tiefe des Schlafes begleiten.

Bevor Schlafstörungen chronisch werden – was du jetzt tun kannst

Ein strukturierter Tagesablauf schenkt dem Körper Orientierung. Licht am Morgen – ob bei einem kleinen Spaziergang oder am offenen Fenster – stabilisiert die innere Uhr. Bewegung in der Natur, ruhige Mahlzeiten und bewusste Pausen bringen das Nervensystem in Balance.

Abends helfen sanfte Übergänge: Ein leichtes Abendessen, gedämpftes Licht, beruhigende Klänge oder ein vertrauter Duft bereiten Körper und Geist auf die Nacht vor. Auch der Verzicht auf Bildschirme mit Blaulicht, Koffein und schwere Gespräche am späten Abend kann wahre Wunder wirken.

Wärmende Gesten des Ankommens – wie das Auftragen eines beruhigenden Öls auf die Fußsohlen, das Lesen einer schönen Passage oder das Lauschen eines vertrauten Klanges – helfen, den Tag loszulassen und innerlich leise zu werden.

So entsteht ein liebevoller Raum für erholsamen Schlaf – ohne Druck, sondern als Einladung zur Regeneration.

Wie natürliche Methoden den Schlaf verbessern – sanft, wirksam, bewährt

Wenn der Schlaf nicht von selbst zurückkehrt, helfen sanfte Wege, den Körper liebevoll einzuladen. Ätherische Öle entfalten ihre beruhigende Wirkung besonders dann, wenn sie mit Wärme, Berührung und Stille verbunden werden.

Ein warmes Fußbad mit Lavendel, eine sanfte Bauchkompresse mit Salbei oder eine ruhige Einreibung mit Zedernholz am Nacken – solche Anwendungen wirken nicht nur körperlich, sondern vermitteln auch emotionale Geborgenheit.

Wärme für die Blase – ruhiger durch die Nacht

Viele ältere Menschen wachen nachts mehrfach auf, weil sich die Blase meldet. Dieses nächtliche Wasserlassen – auch *Nykturie* genannt – unterbricht den Schlafrhythmus und verhindert, dass Körper und Geist sich ausreichend erholen können.

Manchmal liegt es an altersbedingten Veränderungen der Blasenmuskulatur, manchmal an Medikamenten, manchmal einfach an einer unterkühlten Blase, die besonders nachts empfindlich reagiert und innere Unruhe verstärken kann. Was auch immer der Grund ist …

Sanfte Hilfe kommt aus der Natur

Salbeiöl – das wärmende Blasentonikum – ist seit Jahrhunderten für seine wärmenden, blasenstärkenden und krampflösenden Eigenschaften bekannt. In der Aromatherapie wird ätherisches Salbeiöl besonders geschätzt, um das »untere Zentrum« – also Blase, Nieren und Unterleib – zu stärken.

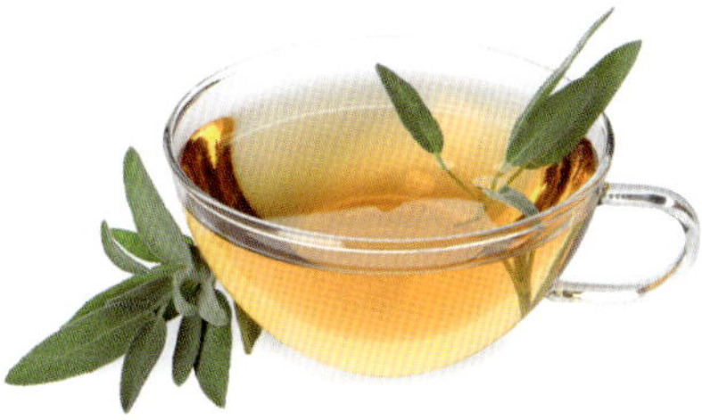

Eine kleine Tasse Salbeitee (z. B. warmes Wasser und 1 Tropfen Salbeiöl in Nahrungsmittelqualität) oder ein warmes Fußbad mit Salbeiöl und Bittersalz vor dem Zubettgehen können helfen. Die Wärme zieht vom Fuß durch den Körper und bringt Ruhe, auch für die Gedanken. Salbeiöl ist dafür bekannt, die Blase zu beruhigen und nächtliches Aufwachen zu reduzieren.

Achtung: Bei äußerlicher Anwendung von Salbeiöl sind Pausen einzuhalten: 3–5 Tage in Folge sind meist ausreichend. Danach ist eine Pause sinnvoll – oder du wechselst zu einem anderen, sanften Öl zur Blasenstärkung (z. B. Majoran oder Zypresse).

Alternative Anwendung bei eingeschränkter Beweglichkeit:

Wenn ein Fußbad zu aufwendig ist – etwa bei Pflege im Bett – hilft eine wärmende Einreibung:

- Mische 1–2 Tropfen ätherisches Salbeiöl mit 1 Teelöffel Mandelöl.
- Massiere die Mischung sanft in den unteren Bauchbereich (über der Blase), den unteren Rücken oder die Fußsohlen ein.
- Lege ein warmes Tuch oder eine Wärmflasche darauf – das verstärkt die Wirkung.

Tipp für Senioren mit nächtlichem Harndrang:

Eine Wärmflasche oder ein angewärmtes Kirschkernkissen auf dem Unterbauch kann über Nacht wahre Wunder wirken. Die sanfte Wärme beruhigt die Blase, entspannt den Körper und fördert einen ruhigeren Schlaf. Besonders wohltuend ist die Kombination mit einem Tropfen Salbeiöl (verdünnt mit Mandelöl) – sanft auf den Unterbauch einmassiert – vor dem Schlafengehen.

Hinweis: Salbeiöl wirkt hormonaktiv – bei hormonbedingtem Schwitzen oder Hitzewallungen kann Salbeiöl ebenfalls hilfreich sein.
Bei bekannten Nierenerkrankungen sollte vor der Anwendung Rücksprache mit dem Arzt gehalten werden.

Wärmendes Fußbad mit Salbei

- 1 Esslöffel Bittersalz
- 2 Tropfen Salbeiöl
- 1 Tropfen Lavendelöl
- 1 Teelöffel Mandelöl (als Trägeröl)

Gut mischen und in eine Schüssel mit warmem Wasser geben. Die Füße 10–15 Minuten baden, dann gut abtrocknen und warmhalten. Eine Wärmflasche verstärkt die Wirkung.

Hinweis für Pflegende: Dieser sanfte Abschluss des Tages lässt sich leicht in den Pflegealltag integrieren – besonders bei Menschen, die unruhig schlafen oder nachts häufig aufstehen müssen. Es schenkt Wärme und Vertrauen und kann die Schlafqualität spürbar verbessern.

Sicherheit in der Nacht: Kleines Licht, große Wirkung

Ein weiches Nachtlicht im Flur oder am Bett verhindert Stolperfallen und schenkt Sicherheit, ohne die Schlafhormone zu stören. Besonders sanft sind bewegungssensitive Lichter mit warmem Farbton, die sich automatisch einschalten, wenn jemand aufsteht.

Melatonin – das Hormon der Nacht

Melatonin ist das Schlafhormon unseres Körpers. Es wirkt entzündungshemmend und schützt die Zellen – ein wahrer Segen für die Regeneration im Alter. Melatonin wird in der Zirbeldrüse gebildet – aber nur, wenn es dunkel ist. Schon schwaches Licht – etwa von Bildschirmen oder hellen Deckenlampen – kann die Ausschüttung stören. Besonders im Alter sinkt die Melatoninproduktion – umso wichtiger sind Dunkelheit, Ruhe und ein achtsames Abendkonzept.

Was wirklich hilft:

- Lichtquellen dimmen, Bildschirme meiden.
- Verdunkelungsvorhänge oder Schlafmaske verwenden.
- Warme Getränke oder Öle mit Lavendel, Kamille oder Vetiver verwenden.
- Sich entspannender Musik, Gebet, Meditation oder Kontemplation hingeben.

Ein heiliger Klang für die Seele, der Ruhe bringt

Wenn der Geist unruhig ist und die Gedanken kreisen, gibt es einen Ton, der Frieden bringt: Der Ton ist HU – ein uralter Name für Gott. Gesungen mit offenem Herzen bringt er tiefe Ruhe und Frieden ins Herz. HU ist der Ton hinter allen Tönen. Er erinnert uns daran, dass du nicht dein schwacher Körper, deine traurigen Erinnerungen oder dein schwindendes Gedächtnis bist. Du bist Seele – ewig, geliebt, mit dem Herzen Gottes verbunden.

Siehe das Video »Wunder in deinem Leben« – www.mariaschasteen.com/hu

Ätherische Öle – sanfte Hilfe für die Nacht

Am Ende des Tages, wenn die Gedanken nicht zur Ruhe kommen wollen, kann auch ein Tropfen Duft beruhigen, trösten und sanft in den Schlaf begleiten. Ätherische Öle wirken über die Haut, den Atem und das limbische System. Sie erreichen die Bereiche im Gehirn, die mit Emotionen, Erinnerungen und innerer Sicherheit verbunden sind, was besonders für ältere Menschen wertvoll ist.

Die besten Öle für einen erholsamen Schlaf:

Lavendelöl beeinflusst die GABA-Rezeptoren im Gehirn – also dieselben Bindungsstellen wie manche Beruhigungsmittel. Es beruhigt das Nervensystem, senkt den Blutdruck, reduziert Angst und fördert so auf natürliche Weise die Entspannung.

Römische Kamille: Studien zeigen eine sanft sedierende Wirkung. Kamille löst innere Unruhe, lindert Reizbarkeit und fördert den Übergang in den Schlaf.

Bergamotte senkt abends den Cortisolspiegel und wirkt emotional ausgleichend – ideal zur Einstimmung auf den Schlaf.

Ylang-Ylang wirkt blutdrucksenkend, angstlösend und hilft, das Gedankenkarussell zu stoppen.

Mandarine entspannt den Körper und bringt Leichtigkeit in den Abend.

Majoran kann nervöse Unruhe und innere Anspannung abbauen und so das Einschlafen erleichtern.

Zedernholz beruhigt das vegetative Nervensystem und schenkt inneren Halt, besonders bei Ängsten oder nächtlichem Grübeln.

Vetiver ist ein schweres, erdendes Öl, das bei Menschen mit starker innerer Unruhe (z.B. Demenz) sehr hilfreich sein kann.

Weihrauch öffnet den Raum der Stille, beruhigt den Geist und lädt die Seele ein, sich sicher in die Nacht zu begeben.

Einfach und wohltuend in der Anwendung:

Kissen-Spray: 10 Tropfen Lavendel und 5 Tropfen Kamille in 100 ml destilliertes Wasser (mit 1 Teelöffel Alkohol zur Haltbarkeit) einrühren – vor dem Zubettgehen sanft aufs Kissen sprühen.

Raumbeduftung: 3 Tropfen Lavendel, 2 Tropfen Bergamotte, 1 Tropfen Zedernholz im Diffuser 30 Minuten vor der Bettruhe vernebeln.

Fußmassage: 2 Tropfen Lavendel mit 1 Teelöffel Mandelöl sanft einmassieren und Füße mit warmen Socken warmhalten.

Duftanker für den Nachttisch: Ein Duftsäckchen mit getrocknetem Lavendel und einem Tropfen Lavendelöl belebt die Erinnerung und schenkt Vertrautheit.

Diese einfachen Anwendungen schenken Vertrauen, Sicherheit und öffnen die Tür zur Ruhe. Sie lassen Körper und Geist spüren: »*Du darfst loslassen.*«

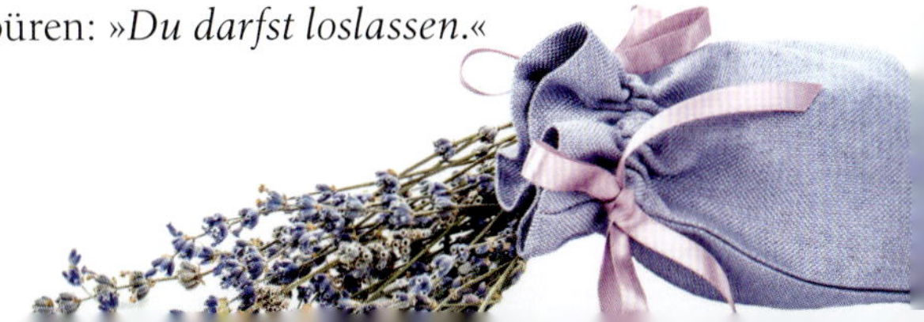

Nährstoffe für die Nacht – wissenschaftliche Erkenntnisse für gesunden Schlaf

Ein ausgewogener Nährstoffhaushalt ist wie das stille Fundament für tiefen Schlaf. Magnesium, Vitamin B_6, Melatonin, L-Tryptophan und Omega-3-Fettsäuren gehören zu den wichtigsten Bausteinen, um das Einschlafen zu erleichtern und die Schlafqualität zu verbessern. Besonders im Alter zeigen sich Mangelerscheinungen oft durch nächtliche Unruhe oder Wadenkrämpfe.

Empfohlene Nahrungsergänzungen (nach Rücksprache mit dem Arzt):

- Magnesium wirkt entspannend für Nerven und Muskulatur.
- L-Tryptophan oder 5-HTP fördern die Melatoninbildung.
- Melatonin wird nur in Ausnahmesituationen direkt eingenommen.
- Ashwagandha ist ein adaptogenes Schlafkraut der ayurvedischen Heilkunde.

Warum Magnesium am Abend so wichtig ist

Magnesium unterstützt über 300 Prozesse im Körper. Es beruhigt Muskeln, Nerven und Psyche – und trägt damit zu einem entspannten Einschlafen bei. Besonders abends wirkt es wohltuend.

Tipp: Am besten 1–2 Stunden vor dem Schlafengehen als Magnesiumcitrat oder Magnesiumbisglycinat einnehmen. Es ist magenfreundlich und gut bioverfügbar.

Sanft in die Nacht – abendliche Begleiter für erholsamen Schlaf

Entspannende Badezeremonien, warme Fußbäder mit Lavendel, eine Kompresse mit Salbei oder eine abendliche Einreibung mit Majoran – solche liebevollen Anwendungen stärken das Gefühl von Geborgenheit, helfen dir loszulassen und leiten sanft in den Schlaf über.

Abendliche Raumbeduftung: Schalte jeden Abend zur gleichen Zeit, z. B. um 20:00 Uhr, für 15 bis 20 Minuten deinen Aroma-Diffuser mit Lavendel, Bergamotte oder Kamille ein, um eine gemütliche Atmosphäre zum Träumen zu schaffen.

30 Minuten Lesen vor dem Schlaf senkt nachweislich Stresshormone wie Cortisol. Also hol dir ein gutes Buch, das schöne Träume anregt.

Achtsame Pflege – Abendbegleitung mit Wärme, Nähe und Ruhe

Mit einem liebevollen Wort, einer duftenden Handmassage oder einem zarten Duft im Raum kannst du Wunder wirken. Gerade bei unruhigen oder desorientierten Senioren bringt achtsame Berührung Sicherheit – und lässt die Nacht friedlicher werden.

Dein Pflege-Quick-Guide: Ätherische Öle für besseren Schlaf bei Senioren

Schlafproblem/ Situation	Ätherisches Öl	Anwendung	Hinweis
Ein- und Durch-schlafstörungen	Lavendel, Kamille, Bergamotte	Diffuser am Abend (z. B. 3 Tropfen Lavendel, 2 Tropfen Kamille), sanfte Fußmassage mit Lavendelöl	Lavendel ist besonders bewährt – wirkt über GABA-Rezeptoren beruhigend
Unruhe bei Demenz	Lavendel, Orange, Ylang-Ylang	Beduftung des Zimmers abends ab 20 Uhr, eine wiederkehrende liebevolle Anwendung	Hilft bei gestörtem Tag-Nacht-Rhythmus (nachgewiesen in Studien, z. B. Lin et al., 2019)
Angstbedingte Schlaflosigkeit	Neroli, Weihrauch, Vetiver	1–2 Tropfen auf ein Duftvlies, beruhigende Worte und Handhalten	Neroli wirkt angstlösend, Vetiver erdend – sanft dosieren
Nächtliches Aufwachen	Lavendel, Sandelholz, Kamille	Aromaspray aufs Kissen (5 Tropfen Lavendel in 100 ml Wasser), beruhigende Stimme	Ideal auch für leichte Inhalation ohne Hautkontakt
Allgemeine Schlafprobleme	Ylang-Ylang, Lavendel, Vanille	Abendlicher Roll-On (z. B. 2 Tropfen Ylang-Ylang in 10 ml Mandelöl auf Herz oder Fußreflexzonen auftragen)	Auch für Pflegende ist guter Schlaf essenziell – DU bist wichtig!

Ein fester Ablauf hilft dem Körper, sich auf Ruhe einzustimmen – immer zur gleichen Zeit Lavendel vernebeln, sanft die Füße einreiben oder eine kleine Duftmeditation mit Handkontakt durchführen, so wird Schlaf zur Einladung, nicht zum Kampf.

Das sagt die Wissenschaft über Schlaf mit ätherischen Ölen

Zahlreiche Studien zeigen die Wirkung von Lavendelöl bei Ein- und Durchschlafstörungen. Die beruhigenden Duftmoleküle beeinflussen limbische Strukturen im Gehirn, fördern die Serotoninbildung und reduzieren das Stresshormon Cortisol. Auch Kamille, Majoran und Vetiver sind wissenschaftlich als schlaffördernd dokumentiert.

Schlafprobleme gehören zu den häufigsten Beschwerden älterer Menschen. Häufiges nächtliches Aufwachen, frühes Erwachen am Morgen oder eine allgemein reduzierte Schlafqualität können das Wohlbefinden erheblich beeinträchtigen. Die moderne Wissenschaft bestätigt heute, was die Naturheilkunde schon lange wusste: Ätherische Öle sind wertvolle Helfer für einen besseren Schlaf – besonders im Alter.

Lavendelöl ist das am besten untersuchte ätherische Öl im Zusammenhang mit Schlaf. In mehreren Studien konnte gezeigt werden, dass Lavendelöl:

- die Einschlafzeit verkürzen kann,
- die Tiefschlafphasen verlängert
- und die allgemeine Schlafqualität verbessert.

Review: Eine von Lillehei & Halcon (2014) in einer systematischen Übersichtsarbeit auf Basis von 30 Studien veröffentlichte Arbeit bestätigt, dass Aromatherapie die Schlafqualität bei älteren Menschen signifikant verbessern kann. Quelle: *The Journal of Alternative and Complementary Medicine*, 20(6), 441–451.

In einer Pflegeheim-Studie zeigte sich, dass die Kombination aus Duft und Berührung (z. B. Lavendel-Fußmassage am Abend) wirksamer war als alleinige Raumbeduftung. Die Öle wirken über die Hautaufnahme noch nachhaltiger und schenken auch emotionale Nähe und Beruhigung.

Studien zeigen, dass feste Schlafgewohnheiten mit ätherischen Ölen besonders bei demenzkranken Menschen helfen, den Tag-Nacht-Rhythmus und nächtliche Unruhe zu stabilisieren (Lin et al., 2019).

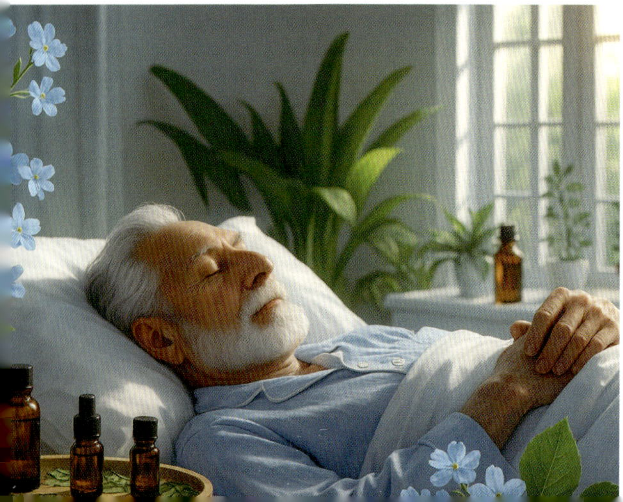

Mutmachgeschichte: **Lenas stilles Wissen und die Erlaubnis zum Duft**

Als Lena ihre Stelle im Altersheim antrat, war sie voller Hoffnung. Sie wusste, dass die letzten Jahre des Lebens oft eine Zeit waren, in der Menschen sich nach Trost, Geborgenheit und kleinen Freuden sehnen. Doch gleich an ihrem ersten Tag wurde ihr klar, dass der Weg dorthin steinig sein würde.

Das Heim roch – nicht nach zu Hause, nicht nach Wärme oder Leben, sondern nach Desinfektionsmitteln, abgestandenem Essen und dem undefinierbaren Geruch, der viele solcher Einrichtungen durchzieht. Lena hatte schon gehört, dass Bewohner oft sagten: »Das riecht nach Sterben.« Sie spürte, wie diese Atmosphäre nicht nur die Bewohner belastete, sondern auch das Pflegepersonal. Sie selbst war schon erschöpft, bevor sie den Tag richtig begonnen hatte.

Ein stilles Wissen

Lena trug ein Geheimnis im Herzen, das sie über Jahre hinweg in ihrer Arbeit als Aromatherapeutin gelernt hatte: Düfte sind mehr als Gerüche. Sie sind Boten der Erinnerung, Brücken zur Seele und Anker, die Menschen selbst in den stürmischsten Zeiten halten können. Doch hier im Altersheim war das Thema »*Duftmedizin*« tabu. Es gab strenge Dienstvorschriften, die den Einsatz von ätherischen Ölen untersagten – aus Angst vor Allergien, unvorhersehbaren Reaktionen oder Konflikten mit Bewohnern und Angehörigen.

Lena hielt sich zunächst an die Regeln, aber es brach ihr das Herz zu sehen, wie die Bewohner in einer Atmosphäre lebten, die mehr nach Sterilität als nach Leben roch. »Das muss sich ändern«, dachte sie, »aber wie?«

Der erste Versuch

Eines Nachmittags saß Lena mit einer Bewohnerin, Hannelore, zusammen, die häufig unter Schlafstörungen litt. Hannelore klagte: »Ich kann hier nicht schlafen. Es riecht … so leer. Es erinnert mich daran, dass ich nicht zu Hause bin.«

Lena nickte und versprach, etwas zu versuchen. In ihrer Tasche trug sie immer ein kleines Duftsäckchen mit Lavendel und Kamille – ein stilles Geschenk für schwierige Momente. »Hannelore«, sagte sie, »vielleicht hilft Ihnen das.«

Die Bewohnerin nahm das Säckchen zögerlich, roch daran und hielt es dann fest an ihre Brust. »*Das riecht … nach meinem Garten*«, flüsterte sie. »*Nach Sommerabenden.*« Noch in derselben Nacht schlief Hannelore besser denn je.

Der Widerstand der Regeln im Altersheim

Doch Lenas kleine Tat blieb nicht unbemerkt. Eine Kollegin meldete den Vorfall, und die Heimleitung rief Lena zu sich. »Lena«, sagte die Leiterin streng, »wir verstehen, dass Sie gute Absichten haben, aber ätherische Öle sind hier nicht erlaubt. Wir können keine Risiken eingehen.«

Lena erklärte, wie sorgfältig sie vorgegangen war, wie sie nur einen natürlichen Duft ohne Zusatzstoffe verwendet hatte. Doch die Leiterin blieb skeptisch. »Es ist nicht unsere Aufgabe, zu experimentieren«, sagte sie.

Lena verließ das Büro enttäuscht, aber nicht entmutigt. Sie wusste, dass sie eine Möglichkeit finden musste, die Kraft der Düfte auf sichere und akzeptierte Weise einzuführen.

Ein leiser Wandel

In den folgenden Wochen begann Lena, vorsichtig Fürsprecher zu gewinnen. Sie sprach mit Kollegen, zeigte Studien über die beruhigende und stimmungsaufhellende Wirkung von Lavendel, Bergamotte und Zitrone. Sie wies darauf hin, wie Düfte die Luftqualität verbessern und den Stress bei Pflegekräften reduzieren können.

Langsam fanden ihre Worte Gehör. Ein Pflegeleiter, der unter Migräne litt, ließ sich von ihr einen Roll-On mit Pfefferminz und Lavendel mischen und war überrascht, wie gut er wirkte. Eine Kollegin bat um ein Duftsäckchen, um es bei einem ängstlichen Bewohner auszuprobieren.

Die Erlaubnis zum Duft

Eines Tages kam die Heimleiterin auf Lena zu. »Wir möchten Ihnen eine Chance geben«, sagte sie. »Aber nur unter der Bedingung, dass Sie sorgfältig dokumentieren, welche Düfte Sie verwenden und wie die Bewohner darauf reagieren.« Lena stimmte begeistert zu.

Sie begann mit einem kleinen Projekt:

- **In den Aufenthaltsräumen** stellte sie einen Diffuser mit Lavendel und Zitrone auf, um eine einladende Atmosphäre zu schaffen.
- **Im Speisesaal** sollten Zitrusnoten wie Bergamotte die Essensgerüche neutralisieren und den Appetit anregen.
- **In den Schlafräumen** verwendete sie Lavendel und Kamille, um die Bewohner sanft in den Schlaf zu begleiten.

Das Gute, das daraus entstand

Innerhalb weniger Wochen veränderte sich die Atmosphäre im Heim spürbar. Bewohner, die zuvor verschlossen oder unruhig gewesen waren, schienen ruhiger und zugänglicher. Das Pflegepersonal, das oft von Stress und Übermüdung geplagt war, berichtete, dass die neuen Düfte sie entspannter machten.

»*Es riecht jetzt nach zu Hause*«, sagte eine Bewohnerin. »Nicht mehr nach Krankenhaus.«

Ein Pflegeleiter scherzte: »Ich hätte nicht gedacht, dass ich mich auf meinen Dienst freuen würde – aber der Duft macht es irgendwie leichter.«

Ein neuer Standard

Lena wusste, dass es noch viel zu tun gab, aber sie hatte einen wichtigen Schritt gemacht. Die Heimleitung erkannte, dass Düfte nicht nur angenehm waren, sondern das Wohlbefinden aller förderten – Bewohner und Mitarbeiter gleichermaßen. Lenas Arbeit wurde zu einem festen Bestandteil des Alltags, und das Heim, das einst steril und kalt wirkte, wurde zu einem Ort, der nach Leben, Trost und Wärme roch.

Begeisterung der Angehörigen

Die Veränderung blieb nicht auf die Bewohner und das Personal beschränkt – auch die Angehörigen spürten sie. Besucher, die das Heim zuvor als bedrückend empfunden hatten, bemerkten sofort den Unterschied. »*Es riecht so viel freundlicher*«, sagte eine Tochter, die ihre Mutter besuchte. »*Ich fühle mich jetzt wohler, wenn ich herkomme.*«

Die positiven Rückmeldungen erreichten bald die Heimleitung. Angehörige bedankten sich bei der Direktion und beim Team, weil sie spürten, dass die neue Atmosphäre nicht nur die Bewohner, sondern auch ihre Besuche bereicherte. »*Endlich fühlt es sich hier wie ein Zuhause an*«, sagte ein Enkel. »Nicht mehr wie ein steriles Krankenhaus.«

Die Heimleitung, die anfangs skeptisch gewesen war, erkannte die Wirkung. »Die Resonanz der Angehörigen zeigt uns, dass wir den richtigen Weg eingeschlagen haben«, sagte die Leiterin eines Tages zu Lena. »*Wir danken Ihnen, dass Sie uns davon überzeugt haben.*«

5

Schmerzen verstehen und lindern

Sanfte Wege aus dem Schmerz – die Kraft der ätherischen Öle

»Durch welche Schmerzen du heute auch gehst, die Natur hält eine Antwort für dich bereit!«

Schmerz begleitet viele ältere Menschen – manchmal leise wie ein Echo, manchmal laut und fordernd wie ein täglicher Begleiter. Er ist nicht nur eine körperliche Erscheinung, sondern auch ein dringender Ruf des Herzens nach Zuwendung. Schmerzen rauben Energie, Schlaf und Lebensfreude. Doch sie erinnern uns auch an etwas Wichtiges: an die Notwendigkeit, mit dem Körper in Beziehung zu bleiben, ihn zu nähren, zu stärken – und zu trösten.

Ätherische Öle sind wie sanfte Freunde. Sie wirken auf natürliche Weise entspannend, lösen Verspannungen und unterstützen den Körper dabei, sich selbst zu regulieren. Ihr Duft bringt nicht nur Erleichterung für den Körper, sondern er schenkt Geborgenheit, er tröstet, stärkt und gibt Zuversicht. Doch zuerst blicken wir auf die Ursachen von Schmerzen.

Wenn das Leben Spuren hinterlässt – wie Schmerzen im Alter entstehen

Mit zunehmendem Alter häufen sich Beschwerden wie:

- **Gelenkschmerzen** durch Abnutzung oder Entzündung (Arthrose, Arthritis)
- **Muskelschmerzen** durch Verspannung, Inaktivität oder Fehlhaltungen
- **Kopfschmerzen**, oft ausgelöst durch Stress oder Nackenverspannung
- **Nervenschmerzen**, etwa bei Diabetes oder nach Operationen
- **Knochenschmerzen** infolge von Osteoporose oder chronischer Fehlbelastung

Hinter jedem Schmerz steht eine körperliche und oft auch eine seelische Ursache.

Vorsorge ist Fürsorge und beginnt mit einem aufmerksamen Blick

Viele Schmerzen im Alter entstehen nicht plötzlich, sondern schleichen sich über Jahre ein: durch Bewegungsmangel, stille Entzündungen, falsche Belastungen, unausgewogene Ernährung oder emotionalen Stress.

Die gute Nachricht: Der Körper ist erstaunlich regenerationsfähig, wenn wir ihm rechtzeitig helfen, in Balance zu bleiben. Dafür braucht es keine aufwendigen Maßnahmen, sondern einfache, liebevolle Gewohnheiten:

Bewegung ist Medizin: Tägliches Gehen, sanftes Dehnen oder Übungen im Sitzen halten Gelenke geschmeidig und die Muskulatur wach.
Wärme schützt: Besonders am Morgen hilft ein warmes Bad, eine Einreibung oder ein Kirschkernkissen, um Steifheit vorzubeugen.
Düfte als bewusste Pflege: Regelmäßige Einreibungen mit entspannenden Ölen (etwa Lavendel, Majoran, Rosmarin) wirken vorbeugend auf körperlicher und emotional-geistiger Ebene.
Ernährung als Grundlage: Entzündungshemmende Kost mit gesunden Fetten, bitteren Pflanzenstoffen, Kräutern und Gewürzen (wie etwa Kurkuma) stärkt die Gelenke von innen.
Seelische Entlastung: Unverarbeitete Emotionen wie unterdrückte Wut oder alter Kummer können sich körperlich zeigen – besonders in Rücken, Schultern und Gelenken. Das Gespräch, das Loslassen, der liebevolle Blick nach innen sind ebenso wichtig wie äußerliche Anwendungen.

Prävention bedeutet, mit dem Leben im Fluss zu bleiben. Mit Achtsamkeit, Wärme und *Duftmedizin* kannst du schon heute den Schmerz von morgen mildern.

Heilung und Linderung – damit der Körper wieder aufatmen darf

Schmerz ist ein Botschafter des Körpers – nicht um uns zu quälen, sondern um uns zu erinnern: Etwas in unserem Leben braucht Aufmerksamkeit, Zuwendung, vielleicht auch Veränderung. Und genau hier beginnt der heilsame Weg.

Ätherische Öle bieten einen duftenden Zugang zur Schmerzlinderung – ganz ohne Nebenwirkungen. Ihre Wirkung ist dabei vielschichtig:

Muskelentspannung: Öle wie Lavendel, Majoran oder Rosmarin lösen Verspannungen und fördern die Durchblutung.
Entzündungshemmung: Weihrauch, Copaiba, Wacholderbeere und Immortelle wirken wie stille Heiler auf entzündetes Gewebe.
Schmerzlinderung: Wintergrün enthält natürliche Salicylate – ein »pflanzliches Aspirin«, das gezielt wirkt, besonders bei Gelenk- und Knochenschmerzen.
Seelische Unterstützung: Schmerzen gehen oft mit emotionaler Erschöpfung einher. Ylang-Ylang, Vetiver oder Neroli bringen Ruhe und Vertrauen zurück.

Kleine, achtsame Handlungen mit großer Wirkung

Wärmende Morgenroutine: Eine Einreibung mit durchblutungsfördernden Ölen (etwa Rosmarin oder Wacholder) vor dem Aufstehen bringt die Gelenke in Schwung.
Sanfte Massage bei Verspannungen: Am Abend mit Lavendel und Majoran in

einem milden Öl die betroffenen Stellen massieren – langsam, achtsam, mit warmen Händen.

Kompresse für akute Beschwerden: Bei steifen oder geschwollenen Gelenken eine warme Kompresse mit Ingweröl auflegen. Das beruhigt und löst.

Fußbad gegen »Ganzkörperschmerz«: Ein Fußbad mit Lavendel, Majoran, 1 Löffel Bittersalz. 15 Minuten wohltuende Wärme kann eine stille Erleichterung nach einem schmerzgeplagten Tag sein.

Heilung ist nicht immer das Verschwinden der Beschwerden. Manchmal ist sie ein neues Miteinander mit dem Körper – sanfter, bewusster, freundlicher. Und genau das schenken dir die Pflanzen mit ihrer Weisheit und ihrem Duft.

Ätherische Öle bei Schmerzen

Die Natur hält für jedes Schmerzbild einen Dufthelfer bereit. Manche Öle wirken beruhigend auf das Nervensystem, andere gezielt schmerzlindernd, entzündungshemmend oder muskelentspannend. Besonders im Alter wirken diese Gaben der Pflanzen wie sanfte Trostspender – ohne chemische Keule, dafür mit tiefem Wirken.

Hier findest du eine Auswahl der wertvollsten ätherischen Öle für die Schmerzlinderung:

- **Lavendel** ist sanft und entspannend für Muskeln, Nerven und Gemüt – ideal bei Stress- und Spannungsschmerzen.
- **Pfefferminze** wirkt kühlend, durchblutungsfördernd und ist besonders bewährt bei Kopfschmerzen oder verspannten Schultern.
- **Wintergrün** enthält Methylsalicylat – ein natürlicher Wirkstoff, der stark schmerzlindernd wirkt (ähnlich wie Aspirin). Nur verdünnt anwenden!
- **Weihrauch** ist entzündungshemmend, regenerierend – besonders bei chronischen Schmerzen und arthritischen Beschwerden.
- **Majoran** lockert die Muskeln und wirkt krampflösend – ideal bei Verspannungen oder steifen Gelenken.
- **Rosmarin** aktiviert die Durchblutung, wirkt belebend bei müden Muskeln und fördert die Beweglichkeit.
- **Wacholderbeere** hat entgiftende und durchblutungsfördernde Eigenschaften – hilfreich bei steifen oder überlasteten Gelenken.
- **Copaiba** ist besonders sanft, aber tief entzündungshemmend und unterstützt die Selbstregulation bei Schmerz.
- **Immortelle** wirkt zellerneuernd sowie abschwellend und ist bei Prellungen, Blutergüssen oder chronischen Schwellungen unverzichtbar.

Synergien: Die Kunst der Kombination für maximale Wirkung

Ölmischungen schenken mehr als die Summe ihrer Einzelöle. Die Kunst der Aromatherapie liegt in der Kombination von Ölen, um ihre Wirkung zu verstärken.

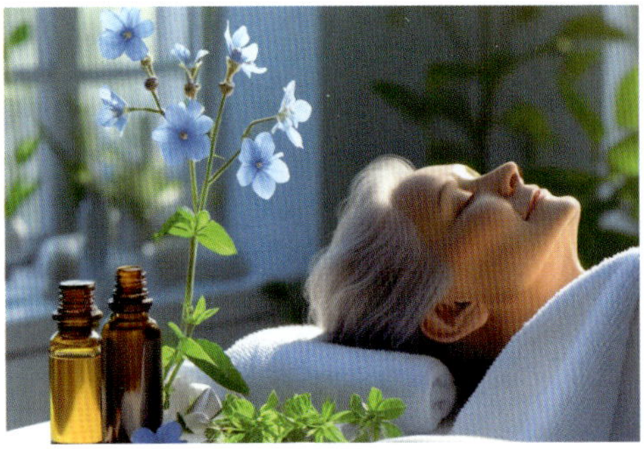

Diese Mischung ist bei Muskel- und Gelenkschmerzen hilfreich:

- 2 Tropfen Weihrauchöl
- 2 Tropfen Majoranöl
- 1 Tropfen Pfefferminzöl
- 1 Esslöffel Trägeröl

Anwendung: Als Massageöl, für Kompressen oder als Badezusatz verwenden.

Schmerz in der rechten Schulter und seine Verbindung zur Leber – ein Blick hinter die Symptome

Wenn ältere Menschen über Schmerzen oder eine ständige Verspannung in der rechten Schulter klagen, lohnt es sich, tiefer zu blicken; denn nicht immer liegt die Ursache im Muskel selbst – oft ist die Leber beteiligt.

In der ganzheitlichen Betrachtung ist die Leber nicht nur das größte Entgiftungsorgan unseres Körpers, sondern auch ein emotionales Speicherorgan, das Ärger, Wut und unterdrückte Gefühle zurückhält und speichert.

Ein Energiestau in diesem Bereich kann sich in Verspannungen, stechenden Schmerzen, Schultersteifheit oder sogar eingeschränkter Beweglichkeit äußern – besonders auf der rechten Seite, wo die Leber liegt.

Wie du liebevoll helfen kannst – sanft, duftend, wirkungsvoll

Ätherische Öle zur Leberpflege und Schulterentspannung

Die folgenden Öle bringen Leichtigkeit und Wärme in die Region und helfen der Leber, wieder freier zu atmen:

- Zitrone unterstützt sanft die Leberentgiftung, bringt Licht und neue Energie.
- Rosmarin regt die Leberfunktion an und belebt den gesamten Stoffwechsel.
- Lavendel löst Muskelverspannungen und schenkt emotionale Entspannung.
- Weihrauch wirkt tief auf Zellebene und harmonisiert die Leberenergie.

Tägliche Pflegeanwendung zur Leberunterstützung

Massiere morgens und abends 2–3 Tropfen ätherisches Öl (verdünnt mit einem Trägeröl wie Kokos- oder Jojobaöl) sanft im Uhrzeigersinn auf den rechten Oberbauch – genau dort liegt die Leber. Du kannst zusätzlich 1 Tropfen Zitronenöl (in Lebensmittelqualität) in ein Glas Wasser geben und trinken.

Trage eine Mischung aus 1 Tropfen Lavendel, 1 Tropfen Rosmarin und 1 Tropfen Weihrauch in 1 Esslöffel Mandelöl auf die rechte Schulter auf und massiere sie mit sanften, kreisenden Bewegungen. Ein warmes Kirschkernkissen oder eine Wärmflasche danach aufgelegt, verstärkt die Wirkung.

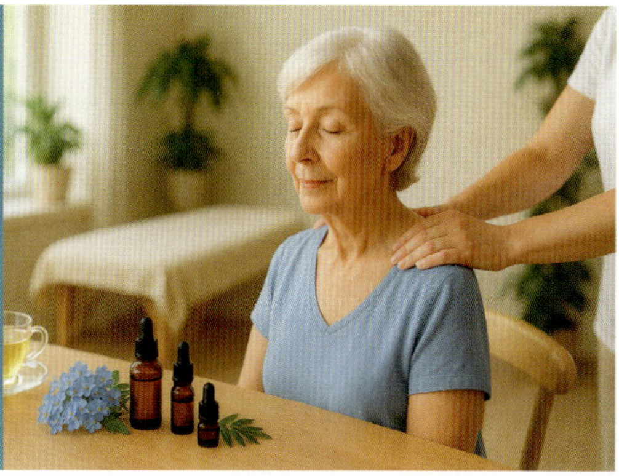

Weitere natürliche Hilfen

- **Der Leberwickel:** Ein warmer Leberwickel (ein mit warmem Wasser getränktes Tuch auf dem rechten Oberbauch, eventuell mit Lavendelöl) beruhigt das Nervensystem und stärkt die Leber.
- **Bitterstoffe und Ernährung:** Löwenzahn, Artischocke, Mariendistel – diese Pflanzen unterstützen die Leber. Ein warmes Glas Wasser mit Zitrone am Morgen wirkt Wunder.
- **Emotionale Reinigung:** Manchmal genügt schon ein stilles Gespräch, ein Brief an sich selbst oder das bewusste Loslassen von alten Grollgedanken, um die blockierte Leberenergie zu befreien.

Ein ganzheitlicher Blick – mit Herz und Hand

Der Körper spricht – leise, sanft, mit kleinen Zeichen. Wenn die rechte Schulter schmerzt, dann lädt uns das Leben ein, liebevoll hinzusehen: Was trägt der Mensch zu schwer? Was will endlich befreit werden? Welche Kraft möchte wieder fließen?

Und dann kannst du duftend helfen, mit Händen, Herz und heilenden Pflanzen. Manchmal genügt ein Tropfen Liebe und die Schulter kann wieder frei atmen.

Beweglich bleiben – wie gezielte Nährstoffe Schmerzen lindern können

Schmerzen im Alter haben oft nicht nur mechanische oder entzündliche Ursachen – häufig steckt auch ein Mangel an bestimmten Nährstoffen dahinter. Die orthomolekulare Medizin betrachtet diese Mikronährstoffe als Schlüssel zur Selbstregulation des Körpers. Sie unterstützen das Nervensystem, lindern Entzündungen und fördern die Regeneration.

Hier die wichtigsten Helfer für schmerzfreie Bewegung:

- **Magnesium** entspannt Muskulatur und Nerven und ist hilfreich bei Muskelverspannung, nächtlichen Wadenkrämpfen und Stressschmerzen.
- **Vitamin D_3 & K** stärken die Knochenstruktur und fördern die Einlagerung von Kalzium – besonders wichtig bei Osteoporose.

- **Omega-3-Fettsäuren** sind entzündungshemmend und wirken direkt auf Gelenke und Muskeln.
- **MSM** (Methylsulfonylmethan) ist ein natürliches Schwefelpräparat zur Schmerzlinderung und Verbesserung der Beweglichkeit.
- **Curcumin** (aus Kurkuma) ist ein pflanzlicher Entzündungsmodulator – hilfreich bei Gelenkschmerzen, Arthritis oder steifen Gelenken.
- **Boswellia (Weihrauch)** wirkt als Nahrungsergänzung (sofern zugelassen) ebenso wie als ätherisches Öl entzündungshemmend und regenerierend.
- **Vitamin C** unterstützt die Bildung von Kollagen – wichtig für gesunde Gelenke, Bänder und Sehnen.
- **Silizium** festigt Bindegewebe und Knochen und ist besonders bei Bindegewebsschwäche hilfreich.

Hinweis für Pflegepersonal und pflegende Angehörige: Die Ergänzung sollte immer individuell abgestimmt und mit einem Arzt oder Therapeuten abgesprochen werden. Schon kleine Korrekturen im Mikronährstoffhaushalt können eine große Wirkung entfalten – nicht nur körperlich, sondern auch emotional.

Linderung mit Wärme, Nähe und Zuwendung

Schmerzen lassen uns vorsichtiger werden, sie rauben Bewegungsfreude, fördern Rückzug und können Ängste auslösen. Gerade ältere Menschen profitieren von sanften Anwendungen, bei denen nicht nur der Körper, sondern auch die Seele Berührung spürt.

Verwöhne dich:
Wärmende Fußbäder mit Lavendel oder Rosmarin, um müde Beine zu entlasten.
Sanfte Massagen mit verdünnten Ölen, etwa Majoran, Copaiba oder Weihrauch – achte auf eine wohlige Temperatur.
Kompressen oder Umschläge, etwa mit Ingwer, wirken bei Kältegefühl oder Steifheit in den Gelenken wohltuend.
Duftanker am Morgen: Ein Tropfen Rosmarin oder Zitrone auf ein Taschentuch zu tropfen und den Duft einzuatmen, schenkt Klarheit und Schwung.

Diese kleinen Duft-Berührungen geben dir das Gefühl, dem Schmerz nicht ausgeliefert zu sein, sondern ihm etwas entgegensetzen zu können.

Pflegen mit Herz – Nähe, Duft und Wärme bringen Linderung

Pflegekräfte und Angehörige sind oft die stillen Hauptakteure hinter den Kulissen. Schmerzpflege ist hier nicht nur eine medizinische Aufgabe – sie ist stille Fürsorge, die oft mehr sagt als jedes Wort. Der achtsame Einsatz von Düften und Berührung kann Brücken bauen.

Die *Aroma-Balance-Technik* zur individuellen Schmerzbehandlung

Diese sanfte Methode verbindet gezielt ätherische Öle mit Berührung, um verspannte Muskeln zu lockern und den Schmerz zu lindern.

Anleitung:

1. **Vorbereitung:** 2–3 Tropfen Weihrauch- oder Lavendelöl mit 1 Esslöffel Trägeröl (z. B. Mandel- oder Jojobaöl) mischen. Das Massageöl kann auch leicht angewärmt sein.
2. **Massagetechnik:** Die Mischung sanft mit kreisenden, rechtsdrehenden Bewegungen auf die schmerzenden Stellen auftragen. Nutze sanften Druck und achte auf die Signale des Körpers.
3. **Ruhephase:** Die behandelte Stelle mit einem warmen Tuch bedecken und die Öle mindestens 10–15 Minuten tief einwirken lassen.

Mit sanften Ölanwendungen kannst du Schmerzen lindern, ohne chemische Belastung, sondern mit Fürsorge, Wärme und natürlichen Wirkstoffen.

Weitere Anwendungsmethoden – von Massagen bis Kompressen

Massage: Ideal für verspannte Muskeln und Gelenke. 5 Tropfen ätherisches Öl mit 10 ml Trägeröl mischen und sanft einmassieren.

Warme Kompresse: Dem warmen Wasser 3 Tropfen Öl hinzufügen, ein weiches Tuch darin tränken, auswringen, auf die betroffene Stelle legen und mit einem Handtuch abdecken und einwirken lassen.

Kühlende Anwendung: Pfefferminzöl mit Aloe-Vera-Gel mischen und auf die Schmerzstelle auftragen – ideal für akute Schmerzen oder Schwellungen.

Aromatische Anwendung: Ein Diffuser mit schmerzlindernden Ölen kann für eine beruhigende Atmosphäre sorgen.

Schmerz erzählt uns, wo wir Fürsorge brauchen – ätherische Öle sind eine sanfte Antwort darauf. Sie laden uns ein, Momente der Heilung zu schaffen – für uns selbst und für die, die wir pflegen.

Doch Schmerz kann ältere Menschen tief belasten. Er macht sie unruhig, er raubt ihnen den Schlaf, und lässt sie sogar mutlos werden. Oft äußern Senioren ihren Schmerz nicht direkt. Sie werden stiller, bewegen sich anders oder vermeiden Berührungen.

So kannst du die Öle-Anwendung optimieren:

Bewahre in einem **Roll-On-Fläschchen** eine vorbereitete Mischung griffbereit auf.

Erwärme die Ölmischung leicht in deinen Händen, bevor du sie aufträgst.

Beobachte, wo Berührungen angenehm sind – manche Stellen sind empfindlicher als andere.

Nimm dir Zeit – Schmerzpflege ist auch emotionale Unterstützung.

Sanfte Massagen morgens und abends fördern Mobilität und vermitteln Geborgenheit.

Wende **bei stärkeren Schmerzen** Kompressen mit warmem Wasser und 2 Tropfen Weihrauch oder Wintergrün an.

Diese Rezepte helfen nicht nur gegen Schmerzen – sie schenken Vertrauen, Trost und das Gefühl, gut aufgehoben zu sein. Wiederkehrende Pflege verstärkt die Wirkung – etwa eine Fußmassage mit Lavendelöl am Abend, Rosmarinduft am Morgen, oder Weihrauch in Zeiten seelischer Belastung. So wird Aromatherapie zu einer achtsamen Pflegehandlung, die Körper und Seele berührt.

Kühlung bei Schwellungen – ist Eis wirklich die beste Wahl?

Viele Jahre galt es als bewährte Praxis, auf entzündete oder geschwollene Stellen eine Eispackung zu legen. Doch neuere wissenschaftliche Erkenntnisse zeigen, dass dies den Heilungsprozess sogar verlangsamen kann.

Warum?

Schwellungen sind eine natürliche Reaktion des Körpers auf Verletzungen oder Entzündungen. Der Körper erzeugt Wärme, um den Heilungsprozess zu beschleunigen und Schadstoffe schneller abzutransportieren. Eine starke Kühlung kann diesen Mechanismus stören, die Durchblutung einschränken und den Heilungsprozess verzögern.

Eine Studie von Tseng et al. (2013) zeigte, dass die Anwendung von Eis die Produktion entzündungshemmender Zellen verzögert und die Regeneration von Gewebe behindern kann. Auch O'Connor et al. (2021) fanden heraus, dass eine moderate Wärmeapplikation oft förderlicher für den Heilungsverlauf ist als Kälte.

Wie wirken kühlende ätherische Öle?

Ätherische Öle wie Pfefferminze oder Eukalyptus erzeugen ein Gefühl von Kühle, weil sie bestimmte Rezeptoren auf der Haut aktivieren. Doch im Gegensatz zu Eis stören sie den natürlichen Temperaturausgleich des Körpers nicht.

Ätherische Öle wirken adaptogen, das heißt:

- Sie können kühlen, wenn der Körper überhitzt ist.
- Sie können wärmen, wenn der Körper Kälte spürt.

Empfehlung für Pflegende:

- Statt kalter Kompressen kann eine sanfte kühlende Ölmischung verwendet werden, die den Körper nicht in seiner natürlichen Regulation stört.
- Bei älteren Menschen, die empfindlich auf Temperaturwechsel reagieren, ist eine lauwarme Anwendung oft verträglicher.
- Die Reaktion auf ätherische Öle ist individuell: Der eine reagiert auf das »kühlende« Pfefferminzöl als angenehm erfrischend, während ein anderer es als wärmend wahrnimmt. Deshalb immer zuerst mit einer kleinen Menge beginnen und die Anwendung den persönlichen Bedürfnissen anpassen.

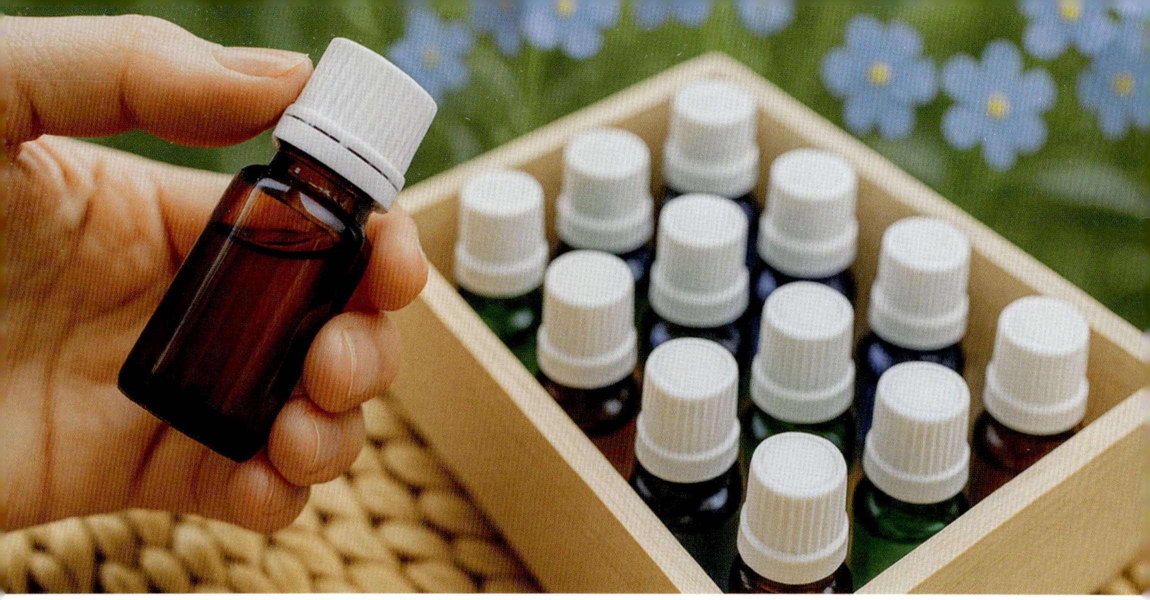

Pflege-Quick-Guide: Ätherische Öle bei Schmerzen im Alter

Beschwerde	Ätherisches Öl	Anwendung	Hinweis
Muskelverspannung	**Majoran, Lavendel, Wintergrün**	Sanft einmassieren mit Trägeröl (z. B. 2–3 Tropfen auf 1 EL Mandelöl)	Nur auf intakter Haut anwenden – bei Wintergrün sparsam dosieren
Arthritische Gelenke	**Weihrauch, Wacholder, Rosmarin**	Kompressen oder Einreibung mit Trägeröl, 1–2x täglich	Nicht auf offene Hautstellen – Rosmarin bei Epilepsie meiden
Spannungskopfschmerzen	**Pfefferminze, Lavendel**	1 Tropfen in Trägeröl, auf Schläfen und Nacken sanft einmassieren	Nicht zu nah an die Augen bringen – wirkt kühlend
Schlafbedingte Unruhe durch Schmerz	**Lavendel, Kamille, Ylang-Ylang**	Diffuser-Mischung 30 Minuten vor dem Schlafengehen, eventuell Fußmassage mit Lavendelöl	Besonders wirkungsvoll als bewusste Anwendung: sanfte Routine signalisiert dem Körper »Schlafenszeit«
Nervöse Schmerzen/ innere Unruhe	**Weihrauch, Neroli, Vetiver**	1–2 Tropfen im Diffuser oder auf ein Duftvlies am Bett	Ideal in der Sterbebegleitung oder bei starker emotionaler Anspannung
Rückenschmerzen bei Pflegenden	**Rosmarin, Wintergrün, Pfeffer**	Massageöl auftragen nach Belastung (z. B. Heben, Umlagern)	Auch für pflegende Angehörige wohltuend – Selbstfürsorge nicht vergessen

MERKZETTEL für Pflegende – ätherische Öle bei Gelenkschmerzen

Beschwerde	Empfohlenes Öl/Mischung	Anwendung
Steife Gelenke am Morgen	Wacholderbeere + Majoran + Lavendel in Trägeröl (z. B. Mandelöl)	Einreibungen vor Bewegungsübungen
Arthritische Schmerzen, Entzündungen lindern	Weihrauch + Copaiba + Wintergrün in Trägeröl (etwa Jojobaöl)	Massage der betroffenen Stellen, 2x täglich
Kälteempfindliche Gelenke	Rosmarin + Zimt + Ingwer	Wärmende Massage am Morgen
Nachbelastung (z. B. nach Gehen)	Lavendel + Pfefferminze + Immortelle	Kühlendes Einreiben abends
Unruhige Nächte wegen Schmerzen	Majoran + Lavendel	Fußmassage vor dem Schlafengehen

Wenn Bewegung nach längerem Sitzen schwerfällt

Phänomen: »Anlaufschmerz« bei Arthrose

Viele ältere Menschen kennen dieses Gefühl: Nach langem Sitzen oder Schlafen fühlen sich die Gelenke steif und unbeweglich an. Das Aufstehen ist mühsam, die ersten Schritte schmerzen – doch sobald man ein wenig gegangen ist, wird alles leichter. Dieses typische Muster nennt man Anlaufschmerz. Es ist ein häufiges Zeichen von Arthrose.

Was hilft im Alltag?

Wärmende Einreibungen vor dem Aufstehen: z. B. ein Öl mit Majoran, Wacholder, Rosmarin oder Wintergrün (verdünnt!) auf Knie oder Hüfte auftragen.

Sanfte Aktivierung im Bett: Fußgelenke kreisen, Schultern rollen, langsam die Beine beugen und strecken.

Klein anfangen: Beim ersten Aufstehen nicht gleich losgehen – zunächst »einschwingen«, sich an einer Stuhllehne oder am Bett abstützen und leichtes »Gelenkschaukeln« machen.

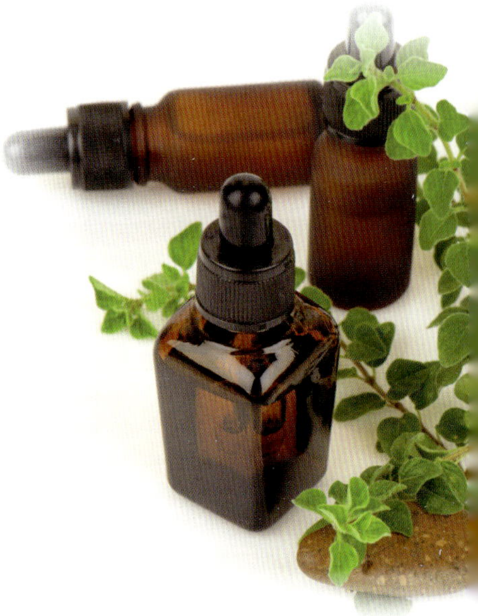

Arthrose, Arthritis, rheumatoide Arthritis-Schmerzen

Erkrankung	Ursache	Typische Symptome	Besonderheiten bei älteren Menschen
Arthrose	Verschleiß des Gelenkknorpels	Steifheit, Anlaufschmerz, später Dauerschmerz	Tritt oft in Knien, Hüften, Fingern auf. Kein klassischer Entzündungswert im Blut.
Arthritis (entzündlich)	Entzündungsreaktion im Gelenk	Schwellung, Rötung, Schmerz, evtl. Fieber	Kann durch Infekte oder Autoimmunreaktionen entstehen.
Rheumatoide Arthritis	Autoimmunerkrankung	symmetrische Gelenkentzündung (z. B. beide Hände), Morgensteifheit	Oft chronisch, zerstört mit der Zeit Gelenke – betrifft häufiger Frauen.

Rezepte – natürliche Hilfe bei Schmerzen und Bewegungseinschränkung

Die folgenden Rezepte verbinden die Kraft ätherischer Öle mit Wärme, Achtsamkeit und liebevoller Pflege. Sie können Schmerzen lindern, die Beweglichkeit fördern und das Vertrauen in den eigenen Körper stärken – Tag für Tag.

Zur Tiefenentspannung: Massageöl für Muskeln und Gelenke

- 2 Tropfen Weihrauch
- 2 Tropfen Majoran
- 1 Tropfen Lavendel
- 1 Esslöffel Jojobaöl (Trägeröl)

Anwendung: Sanft in die schmerzenden Stellen einmassieren. Besonders wohltuend am Abend, begleitet von beruhigender Musik oder leiser Zuwendung.

Wärmende Ingwer-Kompresse für steife Gelenke

- 3 Tropfen Ingwer
- 2 Tropfen Zedernholz
- 500 ml warmes Wasser

Anwendung: In die Mischung ein weiches Baumwolltuch tauchen, auswringen und auf die betroffene Stelle legen. Mit einem trockenen Tuch abdecken, 15–20 Minuten einwirken lassen.

Bewegungsöl für Morgensteifheit

- 2 Tropfen Wacholderbeere
- 2 Tropfen Majoran
- 1 Tropfen Rosmarin
- 1 Esslöffel Mandelöl (oder Jojobaöl)

Anwendung: Die Mischung morgens vor dem Aufstehen sanft auf Knie, Hüften oder Schultern mit kreisenden Bewegungen einmassieren.

Tipp: Diese Anwendung hilft besonders bei Anlaufschmerzen, wenn das Aufstehen nach dem Sitzen oder Liegen schwerfällt. Das Öl kann auch vor Spaziergängen aufgetragen werden, um die Beweglichkeit zu unterstützen.

Kühlendes Gel bei akuten Schmerzen oder Schwellungen

- 3 Tropfen Pfefferminze
- 2 Tropfen Teebaum
- 2 Esslöffel Aloe-Vera-Gel

Anwendung: Auf schmerzende, geschwollene Stellen auftragen. Besonders hilfreich bei akuten Reizzuständen.

Schmerzlinderndes Fußbad

- 3 Tropfen Lavendel
- 2 Tropfen Majoran
- 1 Esslöffel Bittersalz
- 1 Teelöffel Mandelöl

Anwendung: Die Öle mit dem Bittersalz vermischen, in eine Schüssel mit warmem Wasser geben. Die Füße für 10–15 Minuten baden – ein kleiner Moment der Fürsorge mit großer Wirkung.

Entzündungshemmender Balsam für Gelenke

- 3 Tropfen Weihrauch
- 3 Tropfen Pfefferminze
- 30 g Sheabutter

Anwendung: Die Sheabutter in einem Wasserbad sanft schmelzen, abkühlen lassen, die Öle einrühren und in ein kleines Glas füllen. Behutsam auf schmerzende Gelenke auftragen und sanft einmassieren.

Mit diesen Rezepten kannst du Schmerzen auf sanfte und natürliche Weise lindern. Sie helfen dem Körper, sich selbst zu regulieren und zurück ins Gleichgewicht zu finden – mit der Kraft der Natur und einem Hauch von Geborgenheit.

Neurobiologie des Schmerzes – und warum Düfte so tief wirken

Die Wirkung ätherischer Öle bei Schmerzen ist nicht nur spürbar, sondern heute auch vielfach dokumentiert. Moderne Studien bestätigen, was die Erfahrungsheilkunde schon lange weiß: Die Düfte der Pflanzen beeinflussen den Körper auf tiefgreifende Weise – sowohl über die Haut als auch über das limbische System im Gehirn durch Einatmen.

- **Lavendel – der Meister der Entspannung:** Studien zeigen, Lavendelöl reduziert Muskelverspannungen, senkt die Ausschüttung von Stresshormonen und unterstützt die Freisetzung von beruhigenden Neurotransmittern wie GABA. Besonders bei Spannungskopfschmerzen und Muskelschmerzen hat sich Lavendel als hilfreich erwiesen.
- **Pfefferminze für Kühlung und Klarheit:** Der Wirkstoff Menthol wirkt auf Kälterezeptoren und unterbricht Schmerzsignale. Eine klinische Studie bei Patienten mit Kniearthrose zeigte eine signifikante Schmerzlinderung nach Anwendung eines 10%igen Menthol-Gels – ganz ohne Nebenwirkungen.
- **Weihrauch – entzündungshemmend und zellregenerierend:** Boswelliasäuren im Weihrauchöl hemmen entzündungsfördernde Enzyme wie die 5-Lipoxygenase. Studien belegen eine positive Wirkung bei Arthritis und rheumatischen Beschwerden. Weihrauch wirkt zudem schützend auf die Gelenkstruktur.
- **Vetiver und Majoran – für Entspannung:** Diese Öle beeinflussen das Nervensystem und helfen, tiefe Muskelentspannung zu erreichen. Sie wirken über die Neurotransmitterfreisetzung und fördern so nicht nur die Entspannung, sondern auch die Schmerztoleranz.

Ölmischungen und der Synergieeffekt

In Studien zeigte sich: Die Kombination mehrerer ätherischer Öle ist oft wirksamer als einzelne Monopräparate. Der sogenannte »Entourage-Effekt« beschreibt, dass Pflanzenstoffe sich gegenseitig in ihrer Wirkung verstärken – das gilt auch für ätherische Öle.

Wirkung über die Haut

Die Haut als größtes Organ ist ein direkter Zugangsweg zu tieferen Strukturen. Über die Durchblutung gelangen die Wirkstoffe in den Körper und können gezielt dort wirken, wo Linderung nötig ist.

Beispielstudien:

- Aromatherapie-Massagen mit Lavendel reduzierten bei Senioren nachweislich chronische Schmerzen (Lillehei & Halcon, 2014)
- Pfefferminz-Inhalation bei Spannungskopfschmerz führte zu einem Rückgang von 30% der Schmerzintensität (Göbel et al., 1996)
- Weihrauch zeigte in Doppelblindstudien eine Verbesserung der Gelenkfunktion bei Arthrosepatienten (Kimmatkar et al., 2003)

Diese Ergebnisse und unzählige wissenschaftliche Studien zeigen: Ätherische Öle sind nicht nur wohltuend – sie sind hochwirksam. In Kombination mit Berührung, Wärme und Achtsamkeit entfalten sie ihre volle Kraft – besonders in der Pflege älterer Menschen.

»Die Zukunft der sanften Schmerztherapie liegt in der Verbindung von Natur und Wissenschaft.«

Mutmachgeschichten: **Der »Wunder-Roll-On« gegen den Schmerz**

Maria schmunzelte, als sie davon erzählte: »Ich gab meiner Schwägerin vor einiger Zeit einen kleinen Roll-On-Stift gegen Schmerzen – eine Mischung aus Pfefferminze, Zitrone, Gewürznelke, Copaiba, Wintergrün und Immortelle, sanft verdünnt in Kokosöl.«

Vor Kurzem war ihre Schwägerin bei einer gemütlichen Seniorenrunde. Eine Dame aus der Runde klagte: »Ich muss leider nach Hause gehen. Ich habe schlimme Kopfschmerzen.« Da zückte die Schwägerin den Roll-On-Stift und rollte sanft über Stirn und Schläfen der alten Dame.

Der Duft war angenehm kühlend. Es dauerte nicht lange, da blickte die Dame erstaunt auf: »*Was hast du da für einen Wunder-Roll-On? Die Kopfschmerzen sind weg!*«, sagte sie – und blieb.

Ein Moment des Staunens und ein dankbares Lächeln schwebte noch lange im Raum wie ein leiser Duft.

Der Duft der Erleichterung

Friedrich war ein Mann, der sein Leben lang schwer gearbeitet, seinen Hof bestellt und für seine Familie gesorgt hatte. Doch jetzt, im hohen Alter, fühlte er sich nur noch wie ein Schatten seines früheren Selbst. Die chronischen Schmerzen in seinen Knien und Hüften hatten ihn zu einem stillen, mürrischen Beobachter gemacht. Jeder Schritt tat weh, jede Bewegung war eine Herausforderung. »Es ist das Alter«, sagte er oft, »da muss man durch.«

Eines Nachmittags saß Friedrich wie immer auf seinem Lieblingsstuhl, die Hände fest um die Armlehnen geklammert, während er aus dem Fenster starrte. Lena, die Therapeutin, beobachtete ihn und sah, wie er unruhig seine Beine bewegte, um den Schmerz zu lindern. Sie entschied, einen Versuch zu wagen.

»Friedrich«, begann sie, »ich weiß, Sie haben starke Schmerzen. Ich möchte Ihnen etwas zeigen, das vielleicht ein wenig helfen könnte.«

Friedrich blickte sie skeptisch an. »Was wollen Sie machen? Mir die Schmerzen wegzaubern?«

Lena lächelte. »Nicht zaubern, Friedrich. Aber manchmal entfaltet die Natur Kräfte, mit denen wir nicht gerechnet hätten.«

Sie zeigte ihm ein kleines Fläschchen mit einer Mischung aus ätherischen Ölen:

- 2 Tropfen Lavendelöl – beruhigend und entzündungshemmend
- 2 Tropfen Weihrauchöl – schmerzlindernd und regenerationsfördernd
- 1 Tropfen Pfefferminzöl – kühlend und krampflösend
- Mit 10 ml Massageöl verdünnt.

Die erste Anwendung

Lena gab ein paar Tropfen dieser Mischung in ihre Handflächen, rieb sie sanft aneinander, um die Öle zu erwärmen, und massierte Friedrichs Knie mit langsamen, kreisenden Bewegungen. »Was soll das bringen?«, murmelte er, doch seine Stimme klang weniger abweisend, fast neugierig.

Nach ein paar Minuten lehnte Friedrich sich zurück. »Es ist … warm«, sagte er zögerlich. »Und kühl zugleich. Ein komisches Gefühl.«

»Das Pfefferminzöl wirkt kühlend, während der Lavendel entspannt«, erklärte Lena. »Und der Weihrauch kann helfen, die Entzündung zu lindern.«

Ein kleiner Wandel

Am nächsten Morgen sprach Friedrich Lena an. »Ich weiß nicht, ob's an Ihrem Zauber lag«, begann er, »aber heute Nacht hab' ich besser geschlafen. Die Schmerzen waren … nicht so schlimm.«

Lena lächelte. »Vielleicht versuchen wir es weiter? Ich könnte Ihnen ein kleines Roll-On-Fläschchen machen, damit Sie es selbst anwenden können.«

Friedrich nickte, und von diesem Tag an wurde die Mischung zu einem festen Bestandteil seiner Routine. Er begann, die Schmerzen als etwas zu sehen, das er nicht nur ertragen, sondern aktiv lindern konnte.

Der Duft, der Frieden brachte

Mit der Zeit bemerkte Lena, wie Friedrich wieder aufrechter ging, wie er öfter lächelte und sogar wieder Gespräche mit anderen Bewohnern begann. »Das Zeug, das Sie mir gegeben haben«, sagte er eines Tages, »ist vielleicht kein Wundermittel. Aber es fühlt sich an, als würde es mir sagen: ›Ich bin noch nicht fertig.‹ Und das … tut gut.«

Diese Geschichte zeigt, wie Düfte nicht nur körperliche Linderung, sondern auch einen neuen Blick auf die eigene Situation schenken können.

Roll-On fürs Knie – Schmerz lindern mit Duftfrequenz und Gefühl

Wayne, ein älterer Herr aus Canada, litt oft unter Knieschmerzen – besonders rechts. Doch statt zu Schmerzmitteln zu greifen, wandte er sich der *Duftmedizin* zu.

Sein Ansatz war logisch: »Ich fragte mich: Was liegt unter der schmerzenden Stelle? Knochen, Bänder, Muskeln?« Bei Schmerzen am Knie vermutete Wayne die Ursache in den Knochen und entschied sich für Wintergrün, dessen Frequenz erstaunlicherweise mit jener des Knochens übereinstimmt (etwa 60 MHz). Für die Bänder wählte er Zitronengrass, das traditionell zur Unterstützung des Bindegewebes verwendet wird.

Mit wenigen Tropfen, gezielt aufgetragen, linderte er die Beschwerden spürbar – ohne Nebenwirkungen. Wayne sagte: »Ich achte darauf, was mein Körper braucht. Die Frequenz der Öle ›passt‹ zum Gewebe, das hilft besser als alles andere.«

»Heilung ist Schwingung – und ätherische Öle sind ihre Träger.«

Warum Frequenzen heilen

Ätherische Öle wirken nicht nur durch ihre Inhaltsstoffe, sie tragen auch feine Schwingungen in sich, sogenannte Frequenzen. Und genau das macht sie so besonders.

Jedes Gewebe im Körper – wie Knochen, Muskeln oder Nerven – hat eine eigene natürliche Frequenz. Manche ätherischen Öle schwingen im selben Bereich wie das jeweilige Gewebe. Trifft nun ein Öl mit »passender« Frequenz auf das Gewebe, entsteht Resonanz – wie zwei gleich gestimmte Instrumente.

Ergebnis: Die Zellen »erkennen« den Impuls des Öls sofort und können tiefer reagieren, schneller regenerieren und besser entspannen.

Beispiel:

- **Wintergrün** hat eine ähnliche Frequenz wie Knochen und wirkt besonders gut bei Gelenkschmerzen.
- **Lavendel** schwingt auf Herzfrequenz, daher beruhigt es Herz und Emotionen so effektiv.

Annas Knie und der Weg zurück zur Bewegung

Anna, eine aktive ältere Frau mit Arthrose, war seit Jahrzehnten sportlich – sie joggte, machte Aerobic, gewann in den 1980er-Jahren den US-Fitnesstest und trainierte regelmäßig mit Gewichten. Doch irgendwann begann sie, beim Gehen Schmerzen im rechten Knie zu spüren – die Folge einer alten Überdehnung und fortschreitender Arthrose. Die Diagnose lautete: vorne Knochen-auf-Knochen, hinten nur noch eine dünne Knorpelschicht. Für Anna, eine frühere Krankenschwester, war klar: Der Knorpel muss sich regenerieren, sonst wird es mit dem Gehen nicht mehr besser.

Was sie tat: Anna griff auf das Wissen von Dr. David Stewart zurück und begann mit einer gezielten Aromatherapie und Nahrungsergänzung. Sie trank täglich 120 ml antioxidativen Wolfsbeerensaft, nahm Schwefelpräparate und eine entzündungshemmende Kombination aus Ölen innerlich ein. Für ihr Knie stellte sie sich eine eigene Mischung zusammen:

Annas Rezept:

- 5 Tropfen Weihrauch – entzündungshemmend
- 5 Tropfen Myrrhe – regenerierend
- 5 Tropfen Wintergrün – schmerzlindernd
- 5 Tropfen Copaiba – entzündungshemmend
- 5 Tropfen Gewürznelke – antioxidativ
- 5 Tropfen Fichtennadelöl – entspannend

Anwendung: Verdünnt in einem hochwertigen Trägeröl zweimal täglich sanft auf das Knie reiben.

Das Ergebnis:

Nach wenigen Wochen konnte sie wieder ohne Schmerzen Rad fahren und phasenweise schmerzfrei gehen. Auch ihr schmerzendes Sprunggelenk war durch regelmäßige Anwendung schmerzfrei geworden.

Schmerzen im Alter sind wie leise Stimmen des Körpers – sie erinnern uns an Grenzen. Doch jeder Schmerz trägt auch einen Schlüssel in sich: den Schlüssel zu mehr Achtsamkeit, zu liebevoller Pflege und zu neuer Lebensqualität.

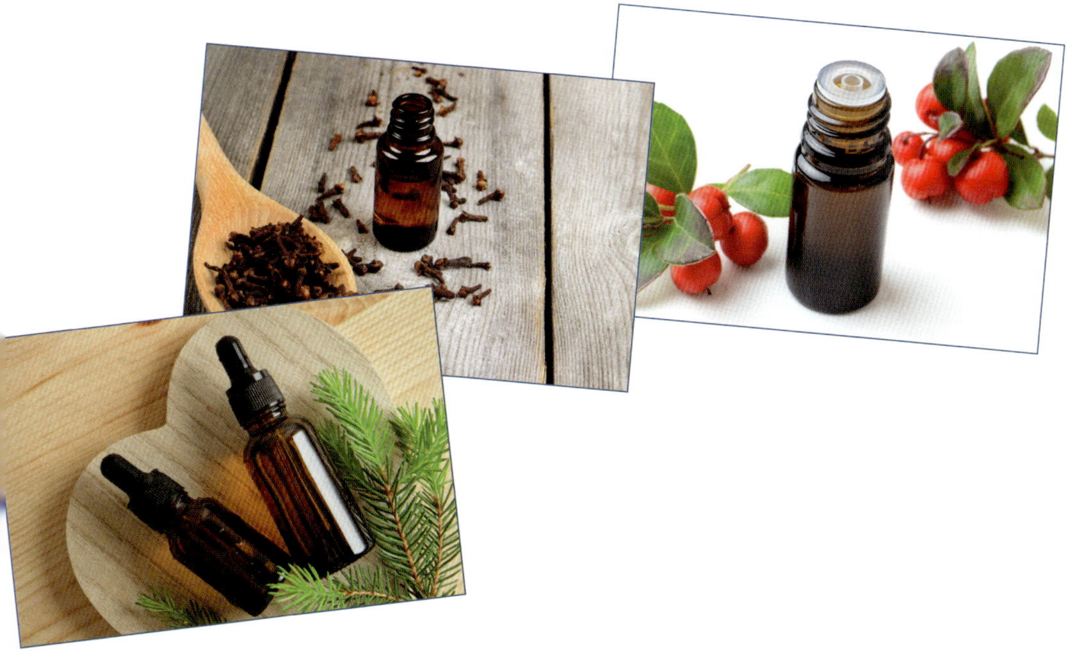

6

Bewegung und Gelenkgesundheit

Damit Bewegung wieder Freude macht – Gelenke stärken, Mobilität bewahren

»Die Natur fragt nicht. Sie antwortet – mit Duft und Weisheit.«

Die Fähigkeit, sich frei zu bewegen, ist ein Geschenk, das wir oft erst zu schätzen wissen, wenn Bewegung uns schwerfällt. Mit zunehmendem Alter können Gelenkschmerzen, Steifheit und eingeschränkte Mobilität den Alltag erschweren. Muskelkraft, Gelenkbeweglichkeit und Knochendichte lassen nach. Das Gleichgewicht wird unsicherer. Alles fällt schwer – vom Treppensteigen bis zum Aufstehen.

Doch auch hier schenkt uns die Natur Unterstützung – in Form ätherischer Öle und sanfter Bewegung. Ätherische Öle wirken wie liebevolle Helfer: Sie lindern Schmerzen, fördern die Durchblutung, stärken das Gewebe – und helfen, die Freude an der Bewegung zu bewahren.

Von der Leichtigkeit zur Last – wie das Alter Knochen und Bewegung verändert

Im Laufe der Jahre verliert der Bewegungsapparat an Elastizität und Kraft: Die Gelenkflüssigkeit nimmt ab, der Knorpel wird dünner, Muskeln bauen sich ab (Sarkopenie), und auch die Knochendichte sinkt – erste Zeichen von Osteoporose. Erkrankungen wie Arthrose, Osteoporose oder chronische Entzündungen sowie Bewegungsmangel, emotionale Belastungen oder Medikamente können die Mobilität einschränken.

Umso wichtiger ist es, die Freude an der Bewegung zu erhalten – mit liebevoller Unterstützung, Wärme und *Duftmedizin*.

Häufige Herausforderungen im Alter:

- **Arthritis:** Entzündliche Prozesse in den Gelenken, die Schmerzen und Schwellungen verursachen.
- **Osteoporose:** Brüchige Knochen, die die Belastbarkeit des Körpers verringern.
- **Muskelschwäche:** Weniger Bewegung führt zu Muskelabbau und Steifheit.
- **Durchblutungsstörungen:** Eine schlechte Durchblutung der Extremitäten kann die Beweglichkeit einschränken.

Doch auch in diesen Momenten können wir unseren Körper mit Liebe und Achtsamkeit begleiten – und erinnern: »*Jeder kleine Schritt zählt.*«

Tägliche Bewegung – das schönste Geschenk an dich selbst

Bewegung im Alter muss nicht anstrengend sein. Sie kann sanft, regelmäßig und mit Freude geschehen – wie ein Morgengruß an deinen Körper. Bereits eine kleine, feste Morgenroutine – ein warmes Öl auf die Schmerzstelle reiben, ein paar lockere Dehnübungen oder ein Spaziergang an der frischen Luft – aktiviert deine Muskeln, stärkt die Gelenke und schenkt Vertrauen in deine Beweglichkeit.

»Regelmäßige Bewegung ist wie eine Medizin ohne Nebenwirkungen.«

Denn: »*Wer rastet, der rostet.*« Bewegung stabilisiert die Knochen, unterstützt den Hormonhaushalt und wirkt entzündungshemmend – ein wertvoller Schlüssel zur Vorbeugung und Begleitung von Osteoporose. Der Knochen liebt es, bewegt zu werden – sanft, aber bestimmt.

Auch das Herz dankt dir für jede Bewegung: Der Kreislauf kommt in Schwung, die Durchblutung verbessert sich, und selbst fünf Minuten Morgengymnastik können deinen Tag wandeln. Tai Chi, Yoga oder Gymnastik im Sitzen fördern nicht nur deine Flexibilität, sondern auch deine Balance – und beugen Stürzen vor.

Und das Schönste: Bewegung hebt die Stimmung. Sie regt die Ausschüttung von Glückshormonen an, lindert Ängste, fördert den Schlaf und bringt uns oft auch mit anderen Menschen zusammen – beim Tanzen, Spazierengehen oder beim Senioren-Yoga. Bewegung nährt Körper, Emotionen und Geist.

Heilung beginnt mit dem ersten Schritt – und jeder Schritt zählt

Auch wenn Gelenke schmerzen oder steif geworden sind: Bewegung ist und bleibt ein Weg zur Linderung – wenn sie achtsam geschieht.

Ätherische Öle begleiten diesen Weg sanft und wirksam:

- **Wärmende Kompressen** mit Ingwer oder Rosmarin fördern die Durchblutung und lösen Verspannungen.
- **Einreibungen** mit Majoran, Lavendel oder Wacholder entspannen und schenken neue Geschmeidigkeit.
- **Duftende Massagen** laden dich ein, deinen Körper liebevoll zu berühren – oder berühren zu lassen.
- **Ein Fußbad** mit Rosmarin oder Zypresse am Abend entlastet geschwollene Beine und regt den Kreislauf an.

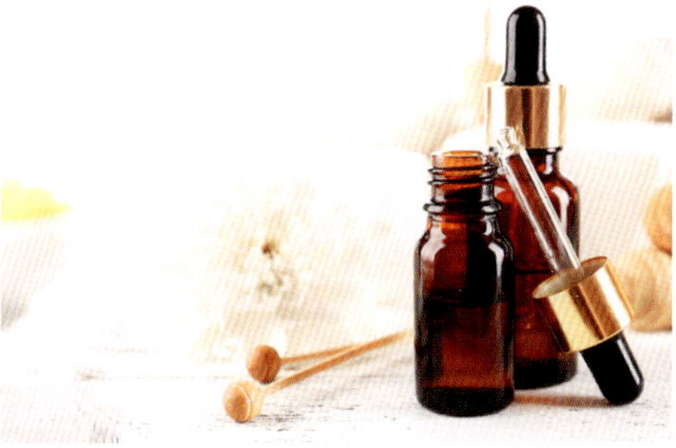

Auch bei Osteoporose schenken duftende Anwendungen ein Gefühl von Stabilität. Der Duft wirkt bis in die Tiefe – wie eine zarte Erinnerung an die eigene Kraft. Mit jedem Tropfen Öl, mit jeder bewussten Bewegung wird deine innere Selbstheilung aktiviert.

Und: Alle Übungen lassen sich individuell anpassen – im Stehen, Sitzen oder sogar im Bett. Wichtig ist nicht, *wie viel*, sondern *dass du es tust* – mit Regelmäßigkeit, Achtsamkeit und Liebe für dich selbst.

Ätherische Öle – Stärkung für Knochen, Leichtigkeit für Gelenke

Diese Öle unterstützen die Beweglichkeit und Knochengesundheit auf ganzheitliche Weise:

- **Wacholderbeere** wirkt entzündungshemmend, durchblutungsfördernd und entgiftend – ideal bei steifen Gelenken.
- **Majoran** löst Muskelverspannung, lindert Krämpfe, beruhigt.
- **Wintergrün** enthält natürliche Salicylate mit starker schmerzlindernder Wirkung (Vorsicht bei Blutverdünnern).
- **Rosmarin** aktiviert die Zellzirkulation, stärkt das Gewebe.
- **Lavendel** beruhigt, entspannt und begleitet liebevoll.
- **Copaiba** ist entzündungshemmend, beruhigt Nervenbahnen, und ist regenerierend bei Gelenkbeschwerden.
- **Weihrauch** wirkt zellerneuernd, immunstärkend und stabilisierend auf das Gewebe.
- **Immortelle** unterstützt die Regeneration, nährt und stärkt das Bindegewebe.
- **Zypresse** fördert die Aufrichtung – körperlich wie seelisch. Ihr Duft stabilisiert das Gewebe, unterstützt eine aufrechte Haltung und schenkt inneren Halt in Zeiten des Wandels.

Roll-On-Tipp für unterwegs:

- 2 Tropfen Wacholder
- 1 Tropfen Rosmarin
- 1 Tropfen Majoran
- 10 ml Mandelöl

Anwendung: Mischen und bei Bedarf auf Knie, Hüften oder Schultern auftragen.

Orthomolekulare Medizin – innere Stärkung für Knochen und Mobilität

- **Vitamin D_3 & K** fördern Knochengesundheit und Muskelfunktion, besonders relevant in Kombination mit Bewegung, da mechanische Belastung plus Vitamin D_3 die Osteoblasten aktiviert.
- **Magnesium** ist wichtig für Muskelentspannung und Nervenreizleitung. Es wird nach Bewegung vermehrt benötigt, um Muskelkrämpfen vorzubeugen.
- **Coenzym Q10** stärkt die Zellenergie (ATP-Produktion) und ist relevant für Muskelkraft, Ausdauer und Regeneration bei älteren Menschen.

- **Omega-3-Fettsäuren** wirken entzündungshemmend, verringern Gelenkschmerzen und fördern Regeneration nach körperlicher Aktivität.
- **L-Carnitin** unterstützt den Fettstoffwechsel und die **Muskelkraft** – insbesondere bei altersbedingter Muskelschwäche (Sarkopenie).
- **Silizium** und **Zink** sind wichtig für Bindegewebe, Sehnen, Knochen und Zink unterstützt das Immunsystem zusätzlich nach körperlicher Anstrengung.

Viele dieser Mikronährstoffe wirken auch auf kognitive Funktionen (Q10, D_3, Omega-3), weshalb sie bei Bewegung auch die mentale Leistungsfähigkeit unterstützen.

Bewegung ist Leben – täglich neu mit Freude und Sinn

Ein lichtvoller Start in den Tag mit einem warmen Einreibungsöl auf Knie und Schultern, zusammen mit ein paar sanften Dehnungen, kann Wunder wirken. Selbst bei eingeschränkter Mobilität ist Bewegung möglich:

- Sanfte Mobilisation im Bett
- Barfuß auf der Fußmatte stehen
- Mini-Trampolin mit Haltebügel nutzen
- Ein paar bewusste Schritte auf dem Balkon machen

Jeder kleine Schritt zählt – denn er erinnert dich daran: »*Ich bin verbunden mit dem Leben.*«

Bewegung gezielt fördern – mit Herz, Wissen und Achtsamkeit

Im Pflegealltag beinhaltet die tägliche Öle-Routine gezielte Einreibungen mit wärmenden Ölen, möglichst vor physiotherapeutischen Übungen oder Spaziergängen. Begleitende sanfte Dehnübungen, verbunden mit einem wohltuenden Duft, fördern Motivation und Beweglichkeit.

Ältere Menschen sprechen oft nicht über Schmerzen – aber man sieht sie ihnen an. Jeder zögernde Schritt, jede steife Bewegung kann ein Hinweis darauf sein, dass Unterstützung nötig ist.

So kannst du helfen:

Bewegung fördern: Mini-Heimtrainer oder Bewegungstrainer unterstützen – auch ohne eigene Muskelkraft – venösen Rückfluss und beugen Thrombosen vor.

Massagen mit durchblutungsfördernden Ölen: Vor dem Aufstehen oder einem Spaziergang können Roll-Ons mit aktivierenden Düften Verspannungen lösen.

Sanfte Wärme nutzen: Wärmekissen, warme Kompressen helfen, die Gelenke geschmeidig zu halten. (Ein elektrisches Wärmekissen hält die Wärme 12 Stunden lang – ideal für nachts.)

Kompression und Lymphfluss: Kompressionsstrümpfe sowie Luftkompressionsgeräte für entstauende Massagen regen den Lymphfluss an, lösen Stauungen und schenken ein Gefühl der Leichtigkeit.

»Denn Pflege bedeutet auch: Bewegung schenken – nicht nur Versorgung.«

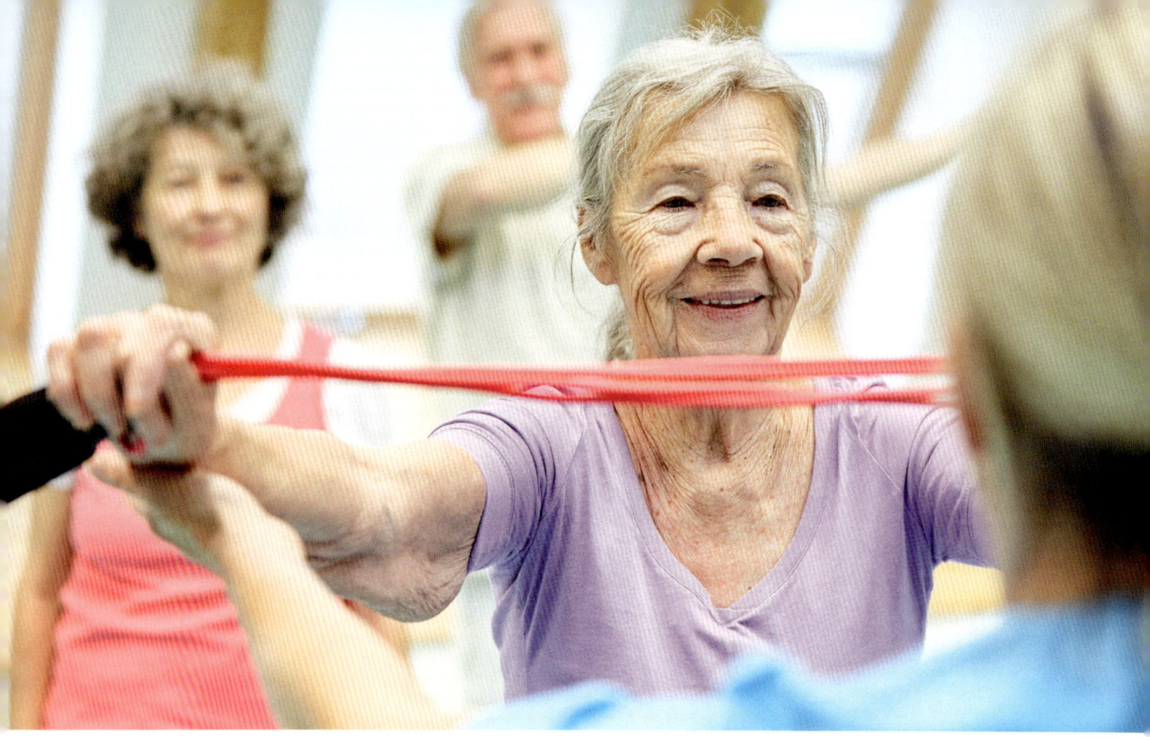

Rezepte für Beweglichkeit

Massageöl für steife Gelenke:

- 5 Tropfen Majoran
- 3 Tropfen Wacholder
- 2 Tropfen Wintergrün
- 30 ml Trägeröl (z. B. Jojobaöl)

Anwendung: Täglich morgens oder vor dem Spaziergang sanft einmassieren.

Wärmende Muskelkompresse:

- 4 Tropfen Ingweröl

Anwendung: Auf ein feuchtes, warmes Tuch geben, gut verteilen, auf verspannte Stellen auflegen, mit einem trockenen Tuch abdecken.

Erfrischendes Fußbad:

- 3 Tropfen Zypresse
- 2 Tropfen Lavendel
- 1 Esslöffel Salz
- 1 Teelöffel Trägeröl

Anwendung: Öle ins Salz einrühren, die Mischung ins Wasser geben und die Füße 10–15 Minuten darin baden.

Wissenschaftlich bewiesen: Bewegung ist die beste Medizin

Zahlreiche Studien belegen eindrucksvoll: Regelmäßige Bewegung im Alter kann das Risiko für Herz-Kreislauf-Erkrankungen, Typ-2-Diabetes, Osteoporose und sogar bestimmte Krebsarten erheblich senken. Auch die Knochengesundheit profitiert stark: Körperliche Aktivität reduziert das Risiko für Hüftfrakturen und Herz-Kreislauf-Todesfälle. (Quelle: news-medical.net)

Internationale Empfehlungen: Die Weltgesundheitsorganisation (WHO) empfiehlt älteren Menschen **150–300 Minuten Bewegung pro Woche** – bereits sanftes Gehen oder tägliche Gymnastik bringt spürbare Vorteile für Herz, Knochen, Immunsystem und Gelenke (Quelle: pmc.ncbi.nlm.nih.gov).

Kardiovaskuläre Gesundheit: Bewegung mindert Risikofaktoren für Herzkrankheiten und Schlaganfälle und senkt das Sterblichkeitsrisiko deutlich – um bis zu 30% laut National Health Service (NHS).

Muskelkraft und Todesrisiko: Krafttraining reduziert das Sterberisiko um 10 bis 17% und stärkt die Muskeln, das Herz und das hormonelle Gleichgewicht (Quelle: pmc.ncbi.nlm.nih.gov).

Geistige Gesundheit und Demenzprävention: Bewegung stärkt das Gedächtnis, beugt Demenz vor und hebt die Stimmung. Sportliche Aktivität steigert die Produktion von Endorphinen (»Glückshormonen«) und senkt Stresshormone wie Cortisol – ein natürliches Antidepressivum, das den Alltag leichter macht.

Neurobiologische Effekte: Bewegung steigert den Wachstumsfaktor BDNF, fördert Neuroplastizität und erhöht die graue Hirnmasse, besonders im Hippocampus und präfrontalen Cortex, was auf verbesserte kognitive Kontrolle und Resilienz gegen Stress hindeutet.

Stressreduktion und Schlafqualität: Regelmäßiger Sport senkt das Stresshormon Cortisol und verbessert die Schlafqualität spürbar – ein effektives natürliches Antidepressivum.

Schutz vor Diabetes: Krafttraining allein senkt das Risiko für Typ-2-Diabetes um 30% und Herz-Kreislauf-Erkrankungen um 17%, vor allem in Kombination mit Ausdauersport.

Fazit: Bewegung im Alter wirkt ganzheitlich – physisch, emotional und kognitiv. Aktivität stärkt das Herz, die Knochen und Muskeln, schützt vor Demenz, lindert Stress, verbessert den Schlaf und steigert das Wohlbefinden. Bereits ein täglicher Spaziergang, begleitet von gezieltem Kraft- und Balancetraining, bringt messbare Gesundheitseffekte.

»Bewegung ist die beste Medizin im Alter.«

Knochen stärken – Osteoporose verstehen
Starke Knochen brauchen tägliche Impulse: Bewegung kräftigt die Muskulatur und aktiviert den Knochenstoffwechsel. Eine kalzium- und magnesiumreiche Ernährung versorgt das Skelett mit lebenswichtigen Mineralstoffen. Vitamin D reguliert die Kalziumaufnahme, Vitamin K2 bringt es in die Knochen. Proteine bilden die Struktur, Antioxidantien schützen vor stillen Entzündungen. Ätherische Öle fördern Durchblutung und Zellregeneration. Vermeide stille Räuber wie Zucker, Phosphate und säurebildende Lebensmittel. Und vor allem: Bleib in Bewegung – körperlich und innerlich.

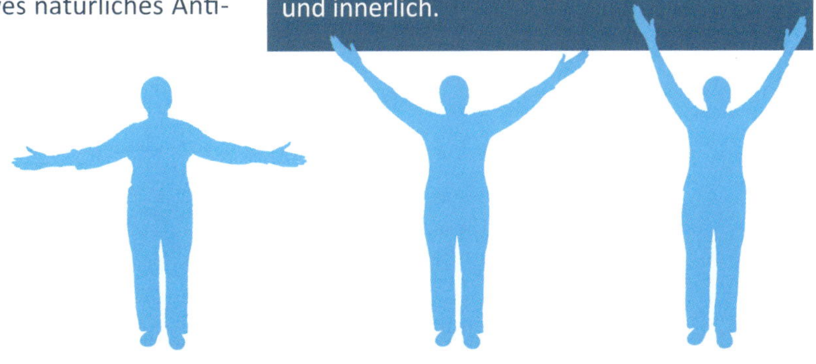

7

Verdauung und Stoffwechsel

Innere Balance beginnt im Bauch – das sanfte Zusammenspiel zweier Lebenskräfte

»Die Öle tragen die Botschaft der Pflanze. Sie bringen Leben, Licht und Wahrheit in die Zellen.«
– nach D. Gary Young

Die Verdauung ist mehr als nur ein körperlicher Vorgang – sie ist ein leiser Dialog zwischen Körper, Emotionen und Energie. Sie verwandelt Nahrung in Kraft, Licht in Leben und sorgt dafür, dass wir uns genährt und wohlfühlen.

Doch mit zunehmendem Alter verändert sich dieses feine Gleichgewicht. Der Stoffwechsel verlangsamt sich, die Enzymbildung lässt nach, die Leber wird müde. Verdauungsbeschwerden wie Blähungen, Völlegefühl, Übelkeit oder Verstopfung treten häufiger auf. Auch Medikamente, Bewegungsmangel oder emotionale Belastungen beeinflussen unser »Bauchgefühl«.

Hier beginnt der Weg der *Duftmedizin*: Ätherische Öle, sanfte Massagen und naturheilkundliche Impulse begleiten den Körper – für Leichtigkeit im Bauch und Frieden im Herzen.

Die vergessene Mitte – wenn der Bauch aus dem Takt gerät

Unsere Verdauung ist mehr als nur ein körperlicher Prozess – sie ist der Spiegel unserer inneren Balance. Mit zunehmendem Alter wird das Verdauungssystem langsamer, empfindlicher, verletzlicher. Der Körper verarbeitet Nahrung anders, und auch emotionale Eindrücke scheinen »schwerer verdaulich«. Zu den Ursachen gehören unter anderem:

Verlangsamter Stoffwechsel: Nährstoffe werden langsamer verarbeitet. Der Energiebedarf sinkt, doch das Gefühl von Schwere steigt.

Weniger Magensäure und Enzyme: Das kann zu Völlegefühl, Übelkeit oder Nährstoffmangel führen.

Veränderte Darmflora: Antibiotika, Medikamente oder einseitige Ernährung bringen das Gleichgewicht ins Wanken.

Träge Verdauung: Verstopfung, Blähungen und Appetitlosigkeit machen sich

breit – oft begleitet von innerer Unruhe. Bewegungsmangel und eine ballaststoffarme Ernährung verstärken das Problem.
Auch seelische Lasten, ungelöste Themen oder das Gefühl, im Leben nichts mehr »bewegen zu können«, zeigen sich oft in der Körpermitte. Der Bauch – unser emotionales Zentrum – ruft leise: »*Sieh mich an. Ich trage zu viel.*«

Diese Herausforderungen erfordern eine ganzheitliche Unterstützung, die sowohl den Körper als auch das Gemüt stärkt.

Unterstützung für eine gesunde Verdauung im Alter

Eine gesunde Verdauung beginnt mit einem regulierten Nervensystem. Studien zeigen: Achtsamkeit, regelmäßige Bewegung und naturbelassene Ernährung fördern die Darmmotilität, unterstützen das Mikrobiom und stärken die Verbindung zwischen Darm und Gehirn. Die sogenannte Darm-Hirn-Achse beeinflusst nicht nur unsere körperliche Gesundheit, sondern auch unser emotionales Wohlbefinden. Eine funktionierende Verdauung ist ein fein abgestimmter physiologischer Vorgang – ein stiller Ausdruck innerer Balance und Fürsorge des Körpers.

Was jetzt hilft:

Regelmäßige, warme Mahlzeiten: Reich an Ballaststoffen, leicht bekömmlich, gut gewürzt und liebevoll zubereitet. Die Aromaküche – *Kochen mit ätherischen Ölen* – unterstützt die Nährstoffaufnahme und Verdauung. Besonders im Alter kann achtsames Kauen, begleitet von natürlichen Aromen oder einer sanften Raumbeduftung mit ätherischen Ölen wie Zitrone, Basilikum oder Ingwer, Appetit und Lebensfreude wecken. So wird jede Mahlzeit zu einem Moment der Verbindung – mit dem Jetzt, dem eigenen Körper und der Heilkraft der Natur.

Achtsames Kauen – ein Schlüssel zur neuro-sensorischen Verbindung: Kauen ist weit mehr als ein mechanischer Vorgang – es aktiviert komplexe neuronale Netzwerke und beeinflusst Verdauung, Gehirnfunktion und emotionale Wahrnehmung. Jeder Bissen stimuliert über das sensorische System des Mundraums das zentrale Nervensystem, unterstützt die Speichelbildung und fördert so die enzymatische Aufschlüsselung von Nährstoffen.

Ausreichend Flüssigkeit – Wärme, die von innen wirkt: Warme Getränke wie stilles Wasser oder sanfte Kräutertees regen im Alter den Stoffwechsel an, fördern die Durchblutung und erleichtern die Verdauung. Schon kleine Mengen über den Tag verteilt stabilisieren den Flüssigkeitshaushalt und unterstützen die Zellversorgung. Mit einem Tropfen ätherischen Öls in geprüfter Lebensmittelqualität – etwa Pfefferminze oder Zitrone – kann das Trinken zusätzlich belebt werden und Freude bereiten. So wird jedes Glas zu einem stillen Impuls für Gesundheit und Wohlgefühl.

Bitterstoffe – kleine Impulse für Leber und Galle: Bitterstoffe regen im Alter sanft die Produktion von Gallenflüssigkeit an, fördern den Fettstoffwechsel und unterstützen die natürliche Entgiftung. Ein Spritzer Zitronensaft, ein Bissen Rucola oder ein Schluck Kräutertee mit ätherischem Öl aus Grapefruit, Rosmarin oder Ingwer (in geprüfter Lebensmittelqualität) kann diesen Prozess wohltuend begleiten. So wird Bitteres zum wertvollen Helfer für Klarheit – im Körper und im Geist.

Bauchmassagen mit ätherischen Ölen – Wärme für die Mitte: Sanfte Bauchmassagen mit verdauungsfördernden ätherischen Ölen wie Anis, Fenchel oder Ingwer – im Uhrzeigersinn aufgetragen – stimulieren das enterische Nervensystem, fördern die Darmbewegung und entfachen das innere Verdauungsfeuer. Diese wohltuende Berührung aktiviert den Stoffwechsel, löst Spannungen und schenkt dem Bauch ein Gefühl von Leichtigkeit und Wärme.

Bewegung – die sanfte Hilfe für den Darm: Schon ein kurzer Spaziergang nach dem Essen bringt den Kreislauf in Schwung, regt die Darmperistaltik an und unterstützt die natürliche Verdauung. Regelmäßige, sanfte Bewegung fördert nicht nur die Mobilität, sondern wirkt sich auch positiv auf Stimmung, Appetit und Stoffwechsel aus.

Zurück in die Mitte – Verdauung und Stoffwechsel wieder ins Lot bringen

Der Bauchraum – durchzogen vom enterischen Nervensystem, unserem »Bauchgehirn« – reagiert sensibel auf Stress, Ernährung und innere Belastungen. Wenn Spannungen, Blähungen oder Trägheit auftreten, ist das oft ein Zeichen neurovegetativer Dysbalance und verlangsamter Peristaltik. In diesen Momenten braucht der Bauch keine Reize, sondern Zuwendung: sanfte, rhythmische Berührung, Wärme und naturbasierte Unterstützung.

Ätherische Öle wie Fenchel, Ingwer, Pfefferminze, Zitrone, Rosmarin und Kardamom zeigen in Studien antispasmolytische, karminative und tonisierende Wirkungen. In der Pflegepraxis entfalten sie ihre Kraft besonders dann, wenn sie bewusst und achtsam angewendet werden:

Bauchmassagen im Uhrzeigersinn (z. B. mit Fenchel- und Ingweröl in verdünnter Form) stimulieren die Darmmotilität, lösen krampfartige Spannungen und fördern die Parasympathikus-Aktivität.

Wärmende Kompressen mit Rosmarin oder Kardamom fördern die Durchblutung im Viszeralbereich und aktivieren die Verdauungskraft.

Inhalationen mit Pfefferminze bei Übelkeit wirken über den Nervus vagus direkt auf das Brechzentrum im Hirnstamm – oft genügt schon ein sanfter Duftreiz zur Linderung.

Selbst kleine Impulse über Haut, Nase oder Geschmackssinn können – eingebettet in achtsame Pflege – vegetative Entspannung fördern und das innere Gleichgewicht wiederherstellen. »*Denn wenn der Bauch loslässt, atmet der ganze Mensch freier.*«

Ätherische Öle für Verdauung und Wohlgefühl

Der Bauch ist mehr als ein Verdauungsorgan – er ist das Zentrum unseres inneren Erlebens, unser Gefühlskompass. Hier sitzt ein Großteil unseres Immunsystems, hier wirken das enterische Nervensystem und hormonelle Botenstoffe zusammen. Kein Wunder also, dass sich Leichtigkeit im Bauch auf das ganze Lebensgefühl auswirkt.

Ätherische Öle sprechen dieses Zentrum auf mehreren Ebenen an:

Fenchel wirkt krampflösend und verdauungsfördernd, unterstützt die Darmtätigkeit, reduziert Blähungen, beruhigt den Darm und bringt die Mitte ins Gleichgewicht. Wie eine liebevolle Hand, die sagt: *»Du darfst loslassen.«*

Ingwer ist »das Feuer der Verdauung«. Das Öl wärmt und regt die Verdauung an, hilft bei Übelkeit oder Magenverstimmung, bringt Bewegung in die Trägheit und schenkt inneren Antrieb.

Pfefferminze hat eine kühlende, krampflösende Wirkung und hilft bei Blähungen, Völlegefühl, Übelkeit oder einem schweren Bauchgefühl.

Zitrone ist erfrischend und klärend. Zitronenöl regt den Stoffwechsel an, unterstützt die Verdauung und wirkt sanft basisch auf den Magen. Es bringt Licht in träge Prozesse und schenkt dem Körper neue Leichtigkeit, klärt den Geist und ist besonders morgens als liebevoller Start in den Tag beliebt.

Rosmarin stärkt die Leberkraft, fördert die Gallenproduktion und regt die Durchblutung an. Besonders hilfreich bei Müdigkeit nach dem Essen, unterstützt Rosmarin die natürliche Entgiftung und schenkt neue Vitalität.

Kardamom beruhigt einen gereizten Magen-Darm-Trakt, lindert Blähungen und Völlegefühl und hilft bei nervöser Unruhe im Bauch. Sein warmer, würziger Duft wirkt stabilisierend – körperlich wie emotional.

Basilikum hilft bei Völlegefühl, lindert krampfartige Beschwerden und unterstützt die Verdauung auf sanfte Weise. Basilikum wirkt entspannend auf Magen und Darm, beruhigt das vegetative Nervensystem und schenkt dem Bauch Raum zum Durchatmen – besonders nach üppigen Mahlzeiten oder bei nervöser Unruhe.

»Jeder Tropfen ist ein liebevoller Impuls – sanft, duftend und weise.«

Innere Balance: Mikronährstoffe können Ordnung ins Innere bringen

Die Verdauung ist ein sensibles Zusammenspiel – nicht nur aus Organen, sondern aus Enzymen, Botenstoffen, Mineralien und der stillen Arbeit unzähliger Mikroorganismen. Wenn der Bauch nicht rund läuft, fehlen ihm oft genau diese kleinen Helfer. Die orthomolekulare Medizin stellt dem Körper genau das zur Verfügung, was er für seine natürlichen Abläufe braucht – in reiner, bioverfügbarer Form und in einer Dosis, die der Körper erkennt und verwerten kann.

Magnesium entspannt die Darmmuskulatur, lindert Krämpfe und fördert die natürliche Darmbewegung. Besonders bei Verstopfung und nervösem Darm ist Magnesium ein sanfter Unterstützer.

Vitamin B-Komplex stärkt die Nerven, reguliert den Stoffwechsel und unterstützt die Bildung von Verdauungssäften. Vor allem ältere Menschen haben häufig einen erhöhten Bedarf.

Zink hilft bei der Regeneration der Darmschleimhaut und ist an der Bildung von Verdauungsenzymen beteiligt.

Cholin unterstützt die Leberfunktion und hilft, Fett richtig zu verstoffwechseln.

Probiotika fördern eine gesunde Darmflora und stärken das Immunsystem. Sie sind besonders nach der Einnahme von Antibiotika oder bei häufigen Blähungen und Durchfall wichtig. (Siehe Zunderschwamm: www.secretsofnature.org/nahrung/darmgesundheit

Verdauungsenzyme helfen bei einer trägen Verdauung, wenn die körpereigene Enzymproduktion nachlässt. Sie unterstützen den Abbau von Kohlenhydraten, Fetten und Eiweiß.

Bitterstoffe regen Leber, Galle und Bauchspeicheldrüse an. Sie fördern die Verdauung auf ganz natürliche Weise und helfen, das Bauchgefühl zu klären.

Diese Nährstoffe sind wie stille Verbündete – sie wirken oft unbemerkt, sind aber unverzichtbar. Sie helfen dem Körper, die Nahrung in Lebensenergie umzuwandeln – sanft, kraftvoll und auf natürliche Weise.

Leichtigkeit im Alltag – so unterstützt du Verdauung und Balance

Der Bauch ist ein stiller Spiegel deines Wohlbefindens. Wenn er sich wohlfühlt, fühlst du dich insgesamt leichter, vitaler und entspannter. Doch gerade im Alter braucht unsere Mitte besondere Aufmerksamkeit – liebevolle Pflege, Wärme und das stille Wissen: »*Ich bin versorgt.*« Ätherische Öle schenken dem Bauch genau diese Fürsorge – im feinen Zusammenspiel von Körper und Gefühl.

Sanfte Unterstützung mit natürlichen Mitteln

Eine sanfte Bauchmassage mit ätherischen Ölen: Eine Mischung aus Fenchel, Pfefferminze und Ingwer in einem Basisöl (z. B. Mandelöl) sanft im Uhrzeigersinn auf den Bauch aufgetragen, wirkt krampflösend, entblähend und entspannend.

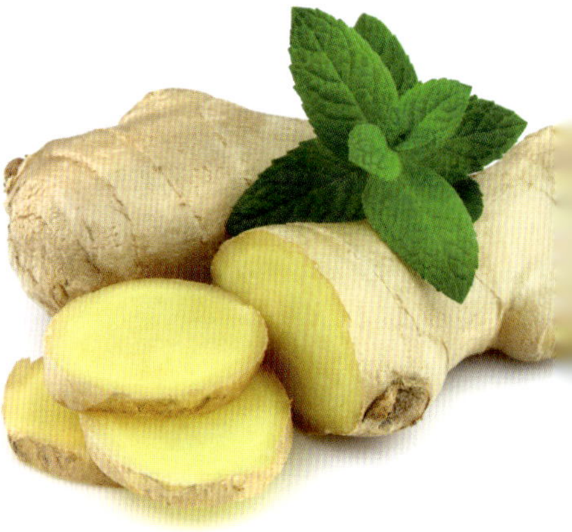

Wärmekompresse mit Duft: Ein Leinentuch mit warmem Wasser und 2 Tropfen Rosmarinöl sowie 1 Tropfen Zitronenöl befeuchten, auswringen, auf die Leberregion (rechts) auflegen und mit einem warmen Handtuch abdecken. So entspannst du Leber, Galle und Gemüt.

Ein Tropfen Zitronenöl (in Lebensmittelqualität) in einem Glas lauwarmem Wassergeben und trinken, das regt die Verdauung sanft an.

Ein warmes Kirschkernkissen nach dem Essen auf den Unterbauch gelegt, schenkt Ruhe.

Aromatisierter Verdauungstee: Ein Tee aus Fenchel, Anis oder Melisse kann mit einem Tropfen Zitronenöl (in Lebensmittelqualität) verfeinert werden – ein liebevoller Verdauungsimpuls nach dem Essen.

Das bewusste Streicheln oder sanfte Auflegen der Hände auf den Bauch wirkt oft tiefer als viele Medikamente.

Botschaft an den Bauch:
»Ich lasse los, was ich nicht mehr halten muss. Ich vertraue dem Fluss des Lebens.« Diese kleinen Gesten machen den Unterschied. Sie schenken dir wieder das Gefühl, verbunden zu sein – mit deinem Körper, mit deinem Leben und mit dir selbst.

Im Pflegealltag – sanfte Impulse für die Verdauung setzen

Verdauungsprobleme bei älteren Menschen sind oft mehr als körperliche Beschwerden – sie sind stille Botschaften des Körpers, die nach Fürsorge und Aufmerksamkeit rufen. Ätherische Öle bieten eine sanfte, multisensorische Unterstützung. Ihre Wirksamkeit beruht auf drei Wirkebenen:

Physiologisch: Viele Öle wie Fenchel, Ingwer oder Kardamom wirken krampflösend, verdauungsfördernd und blähungslindernd.

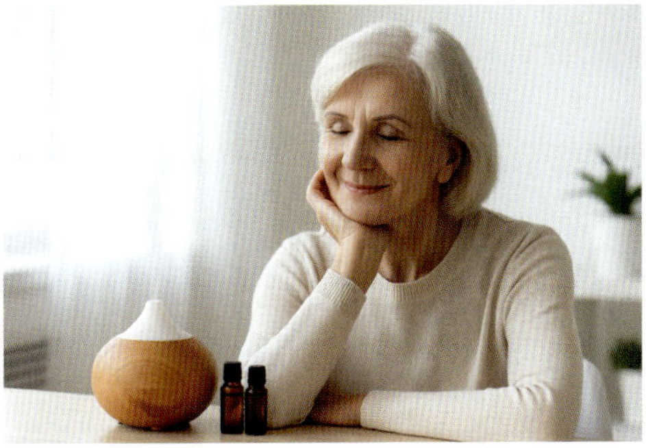

Neurologisch: Über Riechzellen beeinflussen sie das limbische System – jenes Zentrum, das Stimmung, Stress und vegetative Funktionen reguliert.

Psychosomatisch: Der feine Duft, verbunden mit Wärme und achtsamer Berührung, vermittelt Sicherheit, Geborgenheit – und das stille Gefühl: *»Ich bin versorgt.«*

So entsteht eine ganzheitliche Pflege, die Körperfunktionen stärkt und zugleich das seelische Gleichgewicht unterstützt – besonders wichtig in einer Lebensphase, in der vieles sensibler geworden ist.

Beobachtung ist der erste Schritt

Nicht immer sprechen ältere Menschen über ihre Beschwerden. Unruhe, Appetitlosigkeit, ein aufgeblähter Bauch oder häufiges Abtasten des Bauches können Zeichen sein, dass etwas aus dem Gleichgewicht geraten ist. Auch verändertes Stuhlverhalten oder ein Rückzug nach den Mahlzeiten verdienen achtsames Hinschauen.

Pflege mit Herz – Verdauung ganzheitlich begleiten

Gerade in der geriatrischen Pflege ist die Verdauung ein sensibles Thema – körperlich wie emotional. Blähungen, Übelkeit oder Völlegefühl treten häufig auf, sind jedoch oft schambesetzt und werden nicht spontan geäußert. Hier braucht es mehr als medizinische Versorgung: ein feines Gespür, Ruhe und vertraute Pflegeabläufe.

Pflege mit ätherischen Ölen kann ein wirksames, niedrigschwelliges Angebot sein, das Körper und Seele zugleich erreicht:

- **Duftende Abendroutine:** Eine sanfte Bauchmassage mit verdauungsfördernden ätherischen Ölen (z. B. Fenchel, Ingwer, Kardamom) im Uhrzeigersinn wirkt krampflösend, fördert die Peristaltik und vermittelt durch den wiederkehrenden Ablauf Sicherheit und Geborgenheit.
- **Aromavlies mit Pfefferminzöl:** Auf Kleidung oder Bettkante platziert, kann ein Vlies mit 1 Tropfen Pfefferminzöl über die Inhalation das Brechzentrum beruhigen – insbesondere bei Unwohlsein, Übelkeit oder in der Mobilitätseinschränkung.
- **Berührung und Duft:** Die Kombination aus achtsamer Berührung und Duft stimuliert das parasympathische Nervensystem, reduziert Stresshormone und baut Vertrauen auf – selbst bei Menschen mit Demenz oder Sprachverlust.
- **Roll-On bei Übelkeit:** Ein Roll-On mit verdünntem Pfefferminz- und Ingweröl auf Nacken oder Bauch aufgetragen kann durch thermische und olfaktorische Reize lindernd wirken – besonders bei Übelkeit oder medikamentös bedingtem Unwohlsein.

Pflege mit Herz bedeutet: Nicht nur Symptome zu behandeln, sondern geschützte Räume zu schaffen – für Entspannung, Vertrauen und stille Entlastung. Gerade bei intimen Themen wie der Verdauung braucht es Taktgefühl und das Bewusstsein: Auch kleine Gesten können große Wirkung entfalten.

Die »Bauchwohl-Massage«

- 2 Tropfen Pfefferminz
- 2 Tropfen Fenchel
- 1 Tropfen Ingwer
- 1 Esslöffel Jojobaöl

Anwendung: Nach dem Essen oder abends vor dem Schlafen die Mischung im Uhrzeigersinn auf den Bauch auftragen und sanft einmassieren. Die kreisenden Bewegungen helfen, die Verdauung zu aktivieren. Bei Bedarf mit einem warmen Tuch abdecken und 10–15 Minuten entspannen. Wohltuend bei Blähungen, Trägheit und Unruhe.

Anwendung bei Übelkeit, Blähungen und Verstopfung

- **Übelkeit lindern:** 1 Tropfen Ingweröl und 1 Tropfen Pfefferminzöl in eine Schüssel mit heißem Wasser geben und den Dampf langsam einatmen, um den Magen zu beruhigen.
- **Blähungen reduzieren:** 2 Tropfen Fenchelöl mit 1 Teelöffel Mandelöl mischen und sanft auf den unteren Bauch massieren.
- **Verstopfung lösen:** Eine warme Kompresse mit 2 Tropfen Pfefferminzöl und 2 Tropfen Ingweröl hilft, den Darm sanft zu entspannen und die natürliche Darmbewegung zu unterstützen.

Unterstützung der Leber- und Gallenfunktion durch Öle

Die Leber spielt eine Schlüsselrolle im Stoffwechsel und bei der Entgiftung. Bestimmte ätherische Öle können ihre Funktion sanft unterstützen.

- **Rosmarinöl** fördert die Entgiftung und regt die Gallenproduktion an.
- **Zitronenöl** unterstützt die Leberreinigung und hebt die Stimmung.
- **Geranienöl** hilft bei der Regulierung des Hormonhaushalts, der ebenfalls Einfluss auf die Verdauung hat.

Leberwickel

- 2 Tropfen Rosmarinöl
- 1 Tropfen Zitronenöl
- 1 Esslöffel Mandelöl

Anwendung: Tränke ein Tuch in warmem Wasser, wringe es aus und tropfe die Mischung darauf (gut verteilen). Lege den Umschlag auf die Leberregion (rechte Seite des Bauchs). Mit einem zweiten Tuch abdecken und 15 Minuten ruhen lassen.

Verdauungs-Roll-On

- 2 Tropfen Zitrone
- 1 Tropfen Ingwer
- 10 ml Mandelöl

Anwendung: Mischung in einen Roll-On füllen, bei Bedarf auf Magengegend oder Fußsohlen auftragen. Praktisch bei Übelkeit oder nach dem Essen.

Wechselwirkungen mit Medikamenten beachten
Bei regelmäßiger Medikamenteneinnahme, insbesondere von Magensäureblockern oder Blutverdünnern, sollte die Anwendung ätherischer Öle mit einem Arzt besprochen werden. Besonders Pfefferminze und Ingwer können die Wirkung von Medikamenten beeinflussen.

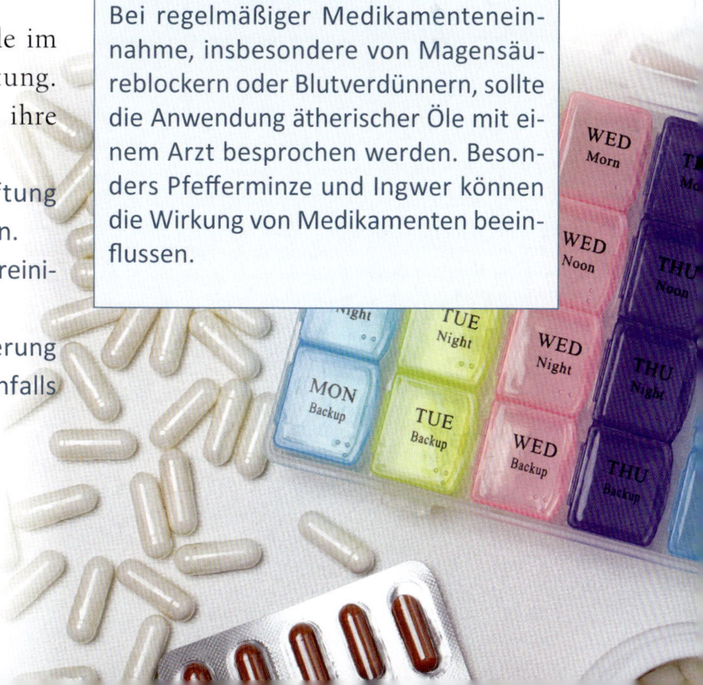

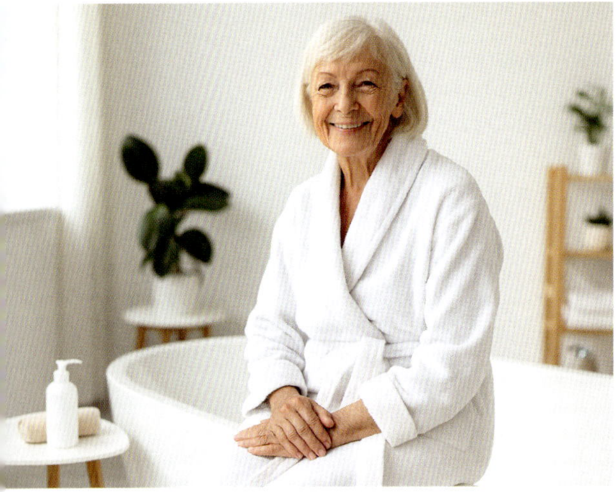

Weitere Wohlfühlideen

Bauchwohl-Diffuser-Mischung:
2 Tropfen Fenchel, 2 Tropfen Zitrone, 1 Tropfen Ingwer im Aroma-Diffuser vernebeln.

Sitzbad bei Blähungen – Entlastung für Bauch und Nervensystem:
3 Tropfen Basilikum und 2 Tropfen Fenchel, in 1 Esslöffel Sahne gelöst, in einem warmen Sitzbad auflösen und 20 Minuten entspannen. Dieses Sitzbad ist besonders am Abend wohltuend – wirkt entkrampfend und erdend.

Lebertee mit Zitrone:
1 Tasse Mariendisteltee zubereiten und 1 Tropfen Zitronenöl in Lebensmittelqualität mit ein wenig Honig in den Tee einrühren.

Wissenschaftliche Erkenntnisse – wenn Duft und Forschung sich die Hand reichen

Neuere Studien belegen eindrucksvoll, wie ätherische Öle den Verdauungstrakt, das Nervensystem und den Stoffwechsel positiv beeinflussen.

- **Pfefferminzöl bei Reizdarm:** Eine Metaanalyse aus 2019 zeigt, dass Pfefferminzöl die Symptome des Reizdarmsyndroms signifikant lindern kann – insbesondere Schmerzen, Blähungen und Stuhlunregelmäßigkeiten. Es wirkt krampflösend auf die glatte Muskulatur des Darms (über Kalziumkanäle).
  (Quelle: https://pubmed.ncbi.nlm.nih.gov/30785831)
- **Fenchelöl bei Blähungen und Verdauungsproblemen:** Studien mit Senioren und Babys zeigen: Fenchelöl lindert Blähungen und Koliken, verbessert die Darmbewegung und reduziert Unwohlsein. (Quelle: *Journal of Pediatrics*, 2003)
- **Ingweröl gegen Übelkeit:** Ingwer reduziert laut zahlreichen Studien Übelkeit – sowohl bei Reisekrankheit, nach Operationen als auch im Alter. Seine Wirkung ist mit gängigen Medikamenten vergleichbar, jedoch nebenwirkungsfrei. (Quelle: Cochrane Review, 2014)
- **Rosmarinöl zur Leberaktivierung:** Rosmarin aktiviert die Enzyme in Leber und Galle, regt die Entgiftung an

und kann bei fettiger Leber oder Müdigkeit nach dem Essen unterstützen. (Quelle: *Journal of Medicinal Food*, 2011)

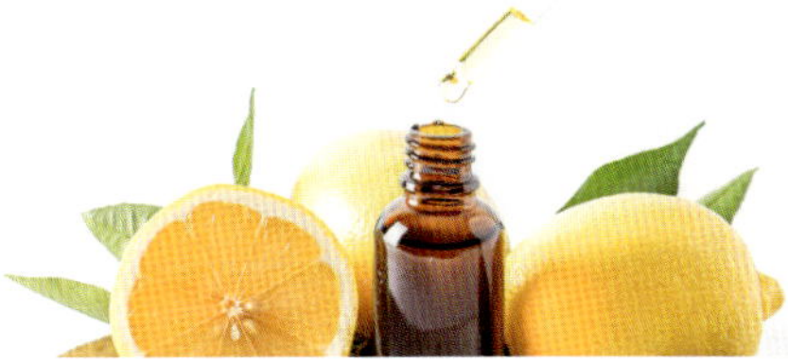

- **Zitronenöl – aktivierend und stimmungsaufhellend:** Zitrone regt die Peristaltik (Darmbewegung) an, wirkt basisch und klärt das Blut. Gleichzeitig hebt sie nachweislich die Stimmung, was wiederum die Verdauung unterstützt. (Quelle: *International Journal of Aromatherapy*, 2007)
- **Orangen- und Lavendelöl – die Darmschmeichler:** Orangenöl stimuliert die Ausschüttung von Verdauungssäften, während Lavendelöl die Magen-Darm-Achse über das Nervensystem beruhigt. Beide senken nachweislich Stress und fördern die Darmgesundheit. (Quelle: *Evidence-Based Complementary and Alternative Medicine*, 2012)
- **Der Bauch und die Psyche – eine innige Verbindung:** Stress, Angst oder Unruhe haben direkten Einfluss auf das Verdauungssystem. Ätherische Öle wie Basilikum, Kardamom oder Kamille beruhigen das vegetative Nervensystem – und somit auch Magen und Darm. (Quelle: *Gastroenterology*, 2016)

Ätherische Öle wirken auf mehreren Ebenen

Sie gelangen über die Nase direkt ins limbische System des Gehirns, über die Haut in den Blutkreislauf und bei innerer Anwendung über die Schleimhäute.

Sie modulieren Stress, entspannen die glatte Muskulatur, fördern Enzyme, stärken die Leberfunktion und bringen den gesamten Stoffwechsel in Harmonie.

Sie verbinden Duft, Wirkung und Wissenschaft – und werden so zu liebevollen Heilimpulsen für jeden Bauch, der nach Balance ruft.

Mutmachgeschichten: **Der Bauch, der wieder lächelte**

Otto war ein Mann, der das Leben früher in vollen Zügen genossen hatte. Essen war für ihn nicht nur Nahrung, sondern ein Fest – eine wohltuende Erfahrung für alle Sinne, die er gern mit Freunden und Familie teilte. Doch in den letzten Jahren hatte sich vieles verändert. Der Bauch, einst sein Freund, wurde zum stillen Gegner: Blähungen, Völlegefühl, Verstopfungen – sie raubten ihm die Lust am Essen.

»Es ist, als hätte mein Bauch mich vergessen«, sagte er leise zu Lena, seiner Therapeutin. »Früher konnte ich alles essen. Jetzt fühlt sich jede Mahlzeit wie ein Fehler an.«

Lenas sanfte Hilfe

Lena hörte aufmerksam zu und wusste, dass Otto nicht nur körperlich litt. »Vielleicht braucht Ihr Bauch einfach eine

Erinnerung – eine kleine Einladung, sich wieder wohlzufühlen. Möchten wir es mit einem Duft versuchen?«

Otto zuckte mit den Schultern. »Probieren wir's.«

Sie holte eine kleine, vorbereitete Mischung aus ihrer Tasche:

- 2 Tropfen Pfefferminzöl – klärend und krampflösend
- 2 Tropfen Fenchelöl – verdauungsfördernd, sanft, beruhigend
- 1 Tropfen Ingweröl – wärmend und belebend
- 1 Esslöffel Mandelöl als Träger

Lena wärmte das Öl in ihren Händen, und gemeinsam führten sie eine sanfte Bauchmassage durch – im Uhrzeigersinn, ganz achtsam.

»So massieren wir auch die Verdauung – mit dem Fluss, nicht dagegen«, erklärte sie. Otto nickte.

Nach ein paar Minuten lächelte er. »*Es ist warm. Ich spüre … Frieden.*«

Als Abschluss legte Lena ein warmes Tuch auf Ottos Bauch – getränkt in Kamillenhydrolat. »Das hilft beim Loslassen«, sagte sie leise.

Am nächsten Tag kam Otto wieder. »Ich weiß nicht, ob's nur Einbildung ist, aber ich habe gestern das erste Mal seit Monaten gegessen, ohne dass mein Bauch gestreikt hat«, sagte er mit einem schelmischen Grinsen.

Ein liebevoller Tagesanker

Lena nickte. »Dann lassen Sie uns eine schöne Gewohnheit daraus machen.«

Sie schrieb ihm ein einfaches Tagesprogramm auf:

Morgens: Ein Glas lauwarmes Wasser mit einem Tropfen Zitronenöl (in Lebensmittelqualität), aufgelöst in etwas Honig – zum Aufwecken der Leber.
Mittags: Eine Tasse Fencheltee mit einem Tropfen Pfefferminzöl in Honig verrührt – sanft gegen Blähungen.
Abends: Die Bauchwohl-Massage mit Fenchel, Pfefferminze und Ingwer – mit einem liebevollen Gedanken an den eigenen Körper.

Ein Wandel im Alltag

Nach zwei Wochen strahlte Otto. »*Mein Bauch ist nicht mehr in Aufruhr – kein Drücken, kein Ziehen. Einfach nur wohlig.*«

Lena freute sich über den Wandel. Sie wusste, dass die kleinen Fürsorgemomente und die liebevolle Pflege nicht nur Ottos Verdauung verbessert, sondern ihm auch ein Stück Lebensfreude zurückgegeben hatten.

Wenn der Bauch spricht – Gisela und die neue Leichtigkeit

Gisela, 78, war eine resolute Frau mit klarem Blick und warmem Herz. Doch ihr Bauch – der machte ihr schon seit Jahren zu schaffen. Mal war er hart, mal aufgedunsen, manchmal einfach nur »voll«. Keine Diät half. Keine Tablette hielt, was sie versprach. Der Bauch blieb bockig – und Gisela zunehmend ratlos.

»Ich weiß nicht mehr, was ich noch essen darf«, klagte sie.

Dann kam Lena – Aromatherapeutin mit Herz, Wissen und einer duftenden Kindheit voller Kräutererinnerungen. Schon beim ersten Treffen spürte Gisela: Diese Frau hört nicht nur zu – sie versteht. Sie hatte einen Plan, Giselas Verdauung neu zu beleben – sanft, individuell, ganzheitlich.

Morgens: Eine sanfte Bauchmassage mit Fenchel, Pfefferminze und einem Hauch Ingwer – verdünnt in Mandelöl. »Streicheln«, erklärte Lena liebevoll.

Mittags: Ein Glas Wasser mit 1 Tropfen Zitronenöl in Lebensmittelqualität. »Zitrone ist wie ein Sonnenstrahl für den Stoffwechsel«, sagte sie mit einem Lächeln.

Abends: Im Wohnzimmer verbreitete ein Diffuser mit Lavendel und Kardamom einen ruhigen Duft. »Zum Loslassen, zum Verdauen – von Essen, Gedanken, Emotionen.«

Und dazwischen: Kleine Dinge, die große Wirkung hatten – ein Wärmekissen, liebevolle Achtsamkeit beim Essen, tiefe Atemzüge in den Bauch.

Nach zwei Wochen war Gisela verändert. Leichter. Strahlender. Und sie lachte, als sie sagte: »*Mein Bauch hat wieder Luft zum Atmen. Ich spüre ihn – aber nicht mehr im Kampf. Ich glaube, er ist wieder mein Freund.*«

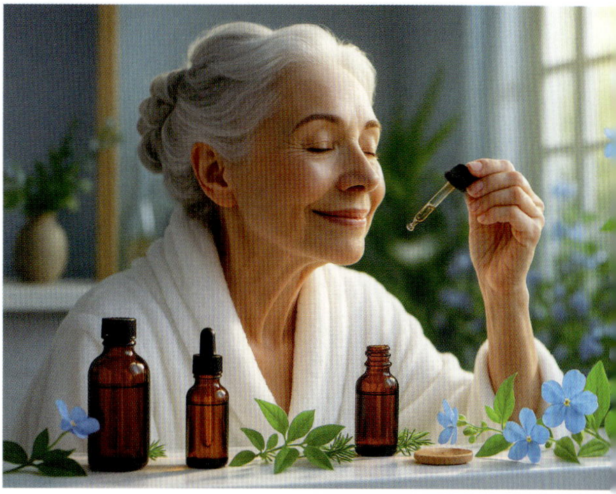

Verdauung und Hormone im Einklang – ein stiller Neubeginn

Die Verdauung ist eng mit dem neuroendokrinen System verbunden – sie reagiert auf Stress, emotionale Belastung und hormonelle Dysbalancen. Bauchbeschwerden sind oft stille Hinweise des vegetativen Nervensystems: Etwas ist aus der Ordnung geraten.

Ätherische Öle wie Fenchel, Ingwer, Pfefferminze und Rosmarin wirken spasmolytisch, verdauungsanregend und stimmungsstabilisierend. Über Duftreize, Hautrezeptoren und tiefer liegende neuroviszerale Bahnen fördern sie die parasympathische Regulation – und laden Körper und Seele ein, sich zu erinnern: an Rhythmus, an Wärme, an Vertrauen.

Manchmal beginnt die Regeneration nicht mit Maßnahmen, sondern mit Zuwendung – mit achtsamer Pflege, einem Hauch Duft und der Entscheidung, die eigene Mitte wieder wertzuschätzen.

8

Hormone im Wandel: Balance mit Duft, Nahrung und Achtsamkeit

Der Bauch: Wo Hormone, Erinnerungen und Verdauung sich begegnen

»Alter bedeutet nicht, dass Hormone abnehmen müssen.«
– nach D. Gary Young

Verborgene Botschaften des Körpers – was der Oma-Bauch über Hormone verrät

Eine Frage taucht häufig auf: Warum haben viele ältere Frauen einen dicken Bauch – wie im sechsten Monat? Was ist die Ursache dafür, und was kann dagegen getan werden?

Mit zunehmendem Alter verändert sich der Körper einer Frau auf vielen Ebenen – körperlich, hormonell, energetisch. Ein dicker Bauch ist kein Zufall, sondern oft eine stille Botschaft. Die Ursache ist nicht einfach »zu viel gegessen«. Es steckt mehr dahinter.

Hier sind einige liebevolle Erklärungen für den »Oma-Bauch«:

Die hormonelle Umstellung in den Wechseljahren: Der sinkende Östrogenspiegel verändert den Fettstoffwechsel. Der Körper speichert Fett im Bauchraum, um dort Östrogene aus Fettgewebe zu erzeugen, die er nun nicht mehr aus den Eierstöcken bekommt. Dieses Bauchfett ist also nicht »böse«, sondern ein Versuch des Körpers, einen hormonellen Ausgleich zu schaffen.
»Der Körper sorgt für sich selbst – aus Liebe zum Überleben.«

Schwaches Bindegewebe und Muskelabbau: Mit dem Alter erschlafft das Bindegewebe – besonders, wenn keine Bewegung, kein bewusstes Atmen, kein Dehnen und keine Kräftigung mehr stattfinden. Die Bauchdecke wird weicher, Organe sinken etwas ab – und der Bauch wölbt sich sichtbar nach vorn.
»Die Mitte sucht Halt und Stärkung.«

Blähbauch durch Verdauungsschwäche: Verdauungssäfte nehmen im Alter ab. Dazu kommt oft das Essen von viel Brot und wenig Bitterstoffen. Es wird zu wenig gekaut oder spät gegessen – und schon entsteht Gasbildung, Völlegefühl und eine sichtbare Wölbung.
Der Bauch sagt: *»Bitte hilf mir, leichter zu leben.«*

Leberträgheit und Wasseransammlungen: Die Leber staut – durch Medikamente, Zucker oder Umweltgifte. Stagnation sorgt für einen gestauten Stoffwechsel. Wasser lagert sich im Gewebe ein – der Bauch wirkt aufgedunsen.
Die Leber flüstert: »Entlaste mich, damit ich wieder fließen kann.«

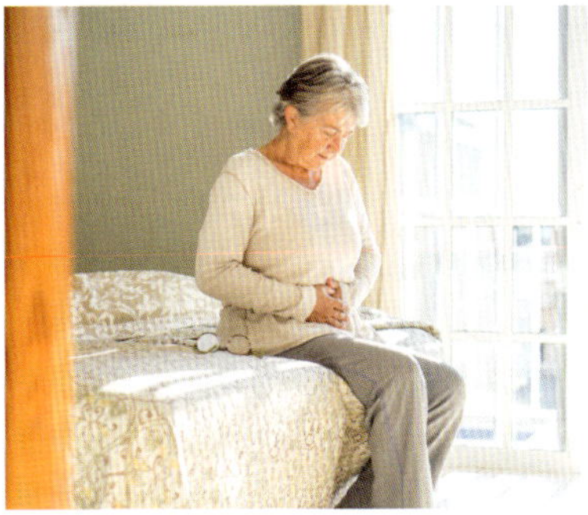

Unerlöste Emotionen und unverdautes Leben: Die weibliche Mitte trägt viele Geschichten – manche sind noch nicht »verdaut«.

Manchmal »trägt« die Frau noch etwas aus ihrer Vergangenheit.

Ein neues Bauchgefühl – weich, warm und wieder im Gleichgewicht

Der Bauch einer älteren Frau ist nicht »schlaff« oder »unschön«. Er ist ein *heiliges Erinnerungszentrum*, voll von Leben, Geburten, Träumen, nicht gelebter Sehnsucht – und tiefer Weisheit. Du kannst ihn liebevoll stärken, indem du ...

- basisch und bewusst isst,
- regelmäßig bitterstoffreiche Kräuter nutzt,
- mit Freude atmest und dich bewegst
- und ihn ehrst: mit einer sanften Berührung, mit einem Segen.

Düfte für Bauch und Balance – ätherische Öle zur sanften Regulation

Die Natur hält duftende Schätze bereit – gerade für diese Zeit des Wandels. Sie wirken nicht nur körperlich lindernd, sondern schenken auch ein Gefühl von Geborgenheit, Vertrauen und innerer Zentrierung.

Manchmal ist es nicht nur der Körper, der Entlastung sucht, sondern auch das Gemüt, das einen Ort braucht, an dem es sich sicher fühlt. Ätherische Öle wie Fenchel, Kardamom oder römische Kamille wirken wie eine sanfte Hand, die beruhigt, ausgleicht und erinnert: »*Hier darf alles zur Ruhe kommen.*«

In dieser neuen Harmonie beginnt der Bauch wieder zu lauschen – auf das Leben, auf die Bedürfnisse, auf das, was wirklich nährt.

Düfte, die die Mitte stärken – ätherische Öle für innere Stabilität

In dieser besonderen Lebensphase erinnere dich an deine duftenden Begleiter – sie wirken sanft, stärkend und tiefgehend. Ätherische Öle verbinden Körper und Geist, lindern Beschwerden und erinnern dich daran: Dein Bauch ist nicht nur ein Zentrum der Verdauung – er ist ein Raum der Weisheit, der gehalten und geachtet werden möchte.

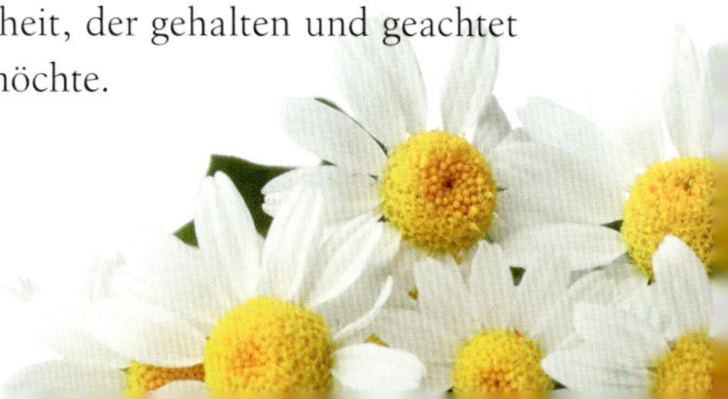

Doch Düfte können noch mehr

Sie wirken nicht nur über ihre Pflanzenkraft – sie tragen Informationen in sich. Informationen, die dem Körper helfen, sich zu erinnern: an Harmonie, an Lebenskraft, an den natürlichen Rhythmus. Besonders in der hormonellen Umstellung – bei Frauen wie bei Männern – sind sie milde, kraftvolle Begleiter.

Für Frauen im Wandel

- **Muskatellersalbei** reguliert auf sanfte Weise den Hormonhaushalt und fördert die innere Balance.
- **Fenchel** unterstützt die Verdauung, wirkt entkrampfend und erleichternd bei Blähbauch.
- **Geranie** harmonisiert Emotionen, bringt neue Lebensfreude und Leichtigkeit und unterstützt die Nebennieren.
- **Lavendel** beruhigt die Nerven, lindert Spannungszustände und bringt Frieden in die Bauchmitte.
- **Ingwer** wärmt, regt den Stoffwechsel an und stärkt die Mitte.
- **Ylang-Ylang** schenkt Sinnlichkeit, Leichtigkeit und öffnet das Herz.
- **Weihrauch** stärkt das Hormonsystem und schenkt innere Klarheit.
- **Zypresse** fördert den Lymphfluss, stärkt die Nervenkraft und innere Aufrichtung und wirkt entwässernd und stärkend.

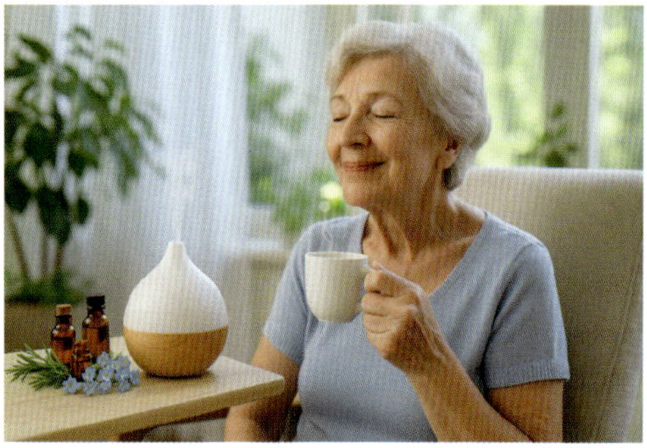

Anwendung für Frauen

Abendliche Pflegeroutine für den Hormonfluss

- 1 Tropfen Muskatellersalbei
- 1 Tropfen Geranie
- 1 Teelöffel Mandelöl

Anwendung: Sanft auf den Unterbauch einmassieren. Beide Hände auflegen. Danken.

Herzöffnung bei hormoneller Tieflage

- 1 Tropfen Ylang-Ylang auf die Herzgegend
- 1 Tropfen Weihrauch auf die Stirn

Anwendung: Nimm 3 tiefe Atemzüge – sanft, bewusst, friedvoll.

Warmes Entspannungsbad

- 2 Tropfen Muskatellersalbei
- 2 Tropfen Zypresse
- 2 Tropfen Lavendel
- 1 Handvoll Badesalz
- 1 Teelöffel Trägeröl

Anwendung: Im warmen Wasser 20 Minuten baden, weich werden und loslassen.

Für Männer in ihrer Reifung – Klarheit, Kraft und innere Rückkehr

Auch Männer durchlaufen mit zunehmendem Alter hormonelle Veränderungen – besonders ein allmählicher Rückgang von Testosteron, DHEA und anderen androgenspezifischen Botenstoffen kann sich in Form von Antriebslosigkeit, innerer Unruhe oder stiller Müdigkeit zeigen. Dieser Rückzug ins Innere ist kein Schwächezeichen, sondern oftmals ein unbewusster Ruf nach Neuausrichtung.

- **Zedernholz** – das Öl der Würde – fördert Testosteron, Stabilität und Standhaftigkeit.
- **Rosmarin** weckt Lebenslust und Durchblutung, stärkt Nebennieren und Geist.
- **Sandelholz** – still und tief – fördert innere Stärke, Spiritualität und männliche Intuition.
- **Zitrone** – frisch, klar, entschlackend – ist hilfreich bei Bauchansatz, Trägheit und Leberbelastung.
- **Ylang-Ylang** ist auch ein Öl für Männerherzen – bringt Ausgleich, Gefühl und Würde zurück.
- **Weihrauch** unterstützt Entscheidungen, Übergänge und die Rückverbindung zur Essenz.

Ätherische Öle können diesen Übergang sanft begleiten. Sie wirken tonisierend, klärend und stabilisierend – sowohl auf hormonelle Regulation als auch auf das emotionale Gleichgewicht. Über das limbische System sprechen sie tiefer liegende Ebenen an, die für Erdung, Vitalität und Selbstwahrnehmung entscheidend sind.

In dieser Lebensphase geht es nicht darum, Leistung zu steigern, sondern Präsenz zu vertiefen. Ätherische Öle schenken Raum für diesen stillen Neubeginn: klar, zentriert, würdevoll.

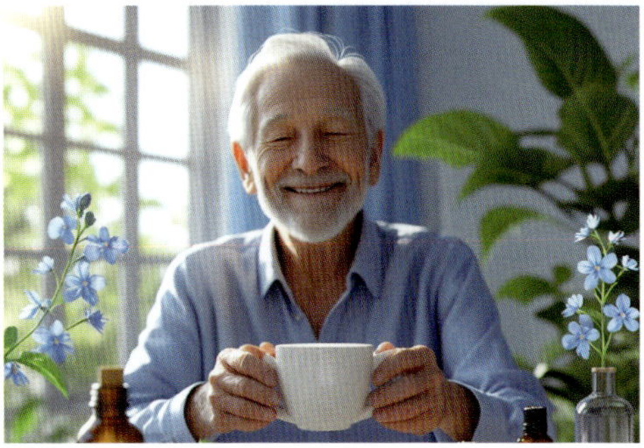

Anwendung für Männer

Morgendliches Vitalöl

- 1 Tropfen Rosmarin
- 1 Tropfen Zedernholz
- 1 Tropfen Zitrone
- 15 ml Trägeröl

Anwendung: Öle in Trägeröl mischen und auf Brust oder Füße auftragen.

Abendritual

- 1 Tropfen Sandelholz
- 1 Tropfen Weihrauch
- 1 Tropfen Ylang-Ylang
- 15 ml Trägeröl

Anwendung: Auf Nacken und Brustbein reiben oder ein wenig in die Handflächen geben und tief einatmen.

Bad der Kraft

- 2 Tropfen Zedernholz
- 2 Tropfen Rosmarin
- 2 Tropfen Sandelholz
- 1 Handvoll Bittersalz
- 1 Teelöffel Trägeröl

Anwendung: In warmem Bad lösen, 20 Minuten – mit einem inneren JA – regenerieren.

Mikronährstoffe für das hormonelle Gleichgewicht

Der Körper braucht nicht nur Impulse aus der Pflanzenwelt, sondern auch gezielte Bausteine – Vitamine, Mineralstoffe, Spurenelemente –, um seine hormonelle Balance zu bewahren oder wiederzufinden. Besonders im reiferen Alter ist die bewusste Zufuhr dieser Substanzen wie eine liebevolle Unterstützung für das feine Orchester der körpereigenen Botenstoffe.

Wichtige Nährstoffe für Frauen

- **Vitamin D_3 + K** unterstützen Knochen, Immunfunktion und Hormonregulation. Vitamin D ist auch an der Bildung von Progesteron beteiligt. Auch Pflanzenstoffe wie Diosgenin aus der Yamswurzel fördern eine sanfte hormonelle Balance – besonders in Übergangszeiten wie der Menopause.
- **Magnesium** beruhigt das Nervensystem, lindert Muskelverspannungen, unterstützt die Schilddrüse und fördert einen guten Schlaf.
- **Vitamin B-Komplex** fördert die Hormonproduktion und reguliert Stimmung sowie Nervenbalance.
- **Omega-3-Fettsäuren** wirken entzündungshemmend, stimmungsaufhellend, hormonunterstützend – besonders wertvoll bei Hitzewallungen und Erschöpfung.
- **Zink, Mangan, Selen** stärken die Nebennieren und verbessern die hormonelle Signalübertragung.
- **Maca, Mönchspfeffer-Extrakt in standardisierter Form und Yamswurzel** zählen zu den Pflanzen, die regulierend auf das Verhältnis von Östrogen und Progesteron einwirken – ihre Anwendung sollte jedoch stets individuell abgestimmt erfolgen.

Pflanze	Hauptwirkung	Form/Anwendung
Maca	Stärkt die Nebennieren, wirkt adaptogen	Pulver, Kapseln
Mönchspfeffer	Reguliert über die Hypophyse den Zyklus	Tabletten/Kapseln
Yamswurzel	Enthält Diosgenin (Progesteron-Vorstufe)	Creme (pflanzlich)

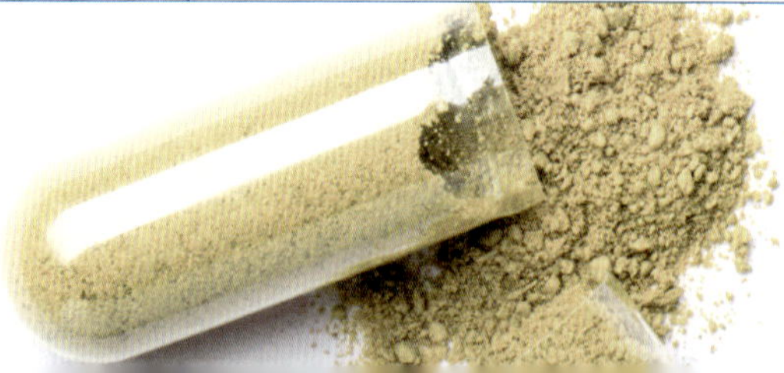

Für Männer besonders unterstützend

- **Zink** ist unverzichtbar für die Testosteronbildung und eine gute Spermienqualität.
- **Vitamin D_3** ist wichtig für den Testosteronspiegel, die Stimmungslage und stabile Knochen.
- **L-Arginin und L-Citrullin** unterstützen die Gefäßgesundheit und fördern die Durchblutung.
- **Coenzym Q10** fördert die Zellenergie und steigert die Vitalität – besonders bei nachlassender Kraft.
- **Ashwagandha** – das »männliche Adaptogen« – wirkt ausgleichend bei Stress, stabilisierend und hormonregulierend.

Nährstoffe sind nicht nur Materie – sie sind stille Helfer, die dich durch den Wandel tragen. Mit Achtsamkeit gewählt, können sie dich wieder sanft und wirkungsvoll ins Gleichgewicht bringen.

Duft und Fürsorge – natürliche Wege zur Hormonbalance

Der Körper reift, das Herz wird weicher – und mit jedem Jahr wächst das Bedürfnis nach innerem Gleichgewicht, Klarheit und Geborgenheit. Besonders in den Jahren nach den Wechseljahren – oder in der stillen Veränderung des männlichen Körpers – können Hormone liebevoll begleitet werden.

Duftende Begleiter im Alltag

- Eine sanfte Einreibung des Unterbauchs mit **Muskatellersalbei** und **Geranie** schenkt Wärme und neue Kraft für das weibliche Hormonsystem.
- Männer fühlen sich oft durch **Zedernholz, Rosmarin** und **Zitrone** gestärkt – besonders am Morgen zur vitalen Einstimmung.
- **Weihrauch** und **Ylang-Ylang** verbinden das Körperliche mit dem Inneren – sie beruhigen den Atem, lösen Spannungen und öffnen einen Raum für Stille, in dem sich Körper und Seele wieder begegnen.

Wärme und hormonelle Balance

- Eine **duftende Kompresse** auf dem Unterbauch mit 2 Tropfen Muskatellersalbei und 1 Tropfen Zypresse entspannt nicht nur den Bauch, sie berührt auch das Herz.
- Ein **Aromabad** mit Lavendel, Rosengeranie und etwas Honig im Badewasser bringt Körper und Emotionen in Einklang.

Wärmeanwendungen wie Kompressen oder Aromabäder wirken nicht nur entspannend, sie fördern auch die Durchblutung im Bauchraum und aktivieren das parasympathische Nervensystem. Auf diese Weise unterstützen sie die natürliche Rhythmik hormoneller Prozesse, z. B. im Bereich der Eierstöcke, Nebennieren und Schilddrüse. Ätherische Öle wie Muskatellersalbei, Rosengeranie oder Fenchel entfalten in warmem Wasser ihre hormonell ausgleichende Wirkung besonders tiefgreifend – sanft, zyklusregulierend und stimmungsstabilisierend.

Wertvolle Hinweise für ältere Frauen

- Sprich deinem Bauch gut zu. Er ist nicht »zu dick«, sondern ein Raum der Weisheit, Erinnerung und Schöpferkraft.
- Ehre deine Mitte mit sanften Massagen, duftenden Pflegeanwendungen und achtsamer Berührung.
- Ein Tropfen **Geranienöl** über dem Herzpunkt (Herz-Chakra) hilft, wenn die Stimmung schwankt oder die innere Stimme leise wird.

Für Männer in der Veränderung

- Achte auf das Morgenlicht – Licht regt die **Testosteronbildung** an.
- Beginne den Tag mit einem Tropfen **Rosmarin** in der Dusche – auf den Handflächen verreiben und tief einatmen.
- Ein **Roll-On** mit **Zedernholz, Sandelholz** und **Zitrone,** auf die Herzgegend aufgetragen, kann ermutigen und erden.

Manchmal reicht ein Tropfen Duft, ein liebevoller Blick in den Spiegel oder ein bewusstes Atemholen – und der Fluss des Lebens beginnt wieder sanft zu fließen.

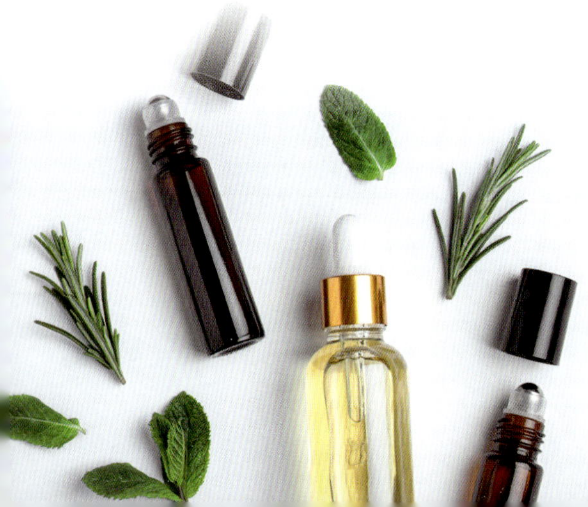

Pflegerezepte – duftende Begleiter für hormonelle und innere Harmonie

Herzöffnung bei hormoneller Tieflage:

- 1 Tropfen Ylang-Ylang – auf die Herzgegend
- 1 Tropfen Weihrauch – auf die Stirn

Anwendung: 3 tiefe Atemzüge nehmen – langsam, friedvoll.

Bad der Mitte – für Männer und Frauen:

- 2 Tropfen Muskatellersalbei
- 2 Tropfen Zypresse
- 2 Tropfen Lavendel
- 1 Handvoll Bittersalz
- 1 Teelöffel Trägeröl

Anwendung: Die Öle im Salz gut mischen und ins warme Bad geben und 20 Minuten entspannt baden. Kann auch als Sitzbad oder feuchtwarme Kompresse auf Unterbauch oder Leber genutzt werden.

Stärkung am Morgen – Hormon-Kick für Männer:

- 1 Tropfen Rosmarin
- 1 Tropfen Zedernholz
- 1 Tropfen Zitrone
- 1 Teelöffel Trägeröl

Anwendung: Öle in Trägeröl mischen und auf Brust, Rücken oder Fußsohlen auftragen.

Innerer Frieden bei Unruhe (für Frauen):

- 2 Tropfen Weihrauch
- 1 Tropfen Geranie
- 10 ml Trägeröl

Anwendung: Öle in Trägeröl mischen und als Roll-On auf Handgelenke und Nacken auftragen.

Hormonelles Wohlfühlbad (bei Stimmungsschwankungen):

- 2 Tropfen Ylang-Ylang
- 2 Tropfen Bergamotte
- 1 Handvoll basisches Badesalz
- 1 Teelöffel Trägeröl

Anwendung: Öle in Salz mischen, im warmen Wasser auflösen – bringt Körper, Emotion und Seele in Einklang.

Körperöl zur hormonellen Stabilisierung:

- 3 Tropfen Fenchel
- 2 Tropfen Geranie
- 1 Tropfen Zypresse
- 30 ml Trägeröl (Jojobaöl)

Anwendung: Öle in Jojobaöl mischen, morgens und/oder abends auf den Unterbauch oder Solarplexus einmassieren.

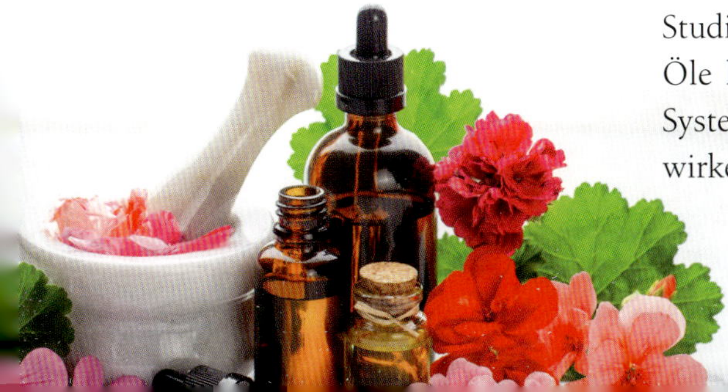

Raumspray für hormonelle Harmonie:

- 5 Tropfen Lavendel
- 3 Tropfen Muskatellersalbei
- 2 Tropfen Rosengeranie
- 100 ml destilliertes Wasser plus 1 Teelöffel Alkohol

Anwendung: Alle Zutaten in eine Sprühflasche geben, gut schütteln und vor jedem Gebrauch erneut schütteln.

Atem-Anker bei hormonellem Stimmungstief:

- 1 Tropfen Ylang-Ylang

Anwendung: In die Handflächen geben, verreiben, Hände vor das Gesicht halten und bewusst dreimal tief durchatmen.

Wissenschaftliche Erkenntnisse – Hormone, Düfte und die neue Balance

Hormonelle Veränderungen im Alter betreffen nicht nur Frauen – auch Männer erleben einen natürlichen Rückgang wichtiger Botenstoffe. Die moderne Forschung erkennt zunehmend an, wie fein die hormonellen Rhythmen auf Duft, Emotion, Ernährung und innere Haltung reagieren.

Ätherische Öle wirken auf hormonelle Regelkreise

Studien zeigen, dass bestimmte ätherische Öle harmonisierend auf das endokrine System – also das Hormonsystem – einwirken. Oft erfolgt ihre Wirkung über das limbische System, den Hypothalamus und die Hypophyse – zentrale Bereiche im Gehirn, die über den Geruchssinn emotionale und hormonelle Reaktionen regulieren.

- **Muskatellersalbei** (*Salvia sclarea*) enthält natürliche **Phytoöstrogene**, wirkt positiv auf Östrogenrezeptoren und kann **Hitzewallungen** sowie hormonbedingte Stimmungsschwankungen lindern. (Studie: https://pubmed.ncbi.nlm.nih.gov/26385124)
- **Fenchelöl** (*Foeniculum vulgare*) besitzt östrogenähnliche Effekte, wirkt regulierend auf den weiblichen Zyklus und wird traditionell bei **Wechseljahresbeschwerden** eingesetzt. (Quelle: *Journal of Ethnopharmacology*, 2011, https://pubmed.ncbi.nlm.nih.gov/21277018)
- **Geranie** (*Pelargonium graveolens*) wirkt über das vegetative **Nervensystem** ausgleichend, unterstützt die **Nebennierenfunktion** und fördert emotionale Balance. (Quelle: *Phytotherapy Research*, https://pubmed.ncbi.nlm.nih.gov/24078222)
- **Ylang-Ylang** (*Cananga odorata*) wirkt angstlösend, blutdrucksenkend und stimmungsaufhellend – besonders hilfreich bei hormoneller Dysbalance. (Quelle: *Evidence-Based Complementary and Alternative Medicine*, 2013, https://pubmed.ncbi.nlm.nih.gov/24455201)
- **Zedernholz** (*Cedrus atlantica*) unterstützt die **Testosteronproduktion** und wird in der Männergesundheit zunehmend geschätzt. (Quelle: *Journal of Natural Products*, 2010, https://pubmed.ncbi.nlm.nih.gov/20152006)

Düfte wirken auf den Hypothalamus – das Steuerzentrum der Hormone

Der Hypothalamus ist eine zentrale Schaltstelle im Gehirn: Er reguliert Körperfunktionen wie Temperatur, Schlaf, Hunger – und insbesondere auch Hormone. Düfte wie **Lavendel, Weihrauch** oder **Muskatellersalbei** senden über den Geruchsnerv direkte Impulse an diese Region und entfalten dort ihre ausgleichende Wirkung.

Epigenetik und ätherische Öle

Forschungen zeigen: Natürliche Substanzen – auch Duftmoleküle – wirken epigenetisch. Sie beeinflussen, wie Gene aktiviert oder abgeschaltet werden, ohne die DNA selbst zu verändern. Besonders **Weihrauch, Ylang-Ylang** und **Zitrone** zeigen in Zellstudien Auswirkungen auf entzündungshemmende, zellschützende und hormonaktive Signalwege.

Studienauszüge:

- **Lavendelöl bei postmenopausalen Schlafstörungen** zeigt eine signifikante Verbesserung der Schlafqualität nach vierwöchiger Anwendung.
  (Quelle: *Iran University of Medical Sciences*, 2016, https://pubmed.ncbi.nlm.nih.gov/27168680)
- **Muskatellersalbei senkt Cortisolspiegel:** Eine Studie zeigte reduzierte Stresshormone bei Frauen in den Wechseljahren.
  (Quelle: *International Journal of Neuroscience* (2013), https://pubmed.ncbi.nlm.nih.gov/24229506)

- **Fenchelöl bei Hitzewallungen:** Eine randomisierte Doppelblindstudie ergab eine positive Rückmeldung von über 80%. (Quelle: *Shiraz Medical University*, 2014, https://pubmed.ncbi.nlm.nih.gov/24949237)
- **Ylang-Ylang** und **Rosmarin** steigern das Testosteronlevel und die kognitive Leistung bei Männern. (Quelle: *Yokohama City University*, 2020, https://pubmed.ncbi.nlm.nih.gov/32092884)

Hormone sind fein abgestimmte Botenstoffe, die auf weit mehr reagieren als nur auf Medikamente. Sie können durch Faktoren wie Licht, Bewegung, Schlafrhythmus, Berührung und auch durch Duftimpulse beeinflusst werden. Eine ganzheitliche Unterstützung des Hormonsystems schließt daher Lebensstil, Ernährung, seelisches Gleichgewicht und gezielte Anwendungen mit ätherischen Ölen mit ein.

»Hormonbalance beginnt nicht in der Apotheke, sondern in der Art, wie wir leben, fühlen und auf uns achten.«

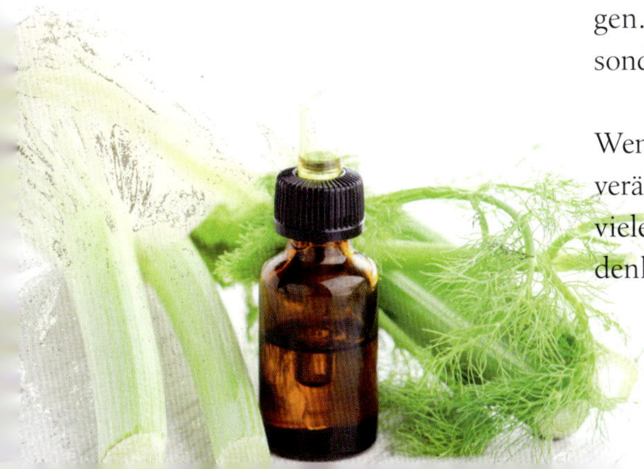

Mutmachgeschichten: **Der stille Wandel – Peter findet zurück in seine Kraft**

Peter, 69, war lange Zeit stark und schweigsam gewesen. Nach seiner Pensionierung verlor er plötzlich Energie. »Ich bin nicht mehr der Alte«, sagte er. »Schlapp, gereizt, mein Bauch wächst, meine Lebensfreude schrumpft.«

Im Gespräch mit Lena sprach er zum ersten Mal über die stille Angst, alt zu werden. Sie schlug vor, mit einem morgendlichen Duftöl zu beginnen – nur für ihn. »Kein Firlefanz«, sagte er, »aber ich probier's.«

Sein Rezept:

- 1 Tropfen Rosmarin – für die Lebensgeister
- 1 Tropfen Zedernholz – für den inneren Halt
- 1 Tropfen Zitrone – für die Klarheit
- In 1 Teelöffel Trägeröl auf Brust und Rücken einmassiert

Nach zwei Wochen sagte er: *»Ich kann wieder durchatmen.«*

Nach vier Wochen: *»Ich fühle mich wie ein alter Baum – mit Kraft im Stamm.«*

Und manchmal ist es genau das: Ein Tropfen, ein Gespräch, ein neuer Morgen. Der stille Wandel ist kein Verlust, sondern der Beginn einer neuen Tiefe.

Wenn sich das männliche Hormonsystem verändert – oft ab Mitte 50 –, beginnt für viele Männer ein leiser Prozess des Umdenkens. Die Kraft lässt nach, das Was-

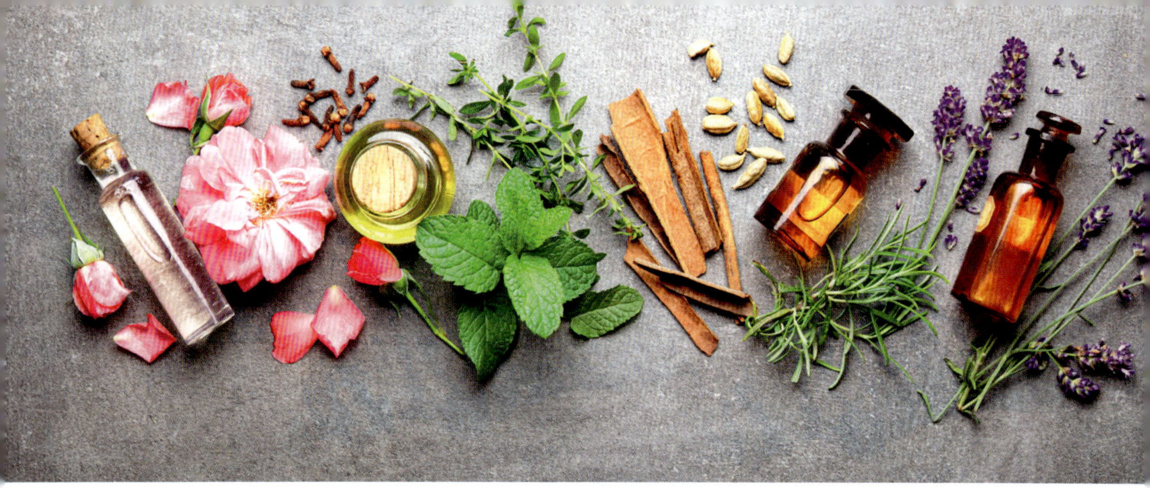

serlassen wird schwieriger, die Nächte unruhiger. Die Prostata drückt – und das seelische Gleichgewicht gerät in Schieflage.

Viele Ärzte greifen in dieser Phase zu Medikamenten wie Dutaglandin®, einer Kombination aus Dutasterid (hemmt DHT) und Tamsulosin (entspannt die Muskulatur der Harnwege). Doch zu welchem Preis?

Das Ziel ist richtig – aber der Weg oft zu grob

Diese synthetischen Eingriffe bringen häufig **unerwünschte Nebenwirkungen** mit sich:

- Erektionsstörungen, Libidoverlust, Ejakulationsprobleme, Müdigkeit, Schwindel, Brustvergrößerung oder Brustempfindlichkeit (Gynäkomastie), Herzschwäche (verminderte Herzleistung), rinnende Nase (ähnlich wie bei Heuschnupfen), hormonelle Dysbalancen, die auch nach dem Absetzen fortbestehen können

Die Natur geht einen anderen Weg

Pflanzen wie **Sägepalme, Kürbiskerne, Myrte, Sandelholz, Weihrauch, Copaiba** sowie **Zink** und sanfte Begleiter wie ein Antioxidantiensaft (aus chinesischen Wolfsbeeren, Heidelbeeren, Himbeeren und ätherischen Ölen) unterstützen die hormonelle Balance auf intelligente, regulierende Weise.

Ätherische Öle

- **modulieren** – statt zu blockieren,
- **harmonisieren** – statt zu unterdrücken,
- **erinnern** den Körper an seine eigene Ordnung.

Der Unterschied ist nicht nur physiologisch, er ist eine Haltung: Würde statt Nebenwirkung, Rhythmus statt Eingriff, Heilung statt Kontrolle.

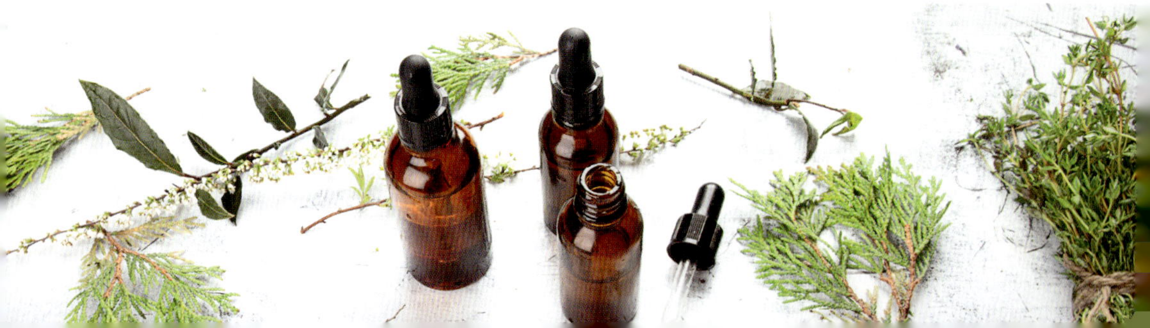

Endlich wieder durchschlafen

Herr M., 71, ein ehemaliger Handwerksmeister, lebte seit dem Tod seiner Frau allein. Er sprach nicht viel, war stolz – und nahm Beschwerden lieber hin, als sich helfen zu lassen. Aber die Nächte wurden zur Qual. Zweimal, dreimal, viermal stand er auf. Schlaflosigkeit, Unruhe, ständiger Harndrang.

Als seine Tochter ihm zum Geburtstag ein »Pflegeset für Männergesundheit« schenkte – mit Kürbiskernöl, einigen Ölen und einer handgeschriebenen Anleitung –, rollte er erst die Augen. Aber er probierte es, weil er sie liebte – und weil er nichts mehr verlieren konnte.

- Er begann, abends ein Sitzbad mit **Kamille** und **Zypresse** zu nehmen.
- Er massierte sich mit dem Öl den Unterbauch – erst zögerlich, dann mit Hingabe.
- Und morgens nahm er einen Tropfen **Copaiba** in einem Löffel Honig.

Nach drei Wochen schlief er zum ersten Mal durch. Er wachte morgens auf und wusste nicht, ob er träumte. Er stand auf, ging ins Bad – ohne Druck, ohne Eile. Er sah sich im Spiegel an und sagte: *»Na, geht doch, alter Kerl.«* Und ab da war die Routine heilig.

Ein Tropfen Duft, ein stiller Moment, ein neues Gefühl von Stärke.

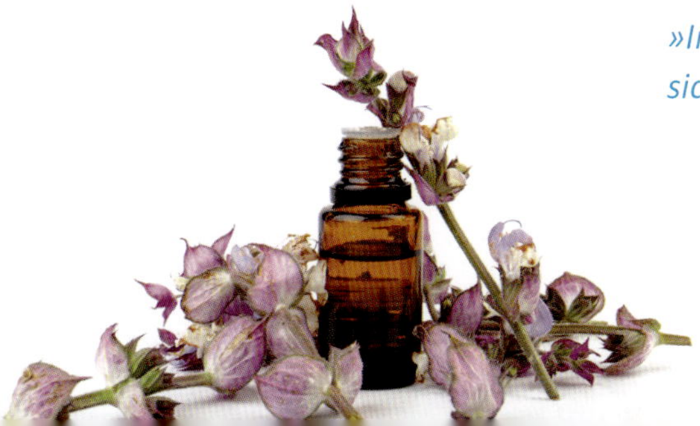

Wenn die Hormone wieder tanzen lernen

Renate, 61, kam mit feuchten Augen zur Aromatherapiegruppe. »Ich schlafe kaum. Schwitze nachts. Weine grundlos. Ich kenne mich nicht wieder.«

Sie erhielt eine liebevolle Abendanwendung:

1 Tropfen Muskatellersalbei, 1 Tropfen Geranie in Mandelöl auf den Unterbauch reiben, danach einen warmen Umschlag und die Hände auflegen mit dem Satz: *»Ich bin in Balance. Ich bin Frau.«*

In der Woche darauf berichtete sie: *»Ich habe wieder geschlafen. Geträumt. Und heute Morgen gesungen – einfach so.«* Die Hormone hatten nicht nur ihren Rhythmus gefunden, auch ihre Emotionen waren wieder eingestimmt.

Ein Tropfen Duft kann erinnern – an das Leuchten in dir, an die Kraft deiner Weiblichkeit, an die Würde des Alters. Wenn Hormone sich wandeln, tanzen deine Atome neu – in einem Rhythmus, der sanfter, tiefer, weiser ist.

Ätherische Öle berühren diesen inneren Tanz, still und kraftvoll. Sie helfen dir, dich in jedem Lebensabschnitt neu zu finden. Nicht als Kopie des früheren, sondern als Geschenk des Jetzt.

»In der Schwingung des Lebens erinnert sich der Körper an seine Balance.«

9

Ätherische Öle für die Atemwege

Wenn das Atmen schwerfällt – wie duftende Essenzen Weite und Erleichterung schenken

»Jeder Tropfen ätherischen Öls trägt die Absicht der Schöpfung in sich.«
– nach D. Gary Young

Die Atmung ist mehr als ein physiologischer Vorgang – sie ist unsere erste Verbindung zum Leben. Mit dem ersten Atemzug beginnt unsere Reise hier auf Erden, mit dem letzten endet sie. Dazwischen begleitet uns jeder Atemzug still und kontinuierlich – ein lebenswichtiger Rhythmus, der Körper, Geist und Seele miteinander verbindet.

Atem – der Hauch des Göttlichen

In der spirituellen Betrachtung ist die Atmung nicht nur ein biologischer Prozess, sondern Ausdruck einer tieferen Verbindung: Der Atem ist Träger von Lebenskraft – ein leiser Impuls aus der höchsten Quelle. Die Lunge mag das Organ sein, doch was wir einatmen, ist mehr als nur Sauerstoff. Es ist die Liebe Gottes, die uns ins Dasein rief und uns in jedem Moment am Leben erhält.

Wenn das Atmen schwerer fällt

Im Alter verändert sich der Atemrhythmus: Die Atemmuskulatur wird schwächer, die Schleimhäute trockener, das Flimmerepithel – zuständig für die Selbstreinigung der Atemwege – wird träge, und die Lungenkapazität nimmt ab. So wird das Atmen anstrengender und weniger effizient.

Unsere Atemwege sind sensible Kontaktflächen zur Umwelt. Hier trifft Sauerstoff auf Zellstoffwechsel, hier werden Reize wahrgenommen, gefiltert und verarbeitet. Kommt es zu Störungen – durch trockene Luft, Infekte oder chronische Erkrankungen –, leidet oft nicht nur die körperliche Vitalität, sondern auch das emotionale Wohlbefinden.

Deshalb ist es umso wichtiger, dem Atem wieder bewusste Aufmerksamkeit zu schenken – nicht nur zur Förderung der Lungenfunktion, sondern auch als Quelle innerer Ruhe und Stabilität.

Was die Atemkraft im Alter schwächt und was dahintersteckt

Zahlreiche äußere und innere Faktoren wirken sich auf die Atemfunktion aus – oft in Kombination mit: Bewegungsmangel, Nebenwirkungen von Medikamenten, trockene Raumluft – vor allem bedingt durch Heizungswärme, zu wenig Frischluftzufuhr sowie seelische Belastung oder emotionale Enge

Die Lungen werden müde, plötzlich braucht es mehr Kraft, um zu atmen. All diese Einflüsse erschweren nicht nur das Atmen, sondern schwächen zugleich die körperliche Abwehr. Infekte dringen tiefer in die Bronchien ein, dauern länger und zehren an der Energie. Betroffene fühlen sich oft kraftlos, verlieren die Freude.

Häufige Atemwegsprobleme im Alter

Mit zunehmendem Alter häufen sich bestimmte Atemwegserkrankungen. Zu den häufigsten Herausforderungen gehören:

- **Chronische Bronchitis** – wiederkehrende Entzündungen, die das Abhusten erschweren und das Atmen belasten.
- **Atemwegsinfekte**, z. B. Erkältung oder Grippe, die langsamer abheilen und das Immunsystem fordern.
- **Allergien** – empfindliche Reaktionen auf Staub, Pollen oder Tierhaare.
- **Abnehmende Lungenfunktion** – verminderte Sauerstoffaufnahme, häufig verbunden mit Müdigkeit, Schwäche und Atemnot.

Diese Veränderungen erfordern eine ganzheitliche Unterstützung – nicht nur mit Medikamenten, sondern auch durch natürliche Anwendungen, die Atemerleichterung schaffen und die Selbstregulation fördern.

Ätherische Öle – als hoch konzentrierte Botenstoffe der Pflanzen – wirken genau dort: Sie **öffnen die Atemwege, reinigen die Luft, beruhigen gereizte Schleimhäute** und erinnern den ganzen Menschen an diesen ursprünglichen Lebensfluss – an das Licht, das in jedem Atemzug wohnt.

Prävention – dem Atem Raum geben, bevor er ins Stocken gerät

Vorbeugung bedeutet nicht, dem Leben auszuweichen, sondern ihm frühzeitig unterstützend zu begegnen. Atemwege und Immunsystem lassen sich durch einfache Mittel stärken: **Licht, frische Luft, Bewegung und Achtsamkeit im Alltag.**

Bereits ein täglicher Spaziergang an der frischen Luft kann viel bewirken. Der natürliche Sauerstofffluss regt die Lungenfunktion an, das Tageslicht fördert die Bildung von Vitamin D und stabilisiert den zirkadianen Rhythmus – beides stärkt die Immunantwort. Für Menschen mit eingeschränkter Mobilität genügt oft schon ein Platz am geöffneten Fenster: Tiefes Einatmen, der Kontakt mit Wind, Licht und Naturklängen – auch das wirkt.

Gleichzeitig gilt: **Eine gute Atemfunktion braucht Flüssigkeit.** Ein trockener Rachen oder Reizhusten sind häufig erste Warnsignale. Ausreichend stilles Wasser oder warme Kräutertees helfen, die Schleimhäute geschmeidig zu halten und Sekret mobil zu machen.

Doch nicht nur der Körper, auch das Herz will atmen. **Lachen, singen, Freude empfinden** – all das bewegt den Brustkorb, fördert die Durchblutung und bringt das autonome Nervensystem ins Gleichgewicht.

Atemnot – ein Alarmzustand des Körpers

Ein plötzlicher Verlust der Atemfreiheit ist mehr als ein Symptom. Es ist ein Notfall. Atemnot aktiviert sofort das sympathische Nervensystem, das den Körper in Alarmbereitschaft versetzt:

- **Adrenalin** und **Cortisol** werden ausgeschüttet – der Körper stellt sich auf Flucht oder Kampf ein.
- **Die Blutgefäße verengen sich,** um Herz, Lunge und Gehirn zu versorgen. Das vermindert jedoch die Durchblutung der Peripherie.
- **Die Atemfrequenz steigt** – man schnappt nach Luft, doch oft ohne ausreichende Sauerstoffzufuhr.
- **Der Brustkorb verkrampft**, die Muskulatur spannt sich – jede Bewegung wird anstrengend.
- **Das Herz rast**, um Sauerstoff zu transportieren, doch der Körper bekommt noch weniger Luft.
- **Kalter Schweiß, Zittern, Schwindel, Panik** – ein Kreislauf beginnt, der sich kaum beruhigen lässt.

Der Mensch befindet sich in einem physiologischen Ausnahmezustand.

Ein Hauch von Freiheit – wenn ein Tropfen den Raum öffnet

In solchen akuten Momenten kann ein einziger Atemzug mit einem ätherischen Öl wie **Pfefferminze** oder **Eukalyptus** ein Wendepunkt sein:

- Die Atemwege öffnen sich, die Luft kann wieder strömen.
- Das limbische System wird angesprochen, Stressreaktionen mildern sich.
- Der Brustkorb entspannt sich, das Gefühl von Kontrolle kehrt zurück.

Was wie ein Tropfen Duft erscheint, ist in Wahrheit ein **mikrofeiner therapeutischer Impuls**. Er signalisiert dem Körper: *Du bist sicher. Du atmest. Du lebst.*

Deshalb ist es klug, einen solchen Helfer stets griffbereit zu haben – als **duftende Erste Hilfe**, die mehr bewirkt, als Worte es in dem Moment könnten: Beruhigung, Erdung, Zuversicht.

Ätherische Öle – duftende Helfer für befreites Atmen

Ätherische Öle stammen von Pflanzen, die selbst unter widrigen Bedingungen gedeihen – durchlüftet vom Wind, gereinigt vom Regen, gestärkt durch Licht. Sie tragen diese Resilienz in sich und geben sie weiter – sanft, tiefgreifend, wirksam.

Die bewährtesten ätherischen Öle für die Atemwege im Überblick:

- ***Eukalyptus radiata*** löst Schleim, klärt die Bronchien, erleichtert die Atmung und wirkt antiviral und vitalisierend – ideal für Inhalation, Kompressen oder Brustbalsam.
- **Thymian CT linalool** wirkt sanft antibakteriell und auswurffördernd, stärkt die Lunge und schenkt Schutz wie ein warmer Schal.
- **Teebaum** hat einen stark keimreduzierenden, immunmodulierenden sowie reinigenden Einfluss auf Haut und Luft.
- **Ravintsara** ist antiviral, kräftigend bei Schwäche und hilfreich bei Erkältungen.
- **Myrte** beruhigt die Bronchien, fördert ruhigen Schlaf und ist besonders abends wohltuend.
- **Zitrone** reinigt die Raumluft, bringt Leichtigkeit ins System und hebt die Stimmung.
- **Lavendel** beruhigt nicht nur die Nerven, sondern auch gereizte Atemwege, besonders wenn das Atmen schwerfällt.

Nährstoffmedizin für freie Atemwege – Mikronährstoffe, die stärken

Wenn der Atem flach wird, braucht nicht nur die Lunge Hilfe – auch das Immunsystem ruft nach Nahrung. Und diese Nahrung besteht nicht nur aus Suppe und Tee, sondern aus fein abgestimmten Mikronährstoffen, die der Körper jetzt besonders braucht:

- **Vitamin C** unterstützt die Bildung von Immunzellen, lindert Entzündungen.
- **Zink** verkürzt Infektverläufe und schützt die Schleimhäute.
- **Vitamin D_3** reguliert immunologische Prozesse, besonders wichtig im Winter.
- **Selen** wirkt antioxidativ und stärkt die körpereigene Abwehr.
- **Omega-3-Fettsäuren** wirken entzündungshemmend und stabilisieren die Atemwege.
- **Propolis und Schwarzkümmelöl** sind altbewährte Immunbooster aus der Natur.

Hinweis: Bitte beachte bei Nahrungsergänzungen die Rücksprache mit einem Therapeuten oder Arzt – insbesondere bei bestehenden Vorerkrankungen oder Medikamenteneinnahme.

Wenn jeder Atemzug zählt – deine sanfte Hilfe aus der Natur

Wenn dir das Atmen schwerfällt, der Husten den Schlaf raubt oder das Herz von innerer Schwäche bedrückt wird, braucht es oft weniger Medikamente und mehr **Wärme, Duft und das stille Gefühl: *»Ich bin nicht allein.«***

Ätherische Öle wirken in solchen Zeiten wie ein Licht im Nebel. Sie erreichen nicht nur die Schleimhäute, sondern auch das Gemüt. Besonders bei Erkältungen, Husten, Bronchitis oder nach Infekten begleiten sie dich sanft zurück in deine Kraft – sie entlasten die Atemwege, stärken die Immunabwehr und bringen Licht ins Dunkel.

Ein Tropfen Eukalyptus auf einem Tuch, ein wärmendes Fußbad am Abend, ein Kräutertee mit Zitronenduft – es sind die kleinen Dinge, die den Atem wieder freier machen. Gerade ältere Menschen, deren Lungen müder geworden sind, spüren oft intuitiv, welcher Duft sie stärkt.

Ein Tropfen Fürsorge – Stärkung durch Duft und Nähe

Pflegende sind stille Hüter des Atems. Sie hören, wenn die Atmung stockt, spüren, wenn sich ein Husten ankündigt, und wissen, wann ein warmer Wickel mehr bewirkt als viele Worte.

Achtsame Impulse aus der Rezeptsammlung

Diffuser-Mischung bei Atembeschwerden

- 3 Tropfen Eukalyptus
- 2 Tropfen Zitrone
- 1 Tropfen Myrte

Anwendung: Die Duftmischung im Diffuser vernebeln. Sie klärt die Luft, bringt Licht und Weite in Brust und Gedanken – besonders morgens oder nach schweren Nächten.

Balsam für ruhige Nächte

- 3 Tropfen Thymian CT linalool
- 2 Tropfen Teebaum
- 30 g Sheabutter

Anwendung: Gut verrühren und sanft auf Brust und oberen Rücken streichen – das beruhigt, wärmt und beschützt.

Immun-Kick-Roll-On

- 1 Tropfen Zitrone
- 1 Tropfen Rosmarin
- 1 Tropfen Teebaum
- in 10 ml Jojobaöl geben.

Anwendung: Vor dem Hinausgehen auf Pulspunkte oder Fußsohlen auftragen – als täglicher Duftschutzmantel.

Asthma im Alter – sanfte Unterstützung mit ätherischen Ölen

Asthma ist eine chronische Entzündung der Atemwege, bei der es immer wieder zu Anfällen von Atemnot, Engegefühl, Husten oder rasselnder Atmung kommen kann. Bei älteren Menschen kann Asthma eine große Belastung darstellen – körperlich, seelisch und auch sozial. Der Umgang damit erfordert Achtsamkeit, Wissen und sanfte Unterstützung. Ätherische Öle können die Atmung langfristig erleichtern und die Lebensqualität verbessern, doch akute Anfälle gehören immer in ärztliche Behandlung.

Was passiert bei einem Asthmaanfall?

Die Schleimhäute in den Bronchien schwellen an, die Muskulatur verkrampft, und der Luftweg wird plötzlich eng. Der Körper reagiert mit Angst, die Angst verstärkt die Atemnot – ein Teufelskreis beginnt. Blutgefäße verengen sich, Herzfrequenz und Blutdruck steigen, und der Sauerstoffmangel kann Panik auslösen.

Welche ätherischen Öle Asthmatiker meiden sollten:

✕ ***Eucalyptus globulus*, Pfefferminze, Thymian, Rosmarin, Kampfer** – diese Öle können in hoher Konzentration die Atemwege reizen.

✕ **Starke Zitrusöle wie Zitrone oder Orange** – manche Asthmatiker reagieren empfindlich auf Terpene in Zitrusölen.

Das heißt nicht, dass ein leiser Hauch von Orangenöl in einer Wasserschale auf der Zentralheizung schadet. Hier ist das direkte und intensive Einatmen aus dem Fläschchen oder dem Aroma-Diffuser gemeint.

Wenn jemand an Asthma leidet, sollte immer zuerst getestet werden, ob der Duft angenehm ist. Im Zweifelsfall ist eine Absprache mit einem Arzt oder Therapeuten ratsam.

Sanfte Alternativen – die besten Öle bei Asthma

- **Lavendel** beruhigt die Bronchien, löst Krämpfe und entspannt das Nervensystem – besonders hilfreich bei angstbedingter Enge.
- **Römische Kamille** wirkt entzündungshemmend und lindernd bei Reizhusten oder allergischen Reaktionen.
- **Weihrauch** hilft, die Atemwege zu klären, beruhigt das vegetative Nervensystem und lindert Entzündungen.
- **Myrte CT cineol** ist sanft schleimlösend, stabilisierend und besonders gut verträglich für Senioren.
- **Ravintsara CT cineol** wirkt antiviral, stärkend für das Immunsystem, und ist dabei mild und beruhigend.
- **Orange** wirkt angstlösend und bringt Licht ins Herz – ein Hauch davon in der Raumluft kann Wunder wirken.

Für Pflegende – was zu beachten ist:

- Beobachte, wie der Mensch auf Düfte reagiert. Bei Unsicherheit lieber weniger als zu viel.
- Niemals direkt aus der Flasche riechen lassen – ein sanfter Duft in der Raumluft ist besser verträglich.
- Räume regelmäßig lüften – und frische Luft mit achtsamer Raumbeduftung verbinden.
- Sprich beruhigend – die sanfte Stimme ist oft das wichtigste »Öl«, wenn die Luft knapp wird.

Wenn Natur und Forschung dieselbe Sprache sprechen: Duft

Die Wirkung ätherischer Öle auf die Atemwege ist gut dokumentiert – ob bei Erkältungen, chronischen Atemwegserkrankungen oder zur Reduktion von Keimen in der Raumluft. Forschungsberichte zum Selbststudium findest du auf pubmed.org und in unserer *Aromatherapie Meisterklasse* – denn Studien aus Medizin und Pflegewissenschaft bestätigen heute, was Menschen längst spüren:

»Ein einziger Tropfen kann mehr bewegen als viele Worte.«

Mutmachgeschichten: **Der Duft der Wälder und die Erinnerung daran**

Karl war sein Leben lang passionierter Förster gewesen. Die Bäume waren seine Freunde, der Wald sein Zuhause. Der harzige Duft der Fichten, das Moos unter den Füßen, das Rauschen des Windes in den Baumwipfeln, das Rascheln der Tiere im Unterholz – all das war für ihn Heimat gewesen.

Jetzt, im Altersheim, saß Karl in seinem kleinen Zimmer, von der Natur abgeschnitten. Seine Lungen waren schwach geworden, das Atmen fiel ihm schwer, und die Luft hier schien ihm fremd.

»Die Luft ist stickig«, sagte er leise zu seiner Therapeutin Lena, als sie ihn besuchte. »Ich vermisse den Wald. Dort konnte ich atmen. Hier ... ist es, als bekäme ich keine Luft.«

Ein Stück Wald im Zimmer

Lena lächelte sanft. Sie wusste, wie sehr Karl den Wald liebte, und sie beschloss, ihm ein Stück davon zurückzubringen – nicht mit Worten, sondern mit Düften. An diesem Tag brachte sie eine kleine Duftmischung mit, die ihn an die Wälder seiner Vergangenheit erinnern sollte:

- 2 Tropfen Tannennadelöl – erfrischend und öffnend
- 2 Tropfen Zedernholz – erdend und beruhigend
- 1 Tropfen Eukalyptus – lindernd und klärend

Sie stellte einen Diffuser in eine Ecke des Zimmers und sagte: »Karl, ich habe etwas mitgebracht. Es ist kein echter Wald – aber vielleicht ein Gruß davon.«

Der erste Atemzug

Karl schwieg. Dann atmete er tief ein. Sein Gesicht veränderte sich, seine Züge wurden weicher und dann sagte er mit einem fast kindlichen Staunen: »*Das ist er. Mein Wald! Ich höre ihn wieder ...*«

Lena lächelte. »Und vielleicht können wir Ihrer Lunge auch ein bisschen helfen, sich daran zu erinnern, wie es ist, frei zu atmen.«

Eine stille Geste

Von diesem Tag an begleitete der Duft des Waldes seine Tage. Lena zeigte Karl, wie man über einer Schüssel mit warmem Wasser und zwei Tropfen Eukalyptus den Dampf langsam einatmet. Sie legte ihm eine warme Kompresse mit Tannenöl auf die Brust, wenn das Atmen schwerer wurde. »*Das ist irgendwie gut da*«, murmelte Karl und legte die Hand auf die Brust. »*So ruhig war's da schon lang nimmer.*«

Ein neuer Klang im Haus
In den folgenden Tagen begann Karl, seine Inhalationen selbst durchzuführen, und Lena brachte ihm zusätzlich ein kleines Roll-On-Fläschchen mit:

- 2 Tropfen Zedernholzöl
- 1 Tropfen Eukalyptusöl
- 5 ml Jojobaöl

»Das ist für Ihre Spaziergänge hier im Garten«, sagte sie. »Vielleicht fühlt es sich an, als hätten Sie ein Stück Wald bei sich.«

Karl begann, wieder öfter hinauszugehen. Im Körbchen seines Rollators lag ein kleines Duftsäckchen. Er erzählte den anderen Bewohnern von den Bäumen, die er einst gepflegt, und von den Waldtieren, die er beobachtet hatte. Die Müdigkeit in seinen Augen wich einem neuen Glanz.

Ein Gruß aus der Natur
»Wissen Sie, Frau Hoffmann«, sagte er eines Tages, »ich dachte, ich hätte den Wald verloren. Aber jetzt weiß ich: Wenn ich ihn riechen kann, dann lebt er noch in mir.«

Die Magie der Düfte
Die Geschichte von Karl zeigt, wie Düfte nicht nur die Atemwege, sondern auch das Herz öffnen können. Sie schenken nicht nur körperliche Erleichterung, sondern bringen Menschen zurück an die Orte, die sie geliebt haben – selbst, wenn ihre Füße sie dorthin nicht mehr tragen können. Mit dem Duft der Balsamtanne aus dem kleinen Fläschchen kommt der Wald nun zurück – leise, tröstlich, unverhofft – bis in die stille Stube eines Altersheims.

»Und der Duft der Wälder, der mit jedem Atemzug durch den Körper zieht, öffnet nicht nur die Lunge, sondern auch die Tür zu längst vergessener Lebenskraft.«

Der Atem des Lebens: Von Angst, Duft und dem stillen Neuanfang

Helene war immer eine lebenslustige Frau gewesen, die gerne lachte und den Tag mit ihrer Familie genoss. Doch nach einem kalten Winter kam die Wende: Erst eine hartnäckige Erkältung, dann eine Lungenentzündung und schließlich klagte sie: »Ich hab' das Atmen verlernt.« Obwohl die Medikamente halfen, kämpfte Helene immer noch mit Husten, Kurzatmigkeit und dem Gefühl, dass jeder Atemzug eine Anstrengung war.

Sie saß still, blass, müde da. »Ich habe Angst, dass es nie mehr besser wird«, flüsterte sie ihrer Therapeutin Lena zu. »Ich habe Angst, dass ich nie wieder richtig gesund werde.«

Ein Duft, der Linderung bringt
Lena wusste, dass Helenes Lungen nicht nur medizinische Unterstützung, sondern auch Ruhe und Zuwendung brauchten. Sie bereitete eine sanfte Mi-

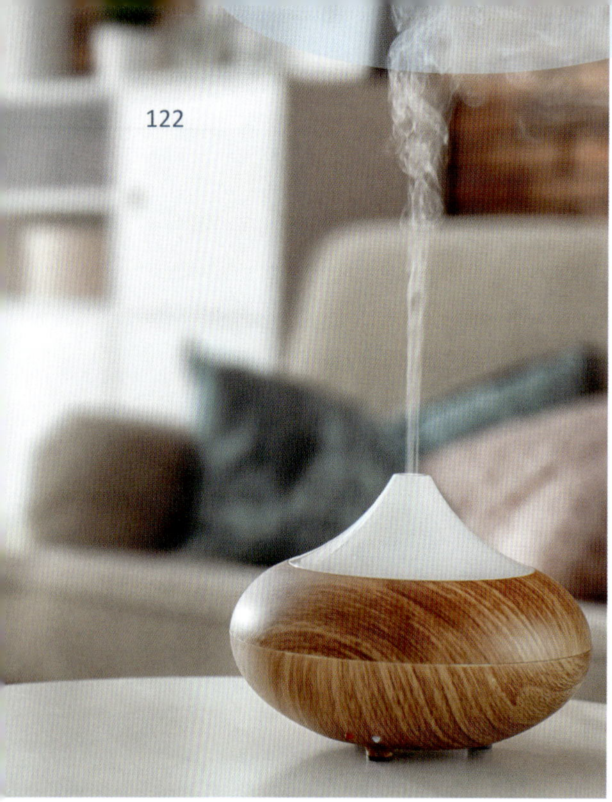

schung vor, die die Atemwege öffnen und das Immunsystem stärken sollte:

- 2 Tropfen Eukalyptusöl – entzündungshemmend und schleimlösend
- 1 Tropfen Thymianöl – unterstützt die Lunge und das Immunsystem
- 1 Tropfen Pfefferminzöl – erfrischend und beruhigend

Mit dieser zarten Mischung ließ sie den Diffuser leise sprechen. »Helene«, sagte Lena, »stellen Sie sich vor, der Dampf ist wie ein Frühlingswind – sanft, aber voller Leben.«

Ein wohltuender Brauch

Dann folgte ein Fußbad mit Eukalyptus und Lavendel, eine warme Brustkompresse mit Thymian und abends ein duftender Roll-On: Lavendel für den Schlaf, Eukalyptus für den Mut. Nach einigen Tagen flüsterte Helene geheimnisvoll: *»Ich dachte, ich verliere mein Leben. Aber es kommt mit jedem Atemzug zurück.«*

Ein Funken Hoffnung – der Atem des Lebens kehrt zurück

Helene bemerkte eine Veränderung. Ihr Husten war weniger schmerzhaft, und sie konnte wieder besser durchatmen. »Es ist, als ob meine Lungen sich erinnern«, sagte sie zu Lena. *»Jeder Atemzug fühlt sich jetzt ein bisschen leichter an.«*

Die Kraft der Düfte

Diese Geschichte zeigt, wie Düfte eine wertvolle Ergänzung zur medizinischen Behandlung sein können. Sie stärken nicht nur die Atemwege, sondern schenken auch Trost und Hoffnung in schwierigen Zeiten.

In jedem Atemzug liegt die Erinnerung an das Leben selbst. Wenn der Atem leichter fließt, kehrt auch die Kraft zurück – leise, aber spürbar. Ätherische Öle, Mikronährstoffe und liebevolle Anwendungen können ältere Menschen stärken, schützen und in schweren Zeiten begleiten – nicht nur auf körperlicher Ebene, sondern auch tief im Innersten.

»Denn hinter jedem Atemzug steckt ein Hauch von Vertrauen: in den Körper, in das Leben – und in das unsichtbare Band, das uns alle trägt.«

10

Ein geschwächtes Immunsystem natürlich unterstützen

Wenn der Körper Schutz braucht – Impulse für ein starkes Immunsystem im Alter

»Es gibt keinen Ersatz für die Intelligenz der Natur.«

– nach D. Gary Young, Feelings Seminar

Verborgene Ursachen – warum die Abwehr im Alter nachlässt

Unser Immunsystem ist die erste Schutzlinie gegen alles, was unserem Körper schaden möchte. Doch seine Schwächung beginnt oft früher, als wir denken: bereits belastende Gedanken und Gefühle wie Angst, Ärger oder Traurigkeit können einen Alarm auslösen. Hinzu kommen ungünstige Lebensgewohnheiten, etwa eine ungesunde Ernährung, Übersäuerung oder ein Mineralstoffmangel, die unseren Körper anfälliger für Beschwerden machen. Verstärkt wird dies noch durch Stress im Alltag, ob im Beruf oder zu Hause, und nicht zuletzt durch akuten Schlafmangel.

Die Darm-Hirn-Achse ist der Kommunikationsweg des Immunsystems, wobei 80% des Immunsystems im Darm angesiedelt ist. Wenn der Darm leidet, Parasiten das Immunsystem belasten, der Körper vergiftet ist (Autoimmunerkrankung) und Vorerkrankungen belastend hinzukommen, muss sich das Immunsystem auch noch gegen pathogene Eindringlinge (Bakterien, Viren) wehren. Da ist es kein Wunder, wenn das System aus Überlastung eines Tages zusammenbricht.

Sanft vorsorgen – wie du die innere Abwehr liebevoll stärkst

Alle guten Ratschläge, die du in diesem Buch liest, kommen deinem Immunsystem zugute: Ätherische Öle die bei psychischen Belastungen beruhigen, milde Ausleitung von Giften und probiotische Darmpflege (Zunderschwamm), bewusste Ernährung und Remineralisierung, altersgerechte Bewegung und freudvolle Momente im sozialen Umfeld.

Linderung schenken – Naturkräfte im Einsatz für mehr Vitalität

Lasse uns aus all dem bereits Gesagten nur drei wichtige Heilungsansätze herausgreifen:

»Der Schlaf heilt alle Wunden«: Er trägt nicht nur zur körperlichen Gesundheit bei, sondern heilt die psychischen Wunden durch heilsame Träume, tiefe Ruhe und die nächtliche Regenerationsarbeit.

Stressmanagement: Man sagt: Je weniger Stress, desto älter werden wir und desto gesünder sind wir. Wissenschaftler am Max-Planck-Institut fanden heraus, »dass sich psychischer Stress im Laufe des Lebens an den Bindungsstellen des Glukokortikoidrezeptors, einem wichtigen Stressmolekül, ansammelt und den Alterungsprozess beschleunigen kann.« Menschen, die häufig unter Stress stehen, haben zudem einen signifikant schlechteren Gesundheitszustand, der sich mit zunehmendem Alter verstärkt.

Noch gefährlicher ist chronischer Stress für das Immunsystem. Es werden konstant Stresshormone ausgeschüttet, wodurch die Immunzellen die Fähigkeit verlieren, sich zu vermehren, um Krankheitserreger abzutöten. Auch die Menge an Antikörpern in unserem Speichel verringert sich.
Stress könnte wohl der größte Feind des Immunsystems sein. Daher sind Meditation und Gebet, das Hören sanfter Musik, das Lesen berührender Geschichten, und positive Gedanken im Alter genauso wichtig wie die Vorsorge gegen Pathogene.

Hygiene: Regelmäßiges Händewaschen beugt Infektionen vor, besonders wenn du an öffentlichen Plätzen Türklinken oder den Griff von Einkaufswägen berührst. – Doch was ist, wenn die alten Hände dünnhäutig geworden sind und ständiges Händewaschen oder aggressive chemische Desinfektionsmittel die Haut irritieren? Greife zu einem Wasserlosen Handreiniger (Aloe-Vera-Gel mit antiseptischen ätherischen Ölen), der die Haut nicht reizt oder mit Alkohol austrocknet. Ein Tropfen in den Händen verreiben und du hast duftende, desinfizierte Hände.
Und vergiss nicht regelmäßig zu lüften, um die Luftqualität zu verbessern – das unterstützt die Abwehrkräfte. Ein Aroma-Diffuser bietet hier wertvolle Dienste. Nicht nur reinigen die ätherischen Öle die Raumluft von pathogenen Keimen, die du dann nicht einatmen musst, der feine Duftnebel befeuchtet auch die Schleimhäute und hebt gleichzeitig die Stimmung. All das unterstützt deine Abwehrkräfte.

Das Immun-Boost-Protokoll mit ätherischen Ölen

Mit einer einfachen, täglichen Duftanwendung lässt sich das Immunsystem kraftvoll begleiten – ohne Aufwand, aber mit spürbarer Wirkung. Durch die Inhalation gelangen ätherische Öle direkt über das limbische System ins vegetative Nervensystem. Dort senken sie nachweislich Stress – ein entscheidender Faktor für ein starkes Immunsystem.

Studien zeigen: Regelmäßige Aromaanwendungen können die Infekthäufigkeit und Krankheitsdauer bei älteren Menschen deutlich verringern.

Morgendlicher Duftimpuls

Beginne den Tag mit einer reinigenden, vitalisierenden Raumkomposition:

- 3 Tropfen Teebaumöl – klärt die Raumluft und stärkt die Abwehr
- 2 Tropfen Zitronenöl – belebt, erfrischt und bringt Licht ins Gemüt
- 1 Tropfen Rosmarin CT verbenon – aktiviert Körper und Geist

Anwendung: Im Diffuser vernebeln – besonders morgens, um Energie, Klarheit und Schutz zu wecken.

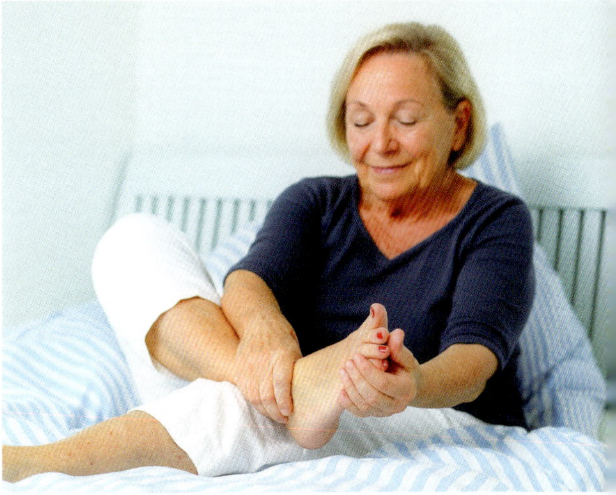

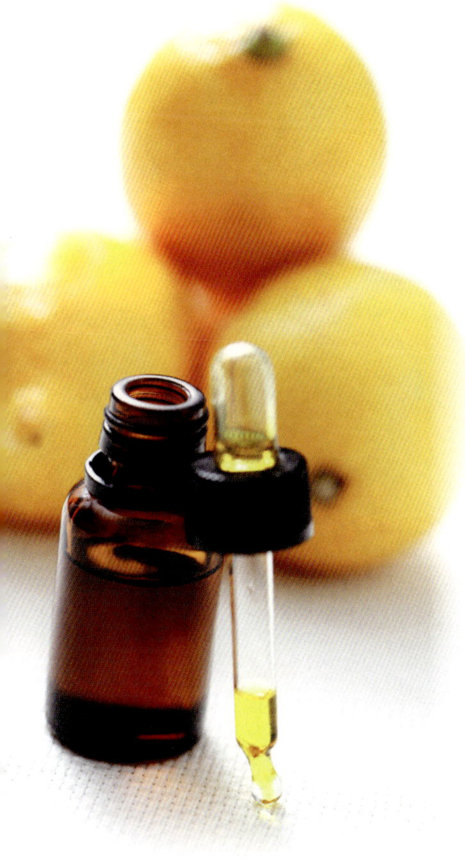

Schützende Fußmassage

Die Fußsohlen sind ein stiller und wirksamer Zugang zum ganzen Organismus. Ätherische Öle erreichen in weniger als 20 Minuten jede einzelne deiner rund 37 Billionen Zellen – und das nicht nur einmal. Mit jeder Runde des Blutkreislaufs berühren ihre Wirkstoffe die Zellen erneut, durchdringen den Körper wie ein duftender Strom der Lebenskraft.

- 2 Tropfen *Eucalyptus radiata* – mild schleimlösend, antibakteriell
- 2 Tropfen Thymian CT linalool – immunstärkend, entzündungshemmend
- 1 Esslöffel Mandelöl (als sanfter Träger)

Anwendung: Vor dem Schlafengehen mit ruhiger Hand auftragen – diese Geste stärkt nicht nur das Immunsystem, sondern schenkt auch Geborgenheit.

Fakten zur Verteilung ätherischer Öle im Körper:
Ätherische Öle sind fettlöslich und bestehen aus sehr kleinen Molekülen (unter 300 Dalton), was bedeutet:

- Sie dringen rasch durch die Haut oder die Schleimhaut der Atemwege ein.
- Bereits innerhalb von 22 Sekunden gelangen sie ins limbische System (bei Inhalation).
- Nach etwa 2 Minuten sind sie im Blut nachweisbar.
- Und nach 20 Minuten haben sie sich im gesamten Körper verteilt, auch im Gehirn, weil sie die Blut-Hirn-Schranke überwinden können.

Und hier kommt der spannende Teil:
Ätherische Öle gelangen also in weniger als 20 Minuten über die Haut, Schleimhäute oder Atemwege in den Blutkreislauf und werden dann über das Gefäßsystem im gesamten Körper verteilt.
Das Blut zirkuliert **einmal komplett durch den Körper** in ca. 1 Minute (je nach Kreislaufzustand). Innerhalb von 20 Minuten durchläuft es den Körper also etwa 15–20-mal.
Das bedeutet:
● **Jede deiner rund 37 Billionen Zellen wird mehrfach von Molekülen ätherischer Öle »berührt« – in erstaunlich kurzer Zeit.**
● Sie wirken also nicht nur punktuell, sondern in einer dynamischen, rhythmischen Welle – mit jeder Umdrehung deines Herzschlags.

Saisonale Anwendungen zur Vorbeugung von Erkältungen und Grippe

Vorbeugendes Nasenöl:

- 1 Tropfen Teebaum
- 1 Teelöffel Kokosöl

Anwendung: Die Ölmischung sanft außen auf die Nasenflügel auftragen – schützt, pflegt und klärt. (Vorsicht: Kein Öl in die Augen bringen.)

Abendliches Immunbad:

- 3 Tropfen Eukalyptus
- 2 Tropfen Lavendel
- 1 Esslöffel Bittersalz
- 1 Teelöffel Trägeröl

Anwendung: Öle mit Salz vermischen und ins warme Badewasser geben – wirkt stärkend, entspannend und wohltuend nach einem langen Tag.

Inhalation für zwischendurch:

- 1 Tropfen Thymian CT linalool

Anwendung: Auf ein Taschentuch geben und bei Bedarf daran riechen – wenn der Hals kratzt oder die Kräfte schwinden.

»Die größte Medizin ist die Liebe – sichtbar geworden in einem Tropfen Duft.«

Mikronährstoffe – nährender Beistand aus der orthomolekularen Medizin

Das Immunsystem benötigt für seine unermüdliche Arbeit nicht nur Suppe und Kräutertees, sondern fein abgestimmte Mikronährstoffe:

- **Vitamin C** unterstützt die Bildung von Immunzellen, lindert Entzündungen.
- **Zink** verkürzt Infektverläufe, schützt die Schleimhäute.
- **Vitamin D_3** reguliert immunologische Prozesse, besonders wichtig im Winter.
- **Selen** wirkt antioxidativ und stärkt die körpereigene Abwehr.
- **Omega-3-Fettsäuren** wirken entzündungshemmend und stabilisieren die Atemwege.
- **Propolis** und **Schwarzkümmelöl** gelten seit Jahrhunderten als kraftvolle Stärkungsmittel für das Immunsystem.

Hinweis: Bitte beachte bei Nahrungsergänzungen die Rücksprache mit einem Therapeuten oder Arzt – insbesondere bei bestehenden Vorerkrankungen oder Medikamenteneinnahme.

Kleine Gesten, große Wirkung – wenn Duft und Berührung zur stärkenden Medizin werden

Im Alter ist das Immunsystem nicht nur von Vitaminen abhängig, sondern auch von Wärme und liebevoller Aufmerksamkeit sich selbst gegenüber. Gönne dir eine duftende Fußmassage am Abend oder ein warmes Ölbad – diese kleinen Handlungen schenken dir mehr als nur Wohlgefühl. Sie stärken dein Immunsystem, beruhigen deine Nerven und bringen dir einen Moment tiefer innerer Ruhe.

Ein feiner Duft, der im Raum schwebt, kann mehr sagen als Worte: Er tröstet, wärmt und bringt dich zurück zu dir selbst. Du brauchst nur ein bisschen Zeit, in der du dir selbst Gutes tust. Zeit, in der du spürst: *Ich fühle. Ich sorge für mich.* Gerade im Alter, wenn vieles leiser wird, ist das oft das Wertvollste.

Achtsam stärken – Pflege, die Immunreserven weckt

Wer pflegt, berührt mehr als nur den Körper. Durch achtsame Anwendungen mit immunstärkenden Ölen wie **Lavendel, Ravintsara** oder **Zitrone** entsteht ein heilender Raum, der Schutz gibt. Auch

Eine randomisierte Kontrollstudie belegt: 5% Teebaumöl-Waschlösung senkt MRSA-Kolonisierung auf Intensivstationen deutlich im Vergleich zu Standard-Waschmittel bei intensivpflichtigen Patienten (Studie: pmc.ncbi.nlm.nih.gov)

Thymianöl gegen multiresistente Bakterien:
Thymianöl (*Thymus vulgaris*) zeigte in Untersuchungen eine antibakterielle Wirkung gegen verschiedene resistente Keime. (Quelle: *PMC* Studie https://www.ncbi.nlm.nih.gov/pmc/articles/PMC3745571/; https://www.mdpi.com/1422-0067/24/8/6936)

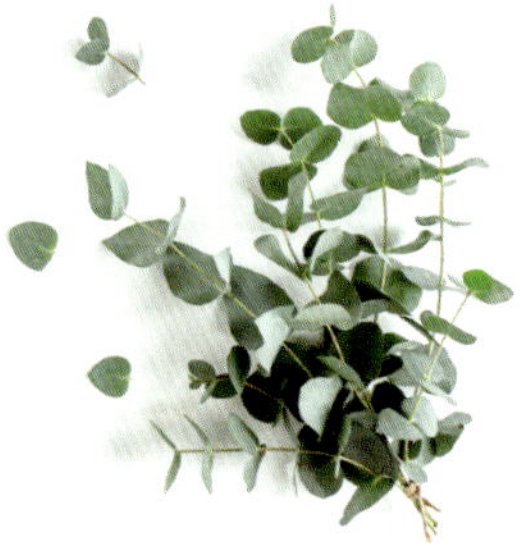

Eukalyptusöl und Keimlast in der Luft:
Eukalyptusöl reduziert nachweislich die Keimbelastung in der Raumluft. (Quelle: *Brazilian Journal of Infectious Disease* https://doi.org/10.1016/j.bjid.2016.05.009)

Grampositive und gramnegative resistente Bakterien:
Studien des *Mikrobiologischen Instituts der Universität Heidelberg* bestätigen: Natürliche ätherische Bestandteile zeigen eine signifikante Wirksamkeit gegen grampositive und gramnegative resistente Bakterien, ohne Resistenzen zu bilden.

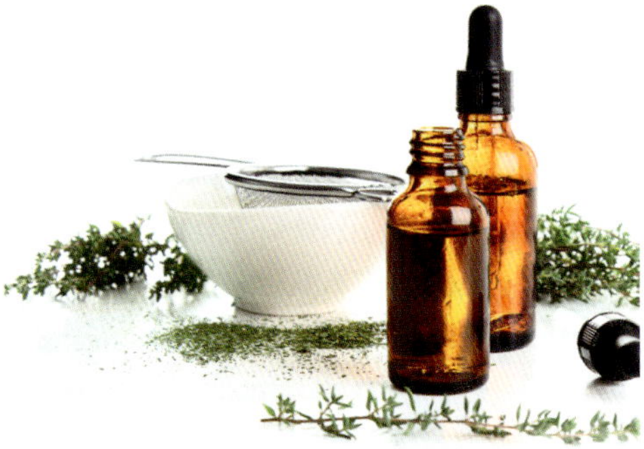

Thymianöl und Oreganoöl zerstören bakterielle Zellmembranen:
Forschungsergebnisse aus Frankreich und Kanada zeigen: Thymianöl und Oreganoöl zerstören bakterielle Zellmembranen und verhindern Resistenzbildung – eine kleine Revolution aus der Natur.
(Quelle: https://www.mdpi.com/1422-0067/24/8/6936)

Ein neuer Weg: Frequenztherapie gegen multiresistente Keime

Neben den bewährten Kräften ätherischer Öle stehen heute stille, hochinnovative Technologien zur Verfügung, die Pflegeeinrichtungen besonders dankbar nutzen: **Frequenzsysteme**, die – ähnlich feinfühlig wie Duftmoleküle – die energetischen Schwingungsmuster von Bakterien, Viren oder Pilzen ansprechen. Statt chemisch zu wirken, lösen sie mittels präziser Frequenzen gezielt Resonanzen aus, die das innere Gleichgewicht der Erreger stören – kontaktlos, sanft und ohne

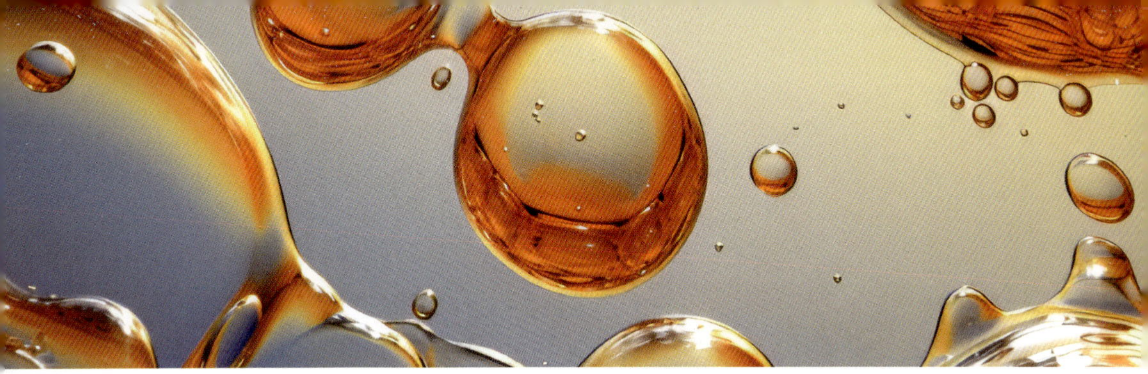

Nebenwirkungen. Dies basiert auf biologischen Prinzipien der Resonanztherapie im klassischen GHz-Bereich.

Ähnliche Verfahren, etwa der Tesla-Oszillator von Dr. Arthur Tränkle oder PEMF Therapie mit pulsierenden elektromagnetischen Feldern wie das SANZA®-System (siehe Teil III, *Praktische Alltagshilfen im Pflegekontext*), arbeiten mit Hochfrequenzwellen, um den Körper sanft an seine natürliche Ordnung zu erinnern. Auch Licht- und Ultraschallfrequenzen finden Einsatz in der kontaktlosen Keimreduktion ohne chemische Belastung.

Diese Verfahren ermöglichen eine sanfte, nebenwirkungsfreie und wissenschaftlich fundierte Strategie zur Keimbekämpfung – ideal für den sensiblen Einsatz bei alten, geschwächten Menschen, bei denen herkömmliche Desinfektion oft zu belastend ist.

Wirtschaftlich und menschlich sinnvoll

Die laufenden Kosten einer Frequenztherapie sind deutlich geringer als der Aufwand für nur einen einzigen Pflegefall mit MRSA, inklusive Isolierung, Schutzkleidung, Personaleinsatz und eventuellen Folgeinfektionen – ganz zu schweigen von der emotionalen Erschöpfung durch Isolation, Schutzmaßnahmen und die Einsamkeit, die damit verbunden ist.

Wie ätherische Öle – und doch ganz anders

Frequenzsysteme – die Frequenzmedizin oder *Duftmedizin* und die Frequenztechnologie – wirken über feine Schwingungen, die das Unsichtbare im Raum und im Körper erreichen. Doch, während ätherische Öle die Seele der Pflanze tragen und mit Duft, Gefühl und Erinnerung arbeiten, ist die Frequenztechnologie ein stilles, präzises Werkzeug technischer Natur – geruchsneutral, aber hochwirksam.

So ergänzen sich zwei Welten: Die eine spricht mit der Seele, die andere wirkt im Hintergrund – klar, zielgerichtet, diskret.

»Wenn Technologie Menschlichkeit dient, wird sie zur Medizin der Zukunft.«

Im nächsten Abschnitt wenden wir uns der Gefühlswelt älterer Menschen zu – einem zarten Raum voller Erinnerungen, Ängste, Sehnsüchte und Liebe. Auch hier werden Düfte zu Weggefährten, die das Herz erinnern und berühren.

11

Emotionen und Stimmung

Wenn das Herz schwer wird und ein Lichtschein hilft

»Die Nase erinnert sich an das, was das Herz nicht sagen kann.«
– nach D. Gary Young, Ausbildung Emotionale Öle

So geraten die Gefühle aus dem Gleichgewicht

Unsere Gefühle gleichen den Wellen des Meeres. Sie kommen und gehen – mal sanft, mal stürmisch. Im Alter scheint das Meer manchmal rauer. Es kann sein, dass Einsamkeit anklopft oder dass eine innere Stille sich ausbreitet: Müdigkeit, eine wortlose Traurigkeit, stumme Fragen nach dem Sinn des Lebens, das Gefühl, nicht mehr gebraucht zu werden.

Auch körperliche Veränderungen spielen eine Rolle – Hormone, Gedächtnis, Schlaf. Und doch bleibt etwas in uns unberührt: Das Herz, das fühlt. Die Seele, die erinnert.

In diesen Zeiten werden Düfte zu leisen Helfern. Der Geruchssinn ist wie eine Brücke zum Innersten. Ätherische Öle wirken nicht nur über den Körper – sie erreichen das Herz. Sie sind von einem liebevollen Schöpfer in die Natur gelegt, um uns zu trösten, aufzuheitern und uns Kraft und Mut zu schenken.

Ein wohliger Duft, der an früher erinnert, kann wie eine kleine Sonne sein. Er lässt das Herz ruhiger schlagen. Manchmal reicht ein duftender Atemzug, um das Innere wieder in Gleichklang zu bringen.

Der kürzeste Weg zum Herzen: Düfte und Emotionen

Unser Geruchssinn ist ein stiller Botschafter – er spricht direkt mit dem, was uns im Innersten ausmacht. Während andere Sinne erst Umwege über das Großhirn nehmen, geht der Duft den direkten Weg: Er erreicht die Amygdala und den Hippocampus – jene Bereiche im Gehirn, in denen Gefühle wohnen, Erinnerungen gespeichert sind und Instinkte wirken.

Ein einziger Duft kann uns in die Kindheit zurückführen – zu frisch gebackenem Brot oder einem blühenden Garten im Frühling. Er kann ein Lächeln ins Gesicht zaubern, bevor Worte überhaupt gefunden werden. Oder er beruhigt, wie ein leiser Trost, wenn das Herz unruhig ist.

Ätherische Öle nutzen genau diese Verbindung – sanft und wirksam zugleich. Sie wirken nicht nur auf den Körper, sondern auch auf unsere Stimmung, unsere

Erinnerungen, unsere Seelenlage. Sie bringen Gleichklang in das, was durcheinandergeraten ist – leise, unaufdringlich, aber zielstrebig und mit großer Kraft.

Düfte, die erinnern – wie wir emotionaler Unruhe begegnen

Ein geregelter Tagesablauf im Alter ist wie ein Geländer für das Herz – er bietet Halt, Orientierung und Sicherheit. Gerade im Alter – wenn sich das Außen oft verändert und der Alltag stiller wird – gewinnen kleine Bräuche an Bedeutung. Ein gutes Gespräch, ein Spaziergang in der Sonne, die stille Zeit im Abendlicht am Fenster – all das kann das Gemüt beruhigen und Sicherheit schaffen. Ebenso tragen soziale Begegnungen, vertraute Berührungen und einfache, wiederkehrende Handlungen dazu bei, emotionale Schwankungen abzufangen.

Die gezielte Anwendung ätherischer Öle schenkt inneren Halt. Ein aktivierender Duft am Morgen – wie Zitrone oder Rosmarin – kann darin unterstützen, leichter in den Tag zu finden. Abends wiederum wirken Lavendel oder Kamille wie eine freundliche Hand, die zur Ruhe führt. Diese einfachen Maßnahmen sind keine kleinen Dinge. Sie sind das, was ein Gefühl von Stabilität zurückbringen kann – Tag für Tag.

Wenn Wissenschaft berührt: Ein Blick ins Gehirn

Warum wirken Düfte so tief? Die Antwort liegt im Aufbau unseres Gehirns. Während Hören oder Sehen Umwege nehmen, wird Geruch direkt weitergeleitet – zur Amygdala und zum Hippocampus. Diese Areale steuern unsere Emotionen, Erinnerungen und unser innerstes Erleben.

Wissenschaftliche Studien zeigen, wie tiefgreifend diese Wirkung ist:

Lavendel reduziert den Cortisolspiegel und fördert erholsamen Schlaf.

Zitrusdüfte aktivieren Hirnareale, die mit Lebensfreude verbunden sind.

Rosmarin stärkt das Gedächtnis und fördert geistige Wachheit.

Für ältere Menschen – besonders bei Angst, Depression, innerer Unruhe oder nachlassender geistiger Klarheit – werden diese Öle zu treuen Begleitern. Sie schenken Wohlgeruch, glückliche Erinnerungen, Herzensfreude und stille Hoffnung.

Aromatherapie als emotionale Stütze im Alter

Mit zunehmendem Alter ändern sich emotionale Bedürfnisse: Einsamkeit, Traurigkeit oder das Gefühl von Kontrollverlust sind nicht selten. Aromatherapie wirkt hier wie ein sanftes, unsichtbares Trostpflaster.

- **Lavendel, Bergamotte, Ylang-Ylang** beruhigen das Nervensystem.
- **Orange, Grapefruit, Mandarine** bringen Licht und Lebensfreude.
- **Kamille, Vetiver, Sandelholz** fördern erholsamen Schlaf.

Vertraute Düfte bringen schöne Erinnerungen zurück – und wirken dabei leise heilend, ohne dass wir es merken.

Wenn Berührung und Duft zusammenwirken – Wege zur inneren Heilung

Es gibt Momente, in denen Worte nicht mehr greifen. In denen das Herz leise vor sich hin leidet und sich nach Trost und Zuwendung sehnt. Gerade im Alter zeigen sich solche Augenblicke häufiger – durch Verlust, Schmerzen oder die schlichte Erfahrung des Alleinseins.

Ätherische Öle erreichen über den Geruchssinn direkt das limbische System – das Zentrum unserer Gefühle. Sie spenden Trost, wecken Hoffnung, lösen Ängste und bringen Freude zurück ins Empfinden. – Ein Tropfen Lavendel auf der Haut, eingebettet in eine sanfte Handmassage. Der Duft von Rose bei einem stillen Gebet. Oder ein vertrauter Duft in einem Raum, in dem Erinnerungen wohnen – all das kann innerlich Halt geben, wenn das Außen wankt.

Auch tägliche Gewohnheiten wirken stärkend: Ein Tropfen Öl am Morgen, ein Moment der Achtsamkeit beim Inhalieren, ein kleiner Duftanker auf dem Kissen – all das sind Wege der Linderung, die nicht laut sind, aber wirkungsvoll.

Heilung bedeutet nicht immer, dass etwas verschwindet. Manchmal heißt es, dass die Last leichter zu tragen wird. Duft ist dabei wie eine helfende Hand – unsichtbar, aber spürbar nah.

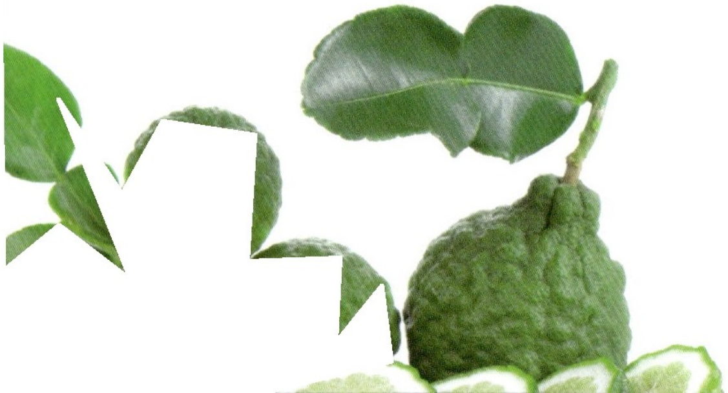

Selbstfürsorge durch Duft – ein Tropfen Mut am Tag

»Wenn du einatmest, empfängst du. Wenn du salbst, lässt du los. Wenn du fühlst, heilst du.«

– nach D. Gary Young, Emotional Mastery Seminar

Es gibt Tage, an denen das Herz schwerer ist, an denen die Gedanken kreisen und die Erinnerungen tiefer gehen als sonst. Düfte können wie Sonnenstrahlen sein, die die Wolken durchbrechen – sie wecken Freude, schenken Trost und bringen Licht in den Tag.

Einige der wertvollsten Öle zur emotionalen Begleitung im Alter:

- **Bergamotte** wirkt stimmungsaufhellend, angstlösend, beruhigend.
- **Ylang-Ylang** öffnet das Herz und wirkt harmonisierend.
- **Kamille** duftet tröstend und ist sanft beruhigend bei Reizbarkeit.
- **Lavendel** wirkt ausgleichend und entspannend bei Unruhe und Nervosität.
- **Rose** berührt das Herz tief, wirkt tröstend und stärkend bei Verlust und Trauer.
- **Weihrauch** klärt die Sinne und stärkt die innere Klarheit.

Diese Öle können einzeln oder in Mischungen verwendet werden – ein stiller Gruß an die Seele.

Stärkung für das Gemüt – die Rolle der Vitalstoffe

Für die emotionale Balance im Alter sind folgende Vitalstoffe besonders bedeutsam:

- **Vitamin D_3 + K** stabilisieren die Stimmung, besonders in dunklen Monaten.
- **B-Vitamine** fördern Nervenstärke und geistige Klarheit und heben die Stimmung.
- **Omega-3-Fettsäuren** wirken ausgleichend, entzündungsregulierend und antidepressiv.
- **Magnesium** beruhigt das Nervensystem bei innerer Unruhe.
- **S-Adenosyl-Methionin (SAMe)** ist ein natürliches Antidepressivum.
- **Aminosäuren** wie Tryptophan und Tyrosin fördern Serotonin und Dopamin zur Bildung von Glückshormonen.
- **Zink** trägt zu innerem Gleichgewicht bei.

Duftmomente in deinem Alltag – kleine Gesten mit großer Wirkung

Im Alter zählt nicht das Große, sondern das Stille, Vertraute – ein Moment der Nähe, ein Duft, der erinnert. Kleine Anwendungen mit ätherischen Ölen wirken wie Lichtstrahlen im Tag.

Ideen für deine duftende Begleitung durch den Tag

Morgens: Zitrone oder Pfefferminze sind ideal für einen frischen Start in den Tag.

Mittags: Rosmarin oder Basilikum schenken geistige Klarheit, sind aber auch beliebte Verdauungshilfen.

Abends: Lavendel oder Kamille zur Beruhigung und Entspannung einatmen. Sie laden zum Träumen ein.

Bei Unruhe: Bergamotte oder Ylang-Ylang zur Beruhigung einatmen.

Zur Appetitanregung: Ingwer, Zitrone oder Kardamom vor dem Essen riechen.

Erinnerungen wecken: Vertraute Düfte aus Kindheit oder Lebensgeschichte holen Freude und Sicherheit ins Leben zurück.

Für Menschen mit Demenz schaffen bekannte Gerüche Brücken zur Erinnerung.

Bei Bewegungseinschränkungen sind Roll-Ons, Duftkissen oder Inhalierstifte leicht nutzbar.

Für sehbeeinträchtigte Senioren benutze ein Roll-On-Duftfläschchen mit fühlbarem Etikett oder Braille-Beschriftung. Das schenkt Selbstbestimmtheit.

»Dort, wo Tränen fließen und Worte versagen, schenkt ein Hauch von Duft das, was das Herz noch sagen möchte.«

Pflege mit Gefühl – Duft als Brücke zwischen Herz und Hand

Pflegende wissen: Ein bewusster Duftmoment am Morgen, eine Handmassage mit Lavendel, ein vertrauter Geruch im Raum – all das schafft Verbindung. Doch der Einsatz ätherischer Öle stärkt nicht nur die Senioren, sondern ist auch ein Kraftquell für das eigene körperliche und emotionale Gleichgewicht.

Einfache Anwendungen im Pflegealltag

So kannst du emotional stärkende Düfte liebevoll in die Betreuung einbeziehen:

- **Ein sanfter Duft im Raum** – beispielsweise Lavendel, Kamille oder Ylang-Ylang – kann helfen, den Tag friedlich ausklingen zu lassen.
- **Ein kleiner Duftträger** mit vertrauten Aromen kann Geborgenheit schenken – besonders in stillen Momenten.
- **Eine duftende Berührung der Hände** beruhigt, verbindet und stärkt das Gefühl von Vertrauen.
- **Ein warmes Bad** mit beruhigenden Pflanzenessenzen wie Lavendel oder Kamille hüllt den Körper ein und lässt auch die Gedanken still werden.

Pflege ist mehr als Versorgung. Duft kann Trost sein, Brücke und Hoffnung – für die Betreuten wie auch die Pflegenden selbst.

»Manchmal reicht ein einziger Atemzug, um ein Lächeln zurückzubringen.«

Chelsea, eine Pflegerin, erzählt:
»Seit wir Lavendel abends im Aroma-Diffuser verwenden, schlafen die Bewohner ruhiger. Einige haben eigene Duftkissen – das gibt ihnen ein Gefühl von Geborgenheit. Sie wirken auch tagsüber gelassener.«

Düfte sind so individuell wie Erinnerungen

Jeder Mensch hat eine eigene Geschichte – und mit ihr auch eine eigene Beziehung zu Düften. Ein bestimmter Duft kann dem einen Geborgenheit schenken, aber er kann in einem anderen Menschen schmerzhafte Erinnerungen wecken.

Ein Beispiel: Für viele Menschen duftet Zitrone nach Frische und Licht. Doch für eine Frau, die in ihrer Jugend in einem Zitronenhain Schreckliches erlebt hat, kann dieser Duft eine Welle von Angst oder Schmerz auslösen.

Düfte sind eng mit Erinnerungen und Emotionen verknüpft. Ein einziger Hauch kann jemanden in eine glückliche Kindheit zurückversetzen. Einen anderen kann derselbe Duft an einen Moment erinnern, den er lieber vergessen möchte.

So gehen Pflegende achtsam mit Düften um:

- **Achte auf die Reaktion** der Menschen. Wird ein Duft als angenehm empfunden, oder zeigt sich Unruhe oder Widerstand?
- **Lasse selbst entscheiden.** Frage den Heimbewohner: »Welcher Duft gefällt Ihnen?« oder »Möchten Sie heute lieber Lavendel oder Zitrone?«
- **Teste vorsichtig.** Trage einen Tropfen auf ein Tuch auf und lasse die Person zuerst daran riechen, bevor du den Raum damit beduftest oder es auf die Haut aufträgst.
- **Sei flexibel.** Nicht jeder Duft ist für jeden Tag richtig – vielleicht fühlt sich heute Rosenduft wohltuend an, morgen aber nicht.

Bitte beachte dabei auch die **Sicherheitsrichtlinien im ersten Teil dieses Buches**. Sie sind ein wertvoller Begleiter für eine **sichere und achtsame** Anwendung ätherischer Öle.

Bestimmte Düfte sind keine universelle Lösung für jedermann – sie sind ein persönlicher Begleiter. Indem du aufmerksam zuhörst und spürst, was guttut, kannst du deinen Schutzbefohlenen mit dem »richtigen« Duft ein Geschenk der Geborgenheit und Freude machen.

Ein Geschenk, das von Herzen kommt: Das Duftsäckchen

Ein kleines Duftsäckchen ist viel mehr als nur ein Hauch Wohlgeruch – es ist Nähe zum Mitnehmen, ein Begleiter im Alltag und ein stiller Trost, der in der Hand ruht oder auf dem Kopfkissen liegt.

Die kleinen Säckchen lassen sich ganz individuell mit Kräutern befüllen und mit ätherischen Ölen beduften – abgestimmt auf das emotionale Bedürfnis:

- Rosengeranie oder Rose öffnet das Herz und schenkt Geborgenheit.
- Zedernholz, Tanne oder Fichte erden, stärken und vermitteln Schutz.
- Orange oder Bergamotte bringen Helligkeit und Lebensfreude ins Herz.
- Lavendel oder Kamille beruhigen, entspannen und helfen beim Einschlafen.

Ein solches Duftsäckchen kann auch ein liebevoller Gruß von Angehörigen sein – mit einer persönlichen Note, die bleibt, wenn Worte fehlen.

»Manchmal genügt ein Hauch von Duft, um das Herz zu erinnern, dass es nicht allein ist.«

Studien belegen: Ätherische Öle haben Einfluss auf Stimmung und Psyche

Was viele seit Langem fühlen, bestätigt nun auch die Wissenschaft: Düfte wirken – auf das Gehirn, auf die Hormone, auf das emotionale Wohlbefinden.

Studien zeigen, dass ätherische Öle wie Bergamotte und Lavendel den Cortisolspiegel senken und das emotionale Wohlbefinden stärken. Zitrusdüfte aktivieren Gehirnareale, die mit Freude und Motivation verbunden sind. Die Anwendung von Aromatherapie in Pflegeeinrichtungen kann depressive Verstimmungen reduzieren und die Lebensfreude steigern.

- Eine Studie aus dem Jahr 2019 zeigte: Bei Demenzpatienten reduzierte Lavendelöl die Angstsymptome um 30%.
- Forscher der Universität Wien fanden heraus, dass Orangenduft depressive Symptome deutlich lindert.
- Eine japanische Studie stellte fest:

Rosmarinduft verbessert die kognitive Leistung älterer Menschen.

Aromatherapie kann – laut Wissenschaft – depressive Verstimmungen mildern, Ängste reduzieren und das emotionale Erleben auf natürliche, nebenwirkungsfreie Weise stärken.

»Wissenschaft misst, was spürbar ist – doch das Herz weiß oft früher, was hilft.«

Mutmachgeschichten: **Wenn ein Tropfen das Licht zurückbringt**

Josef war aus hartem Holz geschnitzt. Ein Leben lang hatte er auf seinem Bauernhof geschuftet – die Hände in der Erde, den Blick zum Himmel gerichtet. Er wusste, was Arbeit bedeutet und spürte die Jahreszeiten in seinen Knochen. In seinem Herzen aber hatte nur ein Mensch wirklich Platz gefunden: seine Frau Anna.

Anna war das Licht seines Lebens. Eine Frau mit einem Lachen, das den kältesten Winter erwärmte – mit einer Liebe, die selbst den mürrischen Josef zum Lächeln brachte. Gemeinsam hatten sie den Hof geführt, Jahr um Jahr, durch Frost und Hitze, Ernte und Stille. Immer war Anna da gewesen. Und jedes Neujahr hatte sie den Stall mit Weihrauch geräuchert, wie es ihre Mutter schon getan hatte. Dabei murmelte sie: »*Für ein gesegnetes Jahr, Josef. Für uns alle.*«

Der Duft von Weihrauch war für ihn immer der Beginn von etwas Neuem gewesen – ein Versprechen, dass alles gut wird.

Doch dieses Versprechen zerbrach an einem stillen, kalten Morgen, als Anna von ihm ging. Plötzlich war der Hof leer. Seine Kinder – längst in die Stadt gezogen – sahen den alten Mann, der jetzt allein lebte. Sie meinten es gut, doch verstanden sie nicht. Sie brachten ihn ins Altersheim, gegen seinen Willen. Josef hatte gefleht, gebettelt, sie sollten ihn in seinem Zuhause lassen. Er wolle dort sterben, wo sein Leben war. Doch seine Bitten verhallten vergebens.

Und so saß er nun hier – im Heim. Er sprach nicht mehr. Aß kaum noch. Saß nur da, den Blick auf den Boden gerichtet und wartete – auf den Tod.

Ein Hauch von Vergangenheit

An einem grauen Nachmittag kam Lena, die Therapeutin, in sein Zimmer. In ihrer Hand hatte sie eine kleine Räucherschale, aus der feiner Weihrauchduft aufstieg. Es war ein Versuch, die bedrückende Stimmung zu lichten, doch sie ahnte nicht, was dieser Duft in Josef berühren würde.

Josef hob den Kopf. Zum ersten Mal seit Wochen. Sein Blick war leer – und doch flackerte darin etwas auf. Er nahm einen Atemzug. Einen zweiten. Dann flüsterte er: »*Weihrauch …*« – kaum hörbar. Lena, überrascht von dieser Reaktion, trat näher. »Ja, es ist Weihrauch. Mögen Sie den Duft?«

Josef starrte in die Glut der Schale, seine Augen füllten sich mit Tränen. »Anna

…«, flüsterte er. »Sie hat immer den Stall geräuchert … jedes Neujahr … für uns.« Seine Stimme brach. Und er legte die Hände behutsam um die Schale, als wolle er den Augenblick festhalten.

Ein Moment der Erinnerung

Lena setzte sich still zu ihm. »Erzählen Sie mir von Anna.« Zuerst kamen die Worte zögerlich, dann flossen sie. Er sprach von ihren Händen, die nach Rosmarin und Arbeit dufteten. Von ihrem Lachen in der Küche. Vom Weihrauch im Stall, dem stillen Gebet um Segen und Schutz für das neue Jahr.

»*Sie hat immer gesagt, der Weihrauch schützt uns*«, murmelte er. »Aber als sie ging … war niemand mehr da, der für mich betet.«

Lena lächelte sanft. »*Vielleicht betet sie immer noch, Josef. Vielleicht hat der Duft Sie daran erinnert.*«

Der Weg nach Hause

Von diesem Tag an kam Josef jeden Nachmittag in den Raum, wo Lena die Räucherschale aufstellte. Er sprach nicht viel, aber er saß da, atmete den Duft ein und schien friedlicher. Eines Abends bat er: »*Ein kleines Duftsäckchen … mit Weihrauch. Für die Nacht. Damit Anna bei mir ist.*«

Am Morgen fanden sie ihn friedlich in seinem Bett. Das Säckchen lag noch in seinen Händen. Ein Lächeln lag auf seinem Gesicht. Ein Hauch von Weihrauch webte sanft im Raum – wie eine Brücke, die ihn heimgetragen hatte. Dorthin, wo er sein wollte: zu Hause, bei Anna – in den Armen der Liebe.

Der Kreis schließt sich

Als die Kinder kamen, um Abschied zu nehmen, stand Lena bereits am Bett. Still entzündete sie noch einmal die kleine Weihrauchschale – ein letztes Geschenk an Josef. Der feine Duft erfüllte das Zimmer.

Die erwachsenen Kinder traten näher. Und plötzlich lag nicht nur Trauer in der Luft, sondern Erinnerung.

»Weißt du noch, wie Mama immer den Stall geräuchert hat?«, flüsterte die Tochter. »An Neujahr … immer mit diesem Duft … und ihrem Gebet für uns.« Der Sohn nickte stumm. In seinen Augen spiegelte sich Reue – und Erkenntnis. Zum ersten Mal sahen sie den Vater nicht nur als alt und gebrechlich. Sie spürten, was sie ihm genommen hatten – und was ihre Mutter ihnen einst gegeben hatte: eine Liebe, die durch eine kleine Zeremonie lebendig blieb.

In diesem Moment wurde der Weihrauch zu mehr als nur einem Duft. Er berührte eine Erinnerung an Heimat, an Liebe, an das, was im Leben wirklich zählt, in den Herzen der Trauernden.

Der Duft von Weihrauch – Liebe in Licht gehüllt

Oft sind es die Jüngeren, die glauben, alles zu wissen. Und dann kommt ein Duft – und lehrt sie, mit dem Herzen zu sehen. Manchmal ist es ein einziger Hauch, der uns an Liebe erinnert. Für Josef war es der Duft von Weihrauch – das Versprechen von Liebe und Heimat –, ein kostbares Geschenk, das ihn auf seiner letzten Reise begleitete.

Ein innerer Ort des Friedens

Es war ein stiller Nachmittag im Altersheim – doch die Stille war schwer, wie von Erinnerungen durchwoben, die niemand auszusprechen wagte.

Emilia saß in ihrem Rollstuhl am Fenster, den Kopf abgewandt, als wolle sie die Welt ausblenden. Sie sprach kaum, und wenn doch, waren es scharfe Bemerkungen, die wie Pfeile trafen. Viele hatten längst aufgegeben, sie zu erreichen – alle, außer Lena, der Therapeutin.

Lena beobachtete aufmerksam. Ihr war aufgefallen, dass Emilia sich jedes Mal zurückzog, wenn der Aroma-Diffuser Zitronenduft verströmte. Es war, als wollte sie vor etwas fliehen. Ihre Hände krampften sich um die Armlehnen, ihr Blick wurde hart – und manchmal murmelte sie etwas, als spräche sie mit einem Schatten.

Ein Schatten aus der Vergangenheit

Eines Tages, als Lena neben Emilia saß, wagte sie einen Versuch. »Emilia«, begann sie leise, »Ich habe bemerkt, dass Sie den Duft von Zitrone nicht mögen. Möchten Sie mir erzählen, warum?« Emilia wandte sich ab, ihre Kiefer mahlten, und Lena dachte schon, sie würde nicht antworten. Doch dann kam ein Flüstern, so leise, dass Lena sich vorbeugen musste:

»Es war … im Krieg«, sagte Emilia schließlich. »Ein Zitronenhain. Sie haben mich dort gefunden … und gebrochen.« Ihre Stimme brach. Und für einen Moment schien die Last von Jahrzehnten über ihr zusammenzubrechen. Lena frage nicht weiter. Sie wusste: Dieser Duft war für Emilia kein Wohlgeruch, sondern ein Messer, das alte Wunden aufriss.

Eine Einladung zum Trost

Lena wollte Emilia helfen. Sie konnte ihr nicht den Schmerz nehmen. Aber sie wollte ihr einen neuen Duft schenken – nicht zum Vergessen, sondern zum Heilwerden. Etwas, das nicht verletzt, sondern hält. Sie suchte nach etwas, das trotz Wunden ein Band der Geborgenheit knüpfen konnte und entschied sich für eine Mischung aus Tannenduft und Weihnachtsgewürzen, eine Einladung zu Erinnerungen an Frieden und Wärme.

Am nächsten Tag brachte sie einen kleinen Aroma-Diffuser. Sie mischte:

- 2 Tropfen Tannennadelöl
- 2 Tropfen Zimtrinde
- 1 Tropfen Orange

Ein Hauch von Wald und Weihnachten erfüllte den Raum. Lena sagte nichts – ließ den Duft sprechen. Emilia saß still, aber sie schien zu atmen – tiefer als sonst. Nach einer Weile murmelte sie: »Es riecht … wie der Baum zu Weihnachten, damals … bevor der Krieg kam.« Ihre Stimme zitterte – aber dieses Mal nicht vor Angst, sondern von einer zarten Erinnerung.

Der Duft der Heilung

In den folgenden Wochen wurde diese Mischung Emilias stiller Begleiter. Lena brachte ihr ein kleines Duftsäckchen, das die alte Frau in ihrer Westentasche bei sich trug. Manchmal nahm Emilia es heraus, schloss die Augen, hob es liebevoll an die Nase und atmete tief ein.

Langsam veränderte sich etwas. Sie war noch immer zurückhaltend, aber sie ließ Lena näher an sich heran. Sie sprach – erst zaghaft, dann offener – über Weihnachten, über ihre Familie, den Duft des Tannenbaums, der das Haus erfüllte. Über Lieder, über Licht, über zu Hause.

Ein Stück Frieden

Eines Tages sagte Emilia zu Lena: »Ich werde die Zitronen niemals lieben können. Aber ... der Wald, der Duft von Weihnachten – das hilft mir. Es nimmt den Zitronenhain nicht weg. Aber es gibt mir einen anderen Ort, an den ich gehen kann.«

Lena lächelte still. Sie wusste: Der Duft hatte getan, was Worte nicht vermochten. *Er hatte Emilia einen inneren Ort geschaffen – einen Raum, in dem sie atmen, ruhen und vielleicht sogar ein wenig Liebe empfinden konnte.*

Der Duft, der bleibt

Als Emilia einige Monate später in ihrem Bett verstarb, hing ein feiner Hauch von Tannennadeln in der Luft. Auf Emilias Gesicht lag ein Ausdruck des Friedens – einen Frieden, den sie so lange vermisst hatte.

Emilia reagierte negativ auf Zitronenduft – Erinnerungen an ein traumatisches Erlebnis aus den Kriegsjahren. Durch eine warme Duftmischung aus Tanne, Zimt und Orange fand sie aber Zugang zu friedlichen Erinnerungen an ihre Kindheit. Ein Duft wurde zum inneren Zufluchtsort und schenkte ihr ein letztes Stück Frieden.

»Suche auch du dir einen Duft, der glückliche Erinnerungen wachruft und dich mit auf die Reise in ›das Land des Lächelns‹ nimmt.«

Wenn die unermüdliche Stimme still wird

Im Altersheim war Herta eine bekannte Persönlichkeit – nicht so sehr, weil sie unangenehm laut war, sondern weil sie unaufhörlich sprach. Von früh bis spät erzählte sie Geschichten, gab Kommentare ab und brachte sich in jede Unterhaltung ein, ohne die anderen ausreden zu lassen. Die Bewohner verdrehten oft die Augen, die Pflegekräfte suchten Ausreden, um ihrem Redefluss zu entkommen, und selbst Lena, die Therapeutin, musste sich Mühe geben, die Geduld zu bewahren. Denn sie spürte: Herta redete nicht aus Oberflächlichkeit. Sie redete gegen etwas an.

Die Last des Ungesagten

Lena beobachtete Herta eine Weile, bevor sie den Versuch wagte, sich ihr zu nähern. Sie hatte bemerkt, dass Herta nicht einfach nur sprach – sie kämpfte darum, gehört zu werden. Ihre Augen flackerten, wenn sie auf eine Antwort wartete. Ihre Hände gestikulierten hektisch, als wollte sie etwas Unsichtbares festhalten.

Eines Nachmittags setzte sich Lena zu ihr, gerade als Herta von einem Sommer aus Kindheitstagen erzählte. Als Herta eine Atempause machte, fragte Lena leise: »Herta, war es schon immer so wichtig für Sie, dass man Ihnen zuhört?«

Herta hielt inne. Zum ersten Mal seit Langem wirkte sie nachdenklich. »Nein«, sagte sie schließlich. »Früher ... war ich still. Mein Mann ... er wollte keine Reden hören. ›Reden ist für Leute, die nichts zu tun haben‹, hat er immer gesagt.«

Sie lachte bitter. »Aber jetzt ... jetzt ist es so still um mich. Ich habe Angst, dass die Stille mich verschlingt.«

Ein Duft, der zuhört

Lena verstand: Hertas Reden war kein bloßes Bedürfnis nach Aufmerksamkeit – es war ein Kampf gegen die Einsamkeit, gegen die Stille, die sie so lange ertragen musste. Herta wollte nicht bloß reden – sie wollte gehört werden. Sie wollte nicht vergessen werden in der Stille.

Am nächsten Tag brachte Lena eine kleine Duftlampe mit und stellte eine Mischung zusammen:

- 2 Tropfen Lavendel – für Ruhe und Geborgenheit
- 1 Tropfen Zedernholz – erdend und stärkend
- 1 Tropfen Bergamotte – aufhellend und sanft klärend

»Herta«, sagte Lena sanft, »ich habe jemanden mitgebracht – einen Duft, der zuhört.«

Herta runzelte die Stirn. »Ein Duft, der ... zuhört?« Lena nickte. »Ja. Manchmal sprechen Düfte mit uns, wenn wir still werden. Vielleicht möchten sie Ihnen etwas erzählen.«

Ein Moment der Stille

Lena schaltete den Aroma-Diffuser an. Langsam füllte sich der Raum mit einem warmen, weichen Duft. Herta atmete zögerlich ein. Dann sagte sie: »Es riecht ... ruhig. Wie ein Nachmittag im Garten, bevor ... alles so kompliziert wurde.«

Lena schwieg – und Herta begann zu sprechen. Nicht schnell. Nicht laut. Sondern leise – mit Pausen. Sie erzählte von ihrem Mann. Von Jahren des Schweigens. Von ihrer Angst, in der Stille verloren zu gehen.

Ein kleiner Wandel

Etwas begann sich zu verändern. Herta war noch immer gesprächig – doch sie hörte zu. Sie sprach langsamer, ließ andere ausreden, fragte sogar nach.

Eines Tages bat sie um ein Duftsäckchen mit derselben Mischung. Sie trug es stets bei sich. »*Wenn ich es rieche*«, sagte sie zu Lena, »*dann ist die Stille nicht mehr so leer. Sie fühlt sich sogar tröstlich an.*«

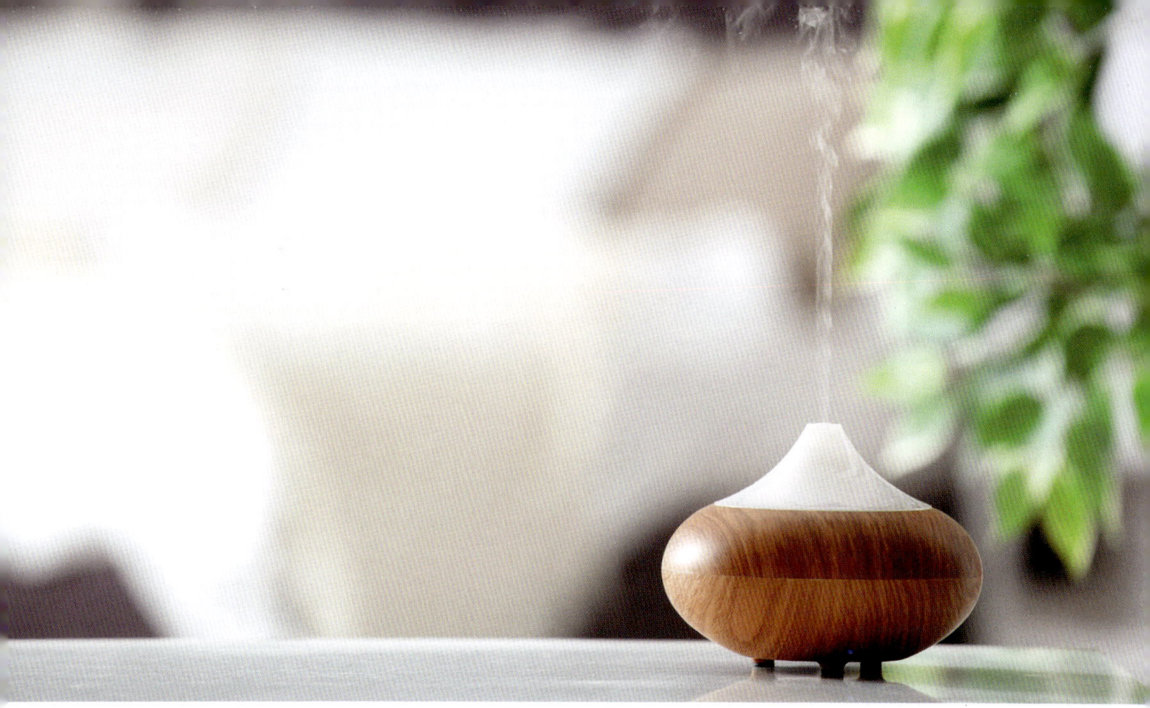

Das Geschenk des Zuhörens

Manchmal sind es nicht Worte, die gehört werden müssen, sondern das, was zwischen den Zeilen wohnt. Für Herta war es ein Duft, der ihr zeigte, dass Stille nicht immer bedrohlich sein muss. Stille kann auch Geborgenheit sein. Beruhigende Düfte wie Lavendel, Zedernholz und Bergamotte wurden ihre Zuhörer – ihr Trost, ihre Lehrer, ihre innere Heimat.

Duftmedizin für emotionale Balance und Wohlbefinden

Der Duft einer Blüte, der Geruch frisch gebackener Rosmarinbrötchen oder der Hauch von Lavendel zur Nachtruhe – sie alle haben eines gemeinsam: Sie berühren unser Gemüt tief. Sie wecken unsere Erinnerungen – oft ohne, dass wir es bewusst wahrnehmen. Und genau darin liegt die Kraft der Aromatherapie – besonders für ältere Menschen, deren emotionale Welt sich im Laufe des Lebens verändert hat. Erlebnisse wie Abschiede, körperliche Einschränkungen oder der Rückzug aus sozialen Rollen prägen die emotionale Landschaft. Viele ältere Menschen spüren ihre Gefühle leiser, tiefer oder auch widersprüchlicher – und sprechen oft weniger darüber.

Gerüche wirken hier direkt über das limbische System auf das emotionale Gedächtnis. Deshalb kann Aromatherapie gerade im Alter helfen, verschlossene innere Räume zu öffnen, Vertrauen zu schenken und emotionale Balance wiederzufinden – ohne viele Worte.

12

Depression, Angst und Rückzug im Alter

Wenn sich die Seele zurückzieht
Wie man stilles Leid erkennt und liebevoll begleitet

»Depression ist kein unausweichliches Schicksal im Alter, sondern ein Ruf nach Zuwendung, Nähe und Licht.«

Ursache verstehen – warum sich das Licht manchmal verdunkelt

Depression und Angst im Alter werden oft übersehen – weil sie sich anders zeigen als bei Jüngeren. Nicht laut, nicht klagend, sondern leise, als Rückzug. Nicht jeder, der leidet, weint. Manche werden still. Andere gereizt. Und viele kehren sich nach innen – und niemand merkt, wie fern sie schon sind.

Anzeichen können sein:

- Rückzug, Lustlosigkeit, Schlafstörungen
- Appetitlosigkeit, Apathie, Antriebslosigkeit
- Misstrauen, Unruhe, körperliche Beschwerden ohne klare Ursache
- starre Mimik, ständiges Fragen, Blick ins Leere
- »Ich fühle mich leer.« »Ich bin nur noch Last.« »Ich habe nichts mehr, wofür ich morgens aufstehen möchte.«

Die Ursachen sind vielfältig:

Verlust eines geliebten Menschen, Heimatverlust, Schmerzen, Einsamkeit, traumatische Erinnerungen, das Gefühl von Sinnlosigkeit. Auch körperliche Ursachen wie Hormonveränderungen (Serotonin, Dopamin, Melatonin), Vitamin-D-Mangel oder fehlende B-Vitamine und Omega-3-Fettsäuren können das seelische Gleichgewicht stören.

Warum das Leiden oft übersehen wird

Depression und Angst im Alter gelten fälschlicherweise als »normal«. »Er ist halt alt.« »Sie war schon immer still.« Doch in Wahrheit ist es ein Verblassen aus dem eigenen Leben – ein langsamer Abschied von sich selbst. Und niemand bemerkt es.

- Oft wird Depression mit Demenz verwechselt – mit fatalen Folgen.
- Angst wird nicht benannt, sondern getragen – schwer und einsam.

Die Betroffenen schweigen. Sie vermeiden Nähe, ziehen sich zurück. Nicht, weil sie nichts fühlen –, sondern weil sie nicht mehr verletzt werden wollen.

Wenn niemand hinsieht und die Seele leidet

- Wenn seelische Not unbeachtet bleibt, beginnt oft ein stilles Verschwinden. Die Menschen hören auf, für sich zu sorgen – nicht, weil sie es nicht könnten, sondern weil der Sinn verloren gegangen ist.
- Sie bewegen sich weniger, verlieren an Kraft und Standfestigkeit – und das Sturzrisiko wächst.
- Der Appetit schwindet, Mahlzeiten werden ausgelassen – nicht aus Protest, sondern aus innerer Erschöpfung. Der Körper baut ab – leise, fast unbemerkt.
- Auch der Kontakt zu anderen wird weniger. Freundliche Worte prallen ab, Einladungen werden abgelehnt. Ein Rückzug beginnt – nicht aus Ablehnung, sondern aus Schutz.
- In manchen Herzen wachsen in dieser Einsamkeit dunkle Gedanken. Besonders bei Männern über 75 steigt das Risiko von Suizidgedanken, weil sie keinen Ausweg mehr sehen. Nicht, weil sie nicht mehr leben wollen, sondern weil sie nicht mehr wissen, wie.

Wenn niemand hinsieht, leidet die Seele oft im Verborgenen. Doch ein Blick mit dem Herzen, ein Tropfen Duft, ein Moment echter Nähe können ein Fenster öffnen – zurück zum Leben.

»Angst und Depression sind keine Alterserscheinung. Sie sind ein innerer Ruf nach Halt, Nähe und Sinn.«

Wie fühlt sich Angst im Alter an?

Angst zeigt sich nicht immer als Panik, sondern oft als innere Unruhe, Schlaflosigkeit, körperliche Anspannung, Magenschmerzen oder ständiges Grübeln. Die Welt wird zu laut, das Leben zu schnell – der Rückzug beginnt.

»Ich bin überfordert.« »Ich traue mich nicht mehr.« »Ich will mich nicht zeigen, wie ich bin.«

Vertrauen schaffen und innerlich nähren

Ein sinnerfüllter Alltag, soziale Einbindung, Bewegung, Musik, Licht und Gespräche stärken die seelische Gesundheit. Auch Duft, Rhythmus, liebevolle Ölanwendungen und ein fester Tagesablauf geben Orientierung und Sicherheit. Ätherische Öle sind die stillen Begleiter – Boten des Trostes, der Erinnerung und der inneren Rückverbindung.

Öle bei Depression und Angst – Licht für das einsame Herz

- **Lavendel** beruhigt Herz und Nerven, löst Angst, schenkt Geborgenheit.
- **Bergamotte** hebt die Stimmung, wirkt wie ein Licht am Horizont.
- **Orange** bringt Freude zurück.
- **Römische Kamille** tröstet das innere Kind, entspannt.
- **Ylang-Ylang** öffnet das Herz bei Rückzug.

- **Vetiver** erdet, schenkt Halt bei innerer Unruhe.
- **Rose** oder **Rosengeranie** stärken das Herz, schenken Nähe, Liebe, Selbstannahme.
- **Zedernholz** gibt innere Stabilität.
- **Weihrauch** fördert Vertrauen, Spiritualität und Sinn.

»Düfte sind wie stille Boten – sie wecken Erinnerungen, Gefühle und Seiten in uns, die oft lange geschlummert haben.«

Wenn die Seele leidet – der leise Ruf nach Zuwendung

Heilung bedeutet Rückverbindung – zur Lebensfreude, zur inneren Quelle, zum eigenen Herzen. Tägliche Pflegeanwendungen, liebevolle Berührungen, Düfte und Gespräche geben Halt in einer depressiven Phase.

Wichtig: Depression ist keine Schwäche, sondern ein Ruf nach Zuwendung. Sanfte Hilfe wirkt tief – gerade im Alter.

Duftanwendungen im Alltag:

Manchmal braucht es nicht viel. Kein großes Programm, keine langen Gespräche. Manchmal genügt ein leiser Tropfen – zur rechten Zeit, am rechten Ort. Im Alltag der Pflege – ob zu Hause oder im Heim – lassen sich kleine Duftmomente leicht integrieren. Sie schenken Geborgenheit, erinnern an schöne Zeiten und stärken die innere Welt, wenn das Äußere eng wird.

- **Ein Aroma-Diffuser** kann morgens mit einem frischen Zitrusöl den Tag beleben – und abends mit Lavendel oder Kamille zur Ruhe führen. Der Raum verändert sich – wird weicher, heller, geborgener.
- **Ein kleines Duftsäckchen im Bett**, z. B. mit Bergamotte, Orange oder Rose, begleitet durch die Nacht – als stiller Trostspender, der ganz nahe bleibt.
- **Duftanker:** Auch ein Tropfen Duft auf einem Stoffherz, Halstuch oder am Kragen kann den Tag über wie ein Anker wirken – bei jedem Atemzug ein Stück Erinnerung an Licht.
- **Eine sanfte Einreibung** mit einem Trägeröl, angereichert mit Zeder, Kamille oder Rose – auf das Herz aufgetragen – schenkt Trost und ein Gefühl der Liebe und Geborgenheit. Auf die Hände – für Berührung und Sicherheit. Oder auf den Rücken – für Halt und innere Aufrichtung.
- **Ein Duftkärtchen am Fenster** lässt den ganzen Raum atmen. *Warum am Fenster?* Das Fenster ist ein natürlicher Ort des Luftaustauschs. Durch aufsteigende Luftbewegungen – selbst bei geschlossenem Fenster – verteilt sich der Duft sanft im Raum. Sonnenlicht und Temperaturunterschiede unterstützen die Verbreitung feiner Duftmoleküle, ohne zu überfordern. Ein mit einem Tropfen Lieblingsöl benetztes Duftvlies am Fenster wirkt wie ein stiller Atemzug – es lässt den ganzen Raum mitschwingen, ohne aufzudrängen.

- **Ein täglicher Brauch:** Manchmal ist es ein stilles Duftgebet beim Auftragen: *»Dieser Tropfen schenkt dir Frieden.«* *»Du bist getragen.«* Worte, die das Herz hört, auch wenn der Verstand sie vielleicht nicht hören kann.

Ätherische Öle bei Depression, Angst und Rückzug

Wenn das Leben sich schwer anfühlt, wenn Worte fehlen und die Welt sich zurückzieht, können ätherische Öle wie stille Gefährten wirken – sie erreichen das limbische System, wo Emotionen entstehen und verarbeitet werden. Ihr hochschwingender Duft schenkt Halt, Licht und einen leisen Impuls: »Du bist nicht allein.«

Duftmischungen zur Begleitung

Diffuser-Mischung für ein heiteres Gemüt:

- 2 Tropfen Bergamotte
- 1 Tropfen Zitrone
- 1 Tropfen Ylang-Ylang

Diese Kombination hebt die Stimmung, bringt Leichtigkeit und neue Energie.

Ein Roll-On zur Herzöffnung:

- 1 Tropfen Rose
- 1 Tropfen Weihrauch
- in 10 ml Jojobaöl

Dieses zarte Elixier stärkt das Gefühl des Herzens und vertieft die innere Verbindung.

Beruhigende Ölmischung für die Handmassage:

- 2 Tropfen Zeder
- 1 Tropfen Kamille
- in 1 Esslöffel Mandelöl

wirkt beruhigend, stabilisierend und schenkt Geborgenheit.

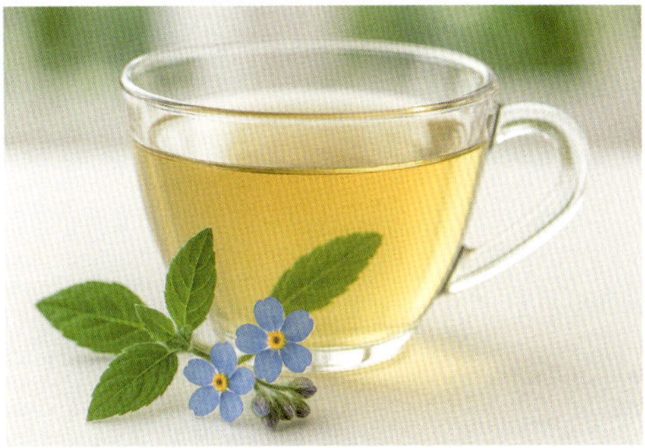

Tee mit Duftanker:

Melissentee mit 1 Tropfen Zitronenöl (in Honig gelöst) hilft bei innerer Unruhe und Rückzug. Die Kombination wärmt, klärt und schenkt Geborgenheit.

Raumspray für Zuversicht:

- 3 Tropfen Orange
- 2 Tropfen Lavendel
- in 100 ml Alkohol-Wasser-Mischung

hellt das Raumklima auf und schafft eine freundliche Atmosphäre.

Mische 30 ml Alkohol (mindestens 70%, z. B. Wodka) mit 70 ml vorzugsweise destilliertem Wasser. Der Alkohol dient dabei als Emulgator für die ätherischen Öle. Vor Gebrauch gut schütteln.

Diese Anwendungen laden dazu ein, sich wieder zu spüren – ganz sanft, ganz im eigenen Tempo.

Nährstoffe für innere Stabilität

Die wichtigsten Nährstoffe, um Stimmung, Resilienz und Harmonie zu fördern, sind:

- **Vitamin D_3** – das Lichtvitamin, das auch vor Winterdepressionen schützt – ist oft bei älteren Menschen im Mangel. Es ist aber essenziell für das seelische Gleichgewicht.
- **Vitamin B_6, B_{12} und Folsäure** unterstützen die Nerven und fördern die Serotonin- und Dopaminbildung.
- **Magnesium** beruhigt das Nervensystem und lindert innere Unruhe.
- **Zink** und **Eisen** tragen zur Stabilität der Stimmung bei und unterstützen das Immunsystem.
- **Aminosäuren** – wie Tryptophan oder Tyrosin – sind die Bausteine für stimmungsregulierende Neurotransmitter und die Vorstufen von Glückshormonen.
- **Omega-3-Fettsäuren** wirken entzündungshemmend und stabilisierend auf die Psyche.
- **Coenzym Q10** unterstützt bei Erschöpfung und Kraftmangel.
- **Antioxidantiensaft** (wie der Goji- oder Wolfsbeerensaft) schützt Gehirn und Nervenzellen.

Tipp: In flüssiger Form – löffelweise oder als sanftes Pulver verabreicht – gelingt die Einnahme von Nahrungsergänzungen ganz ohne Druck und ohne Angst vor dem Verschlucken.

Ein Tropfen Hoffnung – wie Duft und Bewegung neue Lebensfreude wecken

So kannst du dich verwöhnen:

Segen am Morgen: Ein Tropfen Rose, morgens auf das Herz aufgetragen, ist wie ein Segen für die Seele und ein hoffnungsvoller Start in einen guten Tag.

Spaziergänge mit einem Duftinhalator (oder Taschentuch, Duftstein): Die Verbindung von frischer Luft, Bewegung und Duft öffnet das Herz und bringt neue Lebensfreude in müde, schwere Gedanken. Lavendel- oder Zitronenöl eignen sich dafür gut.

Duftkissen mit aufhellenden Ölen für trübe Tage: Ein zart beduftetes Kissen mit Bergamotte oder Orange wird zum treuen Begleiter in Momenten der Schwermut.

Erinnerungen mit begleitendem Duft: Ein vertrauter Duft – vielleicht Zimt oder ein alter Lieblingsduft – kann verschüttete Erinnerungen liebevoll ins Herz zurückholen.

»**Ein duftendes Herzbad**« – ein wohliges Bad mit Ylang-Ylang und Lavendel, in Milch gelöst, wird zu einem stillen Ort der Geborgenheit, an dem die Psyche sich ausruhen darf.

Momente der Aufmerksamkeit – wie kleine Gesten Licht ins Herz bringen

So kannst du helfen:

- **Lieblingsmusik mit Duft verbinden:** Ein bekanntes Lied mit einem Duftanker verbindet Herz und Erinnerung – und sendet Licht in dunkle Stunden. Bring Musik in die einsame Stube.
- **Duftender Morgensegen:** Ein Tropfen Lieblingsduft am Morgen – verbunden mit einem stillen Segen – stärkt die Herzensverbindung, nicht nur zum Heimbewohner, sondern auch des Pflegenden zu seiner Aufgabe.
- **Spaziergang mit Duftanker:** Ein kleiner Duftstein oder ein duftendes Taschentuch mit Lavendel oder Zeder in der Tasche begleitet durch den Tag – als Kraftquelle in bewegten Momenten.
- **»Dankbarkeitslicht« am Abend:** Zünde eine Kerze an und lasse sie 15 Minuten brennen. Dann lösche die Flamme, gib 1 Tropfen Orangenöl ins flüssige Wachs und entzünde sie neu. (Vorsicht: Öl nie direkt in die Flamme tropfen – Brandgefahr!) Der Duft erfüllt den Raum – und das Herz mit Frieden.
- **Mitwirken bei der Auswahl von Ölen:** Ein Tropfen Zitrone oder Ingwer im Raum schafft eine heitere Atmosphäre – und weckt Appetit. Ein Tropfen lebensmittelechtes ätherisches Öl, in Honig oder Sahne aufgelöst, versüßt Getränke und Speisen.
- **Duftbiografie: Was hat früher Freude gemacht?** Der Lieblingsduft aus Kindheitstagen kann Türen öffnen, die kein Gespräch je erreichen könnte.
- **Handmassage mit Lieblingsduft – als stille Zuwendung:** Eine achtsame Berührung mit einem vertrauten Duft ist oft mehr Trost als viele Worte – sie spricht direkt zur Seele.

Kommunikation mit Menschen in Depression oder Angst

Sage nicht:
»Komm, reiß dich zusammen.«
»Anderen geht's schlechter.«
»Du musst nur wollen.«

Sage stattdessen:
»Ich bin da – auch wenn du still bist.«
»Ich sitze einfach bei dir.«
»Du musst nichts leisten – du bist wertvoll, einfach weil du da bist.«
»Wir gehen langsam. Schritt für Schritt.«

Wenn die Stille ruft

Depression ist oft nicht Schwäche, sondern ein verzweifelter Ruf der Seele nach Licht. Angst ist kein Zeichen von Versagen, sondern eine Suche nach Sicherheit.

»Pflege ist dann keine Handlung, eher eine liebevolle Anwesenheit.«

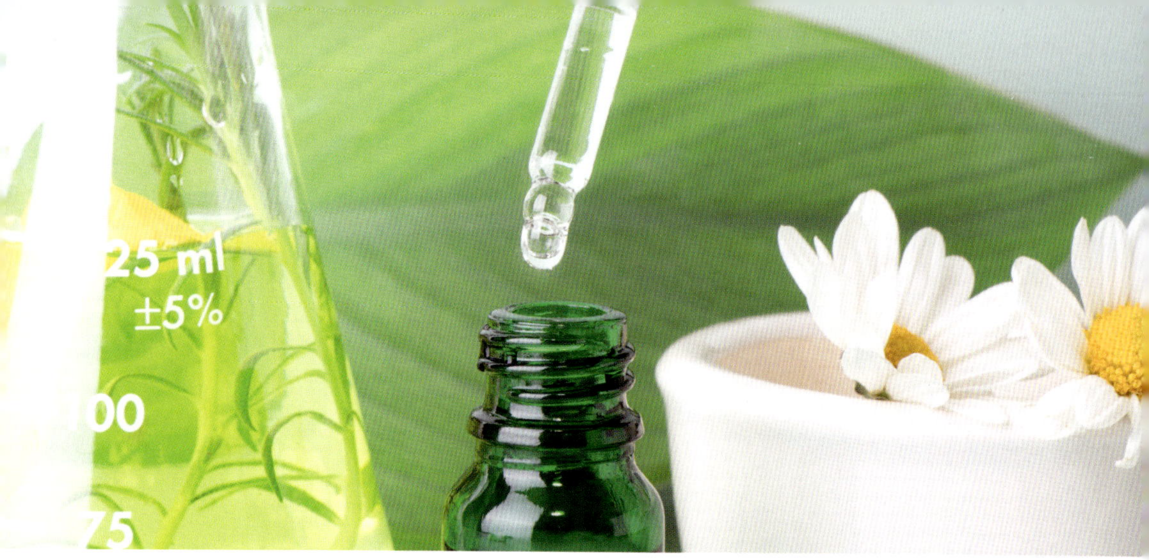

Wenn Geruch Erinnerungen weckt und Heilung möglich wird – Berichte aus der Wissenschaft

- **Pfefferminz-** und **Zitrusöle** verbessern nachweislich die kognitive Leistung und reduzieren depressive Symptome – besonders bei älteren Menschen mit leichter kognitiver Beeinträchtigung. (Quelle: *International Journal of Neuroscience*, 2016)
- **Ylang-Ylang** und **Sandelholz** zeigen in kontrollierten Studien eine Senkung von Blutdruck und Stresshormonen durch Aktivierung des Parasympathikus. (Quelle: *Evidence-Based Complementary and Alternative Medicine*, 2013)
- **Rosmarin** und **Zeder** wirken tonisierend auf das **Nervensystem** und fördern das emotionale Gleichgewicht, u. a. durch Effekte auf Noradrenalin und Serotoninrezeptoren. (Quelle: *Journal of Ethnopharmacology*, 2012)
- Eine Meta-Analyse (2019) bestätigt: Aromatherapie kann **Angstsymptome** signifikant reduzieren – besonders bei stationär betreuten Menschen. (Quelle: *Complementary Therapies in Clinical Practice*, 2019)
- Neurobiologische Forschung zeigt, dass Riechreize über den Bulbus olfactorius direkten Zugang zu Amygdala, Hippocampus und Hypothalamus haben – Zentren für **Emotion, Gedächtnis** und **Hormonregulation**. (Quelle: *Neuroscience & Biobehavioral Reviews*)
- Ätherische Öle wie **Bergamotte, Lavendel** und **Rose** wirken direkt auf das limbische System. Klinische Studien belegen angstlösende und stimmungsaufhellende Effekte. Eine randomisierte Studie (2020) zeigt: **Lavendelöl** senkt depressive Symptome bei Senioren signifikant. Aromatherapie wird zunehmend als begleitende Maßnahme in der Pflege anerkannt. (Quelle: Frontiers in *Psychology, Complementary Therapies in Medicine, Journal of Geriatric Psychiatry*)

Mutmachgeschichte: **Vom Rückzug wieder ein Schritt ins Leben**

Ludwig saß jeden Tag am selben Platz – auf einem alten Stuhl am Fenster. Er sprach nicht. Er lächelte nicht. Er sah hinaus. Auf den Parkplatz. Auf die kahlen Bäume. Und manchmal auf nichts.

Die Pflegekräfte nannten ihn »den Stillen«. Manche sagten: »Er hat halt resigniert.« Andere: »Er wartet wahrscheinlich nur noch.«

Was niemand wusste: **Ludwig hatte Angst**.

Nicht die große, schreiende Angst, sondern die leise, lähmende. Angst, sich noch einmal zu freuen. Angst, sich zu erinnern. Angst, dass niemand ihn mehr bräuchte. Dass er nur noch »da« war – aber nicht mehr er selbst.

Ein Tropfen Erinnerung

Eines Tages trat eine neue Pflegekraft an ihn heran. Sie war jung, freundlich, und trug den Duft von Mandarine und Rosengeranie bei sich. Nicht stark, aber warm – wie früher, wie Sommer, wie Leben.

Sie sagte nichts. Sie setzte sich nur auf den zweiten Stuhl – neben ihn. Und dann legte sie ein kleines Duftsäckchen auf die Fensterbank, ganz nah bei ihm. Der Duft breitete sich langsam aus: Zart. Blumig. Ein Hauch Licht.

Am nächsten Tag kam sie wieder. Und wieder. Und irgendwann drehte Ludwig den Kopf. Nur ein wenig. »Was ist das?«, fragte er leise. »Das?«, sagte sie und lächelte. *»Es ist ein Duft, der zuhört.«*

Ein Fenster geht auf

Nach und nach begann Ludwig zu sprechen. Nicht viel. Nur einzelne Sätze. Erinnerungen: von seiner Frau, von ihrer Liebe zu Zitrusdüften, von dem Tag, als sie im Garten Mandarinen lutschten und lachten. Von dem Abschied, den er nie wirklich ausgesprochen hatte. Und von der Angst – nicht vor dem Tod –, keine Spuren hinterlassen zu haben.

Die Pflegekraft hörte zu. Und brachte ihm ein Duftsäckchen – mit Mandarine, Rose und einem Hauch Bergamotte. Er legte es in seine Brusttasche. Und von diesem Tag an saß er nicht mehr ganz allein am Fenster, sondern ein bisschen im Leben.

Zusammenfassung

Ludwig lebt im Rückzug – aus Angst, aus Trauer, aus tiefer Unsicherheit. Ein stiller Duftmoment mit Mandarine, Rose und Bergamotte öffnet ihm den Weg zurück zu sich selbst. Nicht durch Worte. Sondern durch Zuwendung und Duft, die wie eine unsichtbare Hand seine Seele berühren.

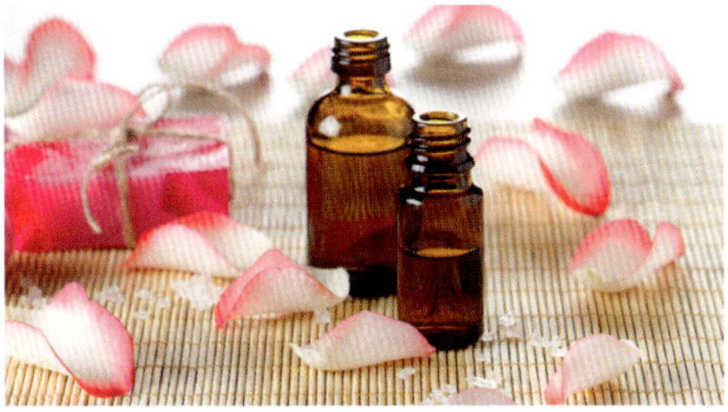

13

Gedächtnis, Demenz, Alzheimer – wenn Gedanken verblassen

Wege der Begleitung mit Liebe, Duft und Verständnis

»Die Haut erinnert sich länger an Liebe als der Verstand an Namen.«
– nach D. Gary Young, aus Alzheimer-Schulung

Verstehen, was das Gedächtnis schwächt – und wie du mit Duft und Nähe begleiten kannst

Das Gedächtnis ist das Schatzkästchen unseres Lebens. Es bewahrt unsere Geschichten, unsere Begegnungen, unsere tiefsten Spuren im Herzen. Doch im Alter geschieht es oft, dass dieser Schatz verblasst. Nicht auf einmal, sondern leise, wie Nebel, der sich über ein vertrautes Bild legt. Man erinnert sich weniger. Man vergisst. Und irgendwann fragt man sich: Wo bin ich in all dem?

Mit dem Älterwerden verlangsamt sich die kognitive Verarbeitung. Erinnerungen tauchen seltener auf, das Konzentrieren fällt schwerer. Was früher selbstverständlich war, etwa ein Name, ein Ort oder ein Gedanke, entgleitet. Nicht, weil man nicht mehr will, sondern weil das innere Licht flackert.

Die Ursachen sind vielschichtig: Durchblutungsstörungen können das Gehirn weniger versorgen. Oxidativer Stress greift Zellen an, die früher wach und aufmerksam waren. Ein Mangel an Vitaminen, chronische Entzündungen und neurodegenerative Prozesse – etwa bei Alzheimer – verändern die innere Landschaft. Und selbst seelische Belastungen wie Trauer, Einsamkeit oder der Verlust eines geliebten Menschen können das Denken verdunkeln.

Oft geschieht all das, ohne dass es gleich jemand merkt. Ein Termin wird vergessen, ein Gedanke entgleitet, ein Satz bleibt unvollendet. Man sitzt da und weiß nicht mehr, was man sagen wollte. Das ist kein Versagen. Es ist ein stiller Hilferuf des Körpers. Und doch glauben viele, dass dieser Zustand »normal« sei – eben ein Teil des Alterungsprozesses. Aber das stimmt nicht. Denn auch wenn das Gedächtnis nachlässt – es gibt Wege, damit umzugehen. Und manchmal ist es mehr als nur eine Erinnerung, die durch einen Duft wachgerufen wird.

Wie ätherische Öle im Gehirn wirken

Ätherische Öle wirken nicht nur auf die

Gefühle – sie arbeiten gezielt im Gehirn selbst. Erinnere dich: Der Geruchssinn ist der einzige Sinn, der direkt mit dem Gehirn verbunden ist – ohne Umwege über das Großhirn. Ein eingeatmeter Duft erreicht in weniger als 1 Sekunde das limbische System – jene tiefen Schichten, die für Erinnerung, Stimmung und Orientierung zuständig sind. Die lebendigen Wirkstoffe, die der Geruch ins Gehirn trägt, wissen intuitiv, was gebraucht wird. Sie setzen sofort alle Hebel in Bewegung, um das Gleichgewicht wiederherzustellen.

*»Ätherische Öle sind die **Urmedizin der Menschheit**. Sie tragen göttliche Intelligenz, die nach Ordnung und Heilung strebt, in sich.«*

Seit Jahrtausenden wirken sie auf Körper, Emotionen und Geist – nicht nur, um uns zu erfreuen, sondern um uns in die Kraft zurückzuführen, die wir in uns tragen.

Kraftvolle Helfer für Klarheit und innere Ruhe

Düfte wie Rosmarin, Pfefferminze oder Zitrone steigern nachweislich die Durchblutung im Gehirn, fördern die Konzentration und regen die Ausschüttung von Botenstoffen an, die uns wacher, klarer und glücklicher machen.

- **Rosmarin und Pfefferminze bringen frischen Sauerstoff ins Gehirn.** Das fördert die geistige Wachheit und unterstützt das Erinnern.
- **Zitronenöl macht den Kopf frei.** Sein klarer, heller Duft wirkt anregend und strukturierend – wie ein sonniger, frischer Morgen. Das hilft, die Gedanken zu ordnen und gibt dem Tag Richtung.
- **Lavendelöl beruhigt das Nervensystem.** Es hilft gegen innere Unruhe, lindert Ängste und führt zu einem Zustand tieferer Gelassenheit.
- **Weihrauchöl schützt das Gehirn.** Es wirkt entzündungshemmend, stärkt die Nervenzellen und fördert geistige Klarheit und innere Führung.

Diese Öle sprechen nicht mit Worten – sie wirken auf Zellebene. Sie geben dem Körper über das Gehirn einen unmissverständlichen Impuls zur Selbstregulation. Sie erinnern den Organismus daran, wie sich innere Balance anfühlt.

»Und manchmal genügt schon ein einziger Tropfen, um zu erinnern …«

Was schützt, wenn Erinnerungen leiser werden

Was wir erinnern, formt, wer wir sind. Und was wir täglich leben, entscheidet mit darüber, wie klar unser Geist bleibt. Gedächtnis lässt sich nähren – nicht nur durch Übung, sondern durch Lebendigkeit.

- **Bewegung** an der frischen Luft bringt Sauerstoff ins Gehirn, Licht ins Herz. Bereits 150 Minuten moderate Bewegung pro Woche verbessern laut Studien die Hirndurchblutung, reduzieren Entzündungen und aktivieren neuroprotektive Prozesse.

- **Geistige Aktivität** – sei es ein Gespräch, ein Spiel oder ein Lied – hält die inneren Wege offen. Besonders das Erlernen neuer Fähigkeiten stimuliert nachweislich die Neubildung neuronaler Verbindungen.
- **Eine ausgewogene Ernährung** stärkt von innen. Studien belegen: Menschen, die sich mediterran ernähren, haben ein signifikant geringeres Risiko, an Demenz zu erkranken.
- **Soziale Kontakte** wecken das Interesse am Jetzt. Wer regelmäßig mit anderen interagiert, bleibt mental fitter und emotional ausgeglichener.
- **Routinen** helfen, dem Tag eine Struktur zu geben, die das Leben ordnet und das Herz beruhigt.
- **Und vertraute Sinneseindrücke** – etwa der Duft von Mandarine oder die Melodie eines alten Liedes – wecken Erinnerungen, die tiefer reichen als Worte.

Wenn Erinnerungen flüstern – Duftspuren zurück ins Licht

Bei Erkrankungen wie Alzheimer oder Demenz sprechen viele nur noch vom Verfall. Doch auch wenn eine vollständige Heilung bei neurodegenerativen Erkrankungen heute noch nicht möglich ist, lässt sich viel lindern, stabilisieren und stärken – auf ganzheitliche Weise. Denn das Gehirn ist bis ins hohe Alter formbar. Bewegung, Berührung, Duft, Musik und ein strukturierter Tagesablauf fördern die neuronale Plastizität und reduzieren Symptome.

Ätherische Öle verbessern die Durchblutung, senken Stresshormone, fördern die Ausschüttung von Neurotransmittern – wie Dopamin oder Serotonin – und wirken ausgleichend. Zugleich belegen Studien, dass gezielte kognitive Stimulation – gepaart mit emotionaler Geborgenheit – den Verlauf der Krankheit günstig beeinflussen kann.

Heilung bedeutet in diesem Kontext nicht Rückkehr zum »Vorher«, sondern ein neues Empfinden von Verbindung und Präsenz.

Klarheit, Trost und geistige Wachheit mit ätherischen Ölen

»Berührung ist die kraftvollste Form der Kommunikation – besonders wenn Worte nicht mehr greifen.«

– nach D. Gary Young

Manche Düfte sind wie Schlüssel. Sie öffnen Türen zu Erinnerungen, die längst verschlossen schienen. Sie bringen Licht ins Denken, Ruhe ins Herz und schenken neue Kraft und Mut.

- **Rosmarin** ist ein solcher Schlüssel. Dieses Öl gilt als Klassiker zur Unterstützung des Gedächtnisses. Studien zeigen, dass der Duft von Rosmarin die mentale Wachheit und Erinnerungsfähigkeit steigert. Er wirkt wie ein kräftiger Weckruf an unser Gehirn, sich zu erinnern.

- **Zitronenöl** bringt Frische und Leichtigkeit. Sein Duft klärt, strukturiert und hebt die Stimmung, besonders dann, wenn sich Nebel über das Gemüt gelegt hat. Zitrone eignet sich besonders gut für den Morgen, um Energie zu schenken und den Tag in eine helle Richtung zu lenken.
- **Pfefferminze** belebt den Geist. Das Öl erfrischt bei mentaler Müdigkeit, hilft beim Fokussieren und regt den Kreislauf an. Ein Tropfen auf einem Tuch genügt oft schon, um einen klaren Moment zu schenken, wenn die Gedanken zu müde geworden sind.
- **Ylang-Ylang** bringt Ruhe in emotionale Unruhe. Oft ist es die innere Unrast, die das Denken trübt – hier hilft der weiche, blumige Duft von Ylang-Ylang, das Herz zu beruhigen und das Nervensystem sanft in die Mitte zu führen.
- **Weihrauchöl** wirkt auf tieferer Ebene. Es unterstützt die neuronale Aktivität, stärkt die geistige Präsenz und bringt inneren Halt. Weihrauchöl schenkt Klarheit, nicht nur im Kopf, sondern auch im Empfinden. Es schafft Raum für Konzentration, Gebet oder einfach nur für Ruhe im Inneren.

Diese Öle – jedes auf seine Weise – sind mehr als ein Wohlgeruch. Sie sind Werkzeuge, Impulsgeber, Wegweiser. Und sie wirken direkt im Zentrum von Erinnerung, Emotion und innerer Ordnung. Wenn das Denken sich verliert, können diese Düfte helfen, den Faden des Lebens wieder in die Hand zu nehmen – nicht laut, nicht aufdringlich, aber beständig – mit dem ganzen Wissen der Natur.

Nährstoffe für geistige Klarheit und seelisches Gleichgewicht

Das Gehirn braucht Nahrung – nicht nur in Form von Eindrücken, sondern durch das, was es auf Zellebene stärkt und schützt. Mit zunehmendem Alter sinkt jedoch die Fähigkeit, lebenswichtige Stoffe selbst herzustellen oder optimal zu verwerten. Deshalb ist eine gezielte Versorgung mit bestimmten Nährstoffen entscheidend, nicht nur zur Erhaltung der Leistung, sondern auch zur Vorbeugung von Entzündungsprozessen im Gehirn.

- **Omega-3-Fettsäuren** (DHA und EPA) schützen die Myelinscheiden der Nervenzellen und fördern die Signalübertragung. Sie wirken entzündungshemmend.
- **Vitamin-B-Komplex** (B_6, B_{12} und Folsäure) ist für die Bildung von Botenstoffen wie Serotonin oder Dopamin unerlässlich – sie nähren das emotionale Gleichgewicht und die geistige Wachheit. Zudem sorgen sie für den Homocystein-Abbau.
- **Magnesium** beruhigt das Nervensystem, senkt den Cortisolspiegel bei Stress und verbessert die Schlafqualität – ein wichtiger Faktor für die Gedächtniskonsolidierung.
- **Vitamin D** wirkt stimmungsaufhellend, entzündungshemmend und unterstützt die Gedächtnisleistung.

- **Zink, Cholin, Ginkgo biloba, Lecithin und Coenzym Q10** fördern die neuronale Energiegewinnung, schützen vor oxidativem Stress und unterstützen die Neubildung von Nervenzellen.
- **Antioxidantien** wie OPC und Astaxanthin schützen vor oxidativem Stress, der Gehirnzellen langfristig schädigen kann.
- **Auch die Ernährung** spielt hier eine stille Hauptrolle. Grünes Blattgemüse, reich an Chlorophyll, Magnesium und sekundären Pflanzenstoffen, wirken entzündungshemmend, antioxidativ und nervenstärkend. Gesunde Nahrung nährt die Zellen – und schützt das Gehirn vor den Spuren der Zeit. Wer regelmäßig Gemüse, Hülsenfrüchte, Beeren, Vollkorn und gute Öle zu sich nimmt, unterstützt nicht nur den Körper, sondern auch die geistige Klarheit und emotionale Stabilität.

»Wer gut versorgt ist, schläft tiefer, denkt klarer – und fühlt sich insgesamt stabiler.«

Was unserem Körper guttut, ist auch gut für unser Gehirn

Die moderne Forschung bestätigt, was ganzheitliches Wissen schon lange lehrt: Mit einer vitalstoffreichen Ernährung und hochwertigen Ergänzungen können wir nicht nur schützen, sondern auch neu aufbauen.

Düfte als Brücke zu Erinnerungen

Die Vergangenheit lebt in deinen Erinnerungen. Manchmal sind sie wach und klar, manchmal verschwommen wie eine ferne Melodie. Düfte sind wie Gedankenbrücken – ein Tropfen Rosmarin kann uns an die gemütliche Küche der Großmutter erinnern, der Duft von Zitrone an einen unbeschwerten Sommertag. Lavendel am Abend beruhigt, schenkt Entspannung – und manchmal auch ein Lächeln vor dem Einschlafen. Vertraute Düfte aus der Kindheit – wie Zimt, Vanille oder Rosengeranie wecken Erinnerungen, die tiefer reichen als jedes Wort.

Tipp: Ein Tropfen auf einem Taschentuch oder ein kleiner Roll-On, eine tägliche duftende Teestunde immer zur gleichen Zeit, ein Gespräch beim gemeinsamen Eincremen der Hände, all das gibt Halt in einer Welt, die zu entgleiten droht. Auch Bewegung an der frischen Luft – begleitet von einem kleinen Roll-On-Stift mit Pfefferminze oder Zitrone – öffnet den Geist, klärt die Gedanken und motiviert zum Spazierengehen.

»Düfte sprechen die Sprache des Herzens. Und wo Worte nicht mehr berühren, beginnt ein Duft, leise mit der Seele zu sprechen.«

Mit Düften begleiten und stärken

Menschen mit Demenz brauchen keine langen Erklärungen – sie brauchen Nähe, Sicherheit und eine Hand, die da ist. Pflege ist in solchen Momenten weniger Wissen als Beziehung. Und in dieser Beziehung können Düfte wie leise Anker wirken.

Ein vertrauter Duft am Morgen gibt Orientierung. Ein sanfter Duft am Abend beruhigt. Auch Gruppenübungen mit Duftkarten, Aromamassagen zur Aktivierung oder Gespräche mit begleitendem Duft helfen, den Zugang zu den Menschen zu bewahren – selbst dann, wenn sich Sprache zurückzieht.

Rezepte für geistige Wachheit und emotionale Stabilität

Diffuser-Mischung »Klarer Kopf«:

- 2 Tropfen Rosmarin
- 2 Tropfen Zitrone
- 1 Tropfen Pfefferminze

Anwendung: Für Fokus und frische Gedanken mische die ätherischen Öle in Trägeröl und trage ein wenig davon auf Stirn und Nacken auf. (Vorsicht: Nichts in die Augen bringen. Falls es doch passiert, nicht mit Wasser, sondern mit Pflanzenöl spülen.)

Ätherische Ölmischungen mit Kamille für den Pflegealltag:

Kamille + Lavendel
→ beruhigend, schlafördernd, nervenstärkend
Ideal für die abendliche Entspannungszeit, Schlafkissen, Handmassagen

Kamille + Mandarine oder Orange
→ ausgleichend, hellt die Stimmung auf, wirkt harmonisierend
Ideal bei innerer Unruhe, Gereiztheit, Stimmungsschwankungen

Kamille + Rose oder Rosengeranie
→ herzöffnend, tröstend, wirkt bei Kummer und emotionalem Schmerz
Schön für ältere Menschen mit Verlusttrauer oder Rückzug

Kamille + Vetiver oder Sandelholz
→ erdend, angstlösend, innerlich stabilisierend
Hilfreich bei tief sitzender Unruhe, Unsicherheit, Demenzbegleitung

Kamille + Weihrauch
→ geistig klärend, innerlich ordnend, seelisch schützend
Besonders bei spiritueller Pflege, Meditation, End-of-Life-Begleitung

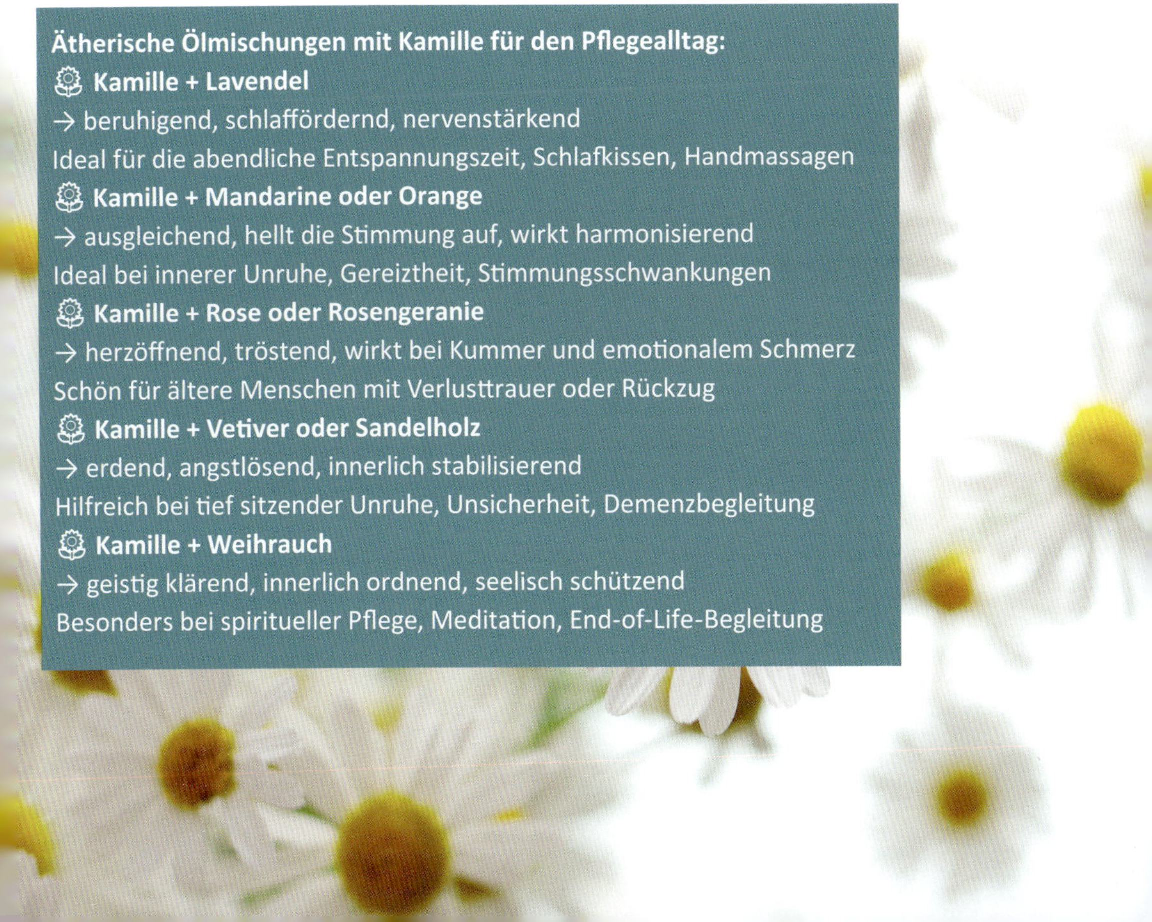

Roll-On für geistige Wachheit:

- 5 ml Jojobaöl
- je 1 Tropfen Rosmarin, Zitrone, Weihrauch

Anwendung: Auf Schläfen oder Handgelenke auftragen, besonders bei geistiger Ermüdung.

Gedächtnis-Teemischung:

Ginkgo, Rosmarin, Zitronenmelisse als Aufguss

Anwendung: In einer »Teezeremonie« genießen – unterstützt die Durchblutung, stärkt die Aufmerksamkeit und bringt Gemeinschaft.

Was Studien über die Wirkung von Düften bei Demenz und Alzheimer belegen

Düfte wirken. Nicht nur emotional, sondern ganz real im Gehirn, messbar, tiefgreifend und gezielt.

Studien zeigen, dass Rosmarin die Gedächtnisleistung um bis zu 75% steigern kann (Northumbria University). Zitrone wirkt antioxidativ, Zink und Vitamin B_{12} sind entscheidend für die neuronale Reizweiterleitung. Duft wirkt direkt über das limbische System auf Gedächtniszentren – schneller als jeder Gedanke.

Neue Studien zur Wirkung bei leichter kognitiver Beeinträchtigung:

- Eine britische Studie zeigte, dass Menschen, die bei Gedächtnisaufgaben **Rosmarin** im Raum wahrnahmen, bis zu 15% besser abschnitten.
- Auch **Zitrone** und **Pfefferminze** zeigen in Studien stimmungsaufhellende und konzentrationsfördernde Wirkungen. Sie aktivieren das zentrale Nervensystem und beleben den Geist.
- **Lavendelöl** wurde vielfach untersucht in Bezug auf Schlaf, Angst, Unruhe und depressive Verstimmungen. Eine Studie aus 2020 belegt: Lavendelöl senkt bei Senioren mit depressiven Symptomen nachweislich den Stresspegel und verbessert das emotionale Wohlbefinden.
- Auch bei **Alzheimer** zeigt sich, dass der Geruchssinn bis weit ins späte Stadium hinein erhalten bleibt. Das bedeutet: Selbst wenn Worte und Orientierung verloren gehen – Gefühle, Erinnerungen und innere Reaktionen auf Düfte bleiben bestehen.
- **Weihrauch, Gewürznelke, Ingwer, Zimt, Copaiba** – diese Öle enthalten wertvolle Pflanzenstoffe, die in Studien als neuroprotektiv beschrieben werden: Sie schützen Nervenzellen vor Entzündung und Abbau. Im Labor wurde beobachtet, dass sie krankhafte Ablagerungen (Amyloid-Beta) beeinflussen können – jene Eiweißverklumpungen, die als typisches Kennzeichen von Alzheimer gelten.
- Und auch im Alltag zeigt sich: Pflegeeinrichtungen, die mit ätherischen Ölen arbeiten, berichten von mehr Ruhe, besserem Schlaf, verbesserter

Stimmung und einer tieferen Verbindung zu den Menschen. Ein Tropfen Lavendel kann manchmal mehr bewirken als ein Gespräch.

»Was der Duft erreicht, gelingt keinem Medikament: Er erreicht das Herz, bevor der Verstand ihn filtert.«

Mutmachgeschichte: **Der Tag, an dem Großvater zurückkam**

Als Rachel an jenem Nachmittag das Pflegeheim betrat, blieb ihr fast das Herz stehen. Ihr geliebter Großvater – einst voller Witz und Wärme – saß leblos im Gemeinschaftsraum, der Kopf auf die Brust gesunken, das Gesicht aschgrau. Auf ihre Stimme reagierte er nicht. Kein Blinzeln, kein Lächeln, kein Zeichen von Leben.

Tränen stiegen ihr in die Augen. Doch Rachel war nicht nur Enkelin – sie war auch Aromatherapeutin. Seit Wochen begleitete sie ihren Großvater mit ätherischen Ölen, um seine schwachen Nieren zu unterstützen. Aber dieser Anblick war neu. Und beunruhigend.

Sie brachte ihn vorsichtig in sein Zimmer, zog ihm behutsam die Schuhe aus, wärmte seine kalten Füße in ihren Händen – und begann mit der Salbung: Je einen Tropfen Wacholder, Ledum, Zitronengras und einer emotional entlastenden Ölmischung massierte sie sanft in seine Fußsohlen.

Kaum zehn Minuten vergingen, da geschah das Wunder.

Die Farbe kehrte in sein Gesicht zurück. Seine Lider hoben sich. Er sah sie an – klar, wach, ruhig. Und dann sprach er: »Hallo, mein Schatz.« Rachel schluckte. Ihre Mutter und Tante standen sprachlos daneben. »*Er ist wieder da*«, flüsterte jemand.

Nach dem Eintritt ins Heim war es ihm zunächst schlechter gegangen: Windeln, die er zuvor nie gebraucht hatte. Verlorene Satzstrukturen. Dann auch noch eine Lungenentzündung. Doch mit der Kraft der Pflanzenöle blühte er wieder auf. Rachel strich ihm sanft ein verdünntes Eukalyptusöl über die Brust. Drei Tage später war seine Lunge wieder frei.

Und die Nieren? Trotz der düsteren Prognose von nur 22% Restfunktion verbesserte sie sich – nach drei Monaten regelmäßiger Salbung. Dreimal pro Woche fuhr Rachel 45 Minuten hin und zurück, um ihrem Großvater diese Gaben der Natur zu bringen – mit Liebe, Hingabe und Hoffnung. Nicht alle glaubten an sie, manche reichten ihm weiter Limonade und Donuts. Doch sie wusste: Es war nicht zu spät.

Sie beugte sich zu ihm hinunter, flüsterte leise: *»Ich geb' dich nicht auf.«* Und die Öle – sie flüsterten mit.

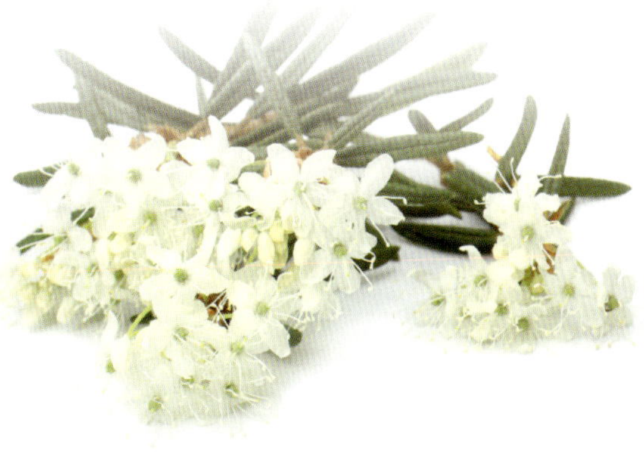

Ätherische Öle bei Unruhe und Schlafproblemen bei Alzheimer

Lorrie B., eine Pflegerin in den USA, begleitete eine 65-jährige Alzheimer-Patientin in der Spätphase der Erkrankung. Die Frau litt unter ausgeprägter Unruhe, nächtlicher Schlaflosigkeit und einem belastenden Inkontinenzgeruch im Raum – eine Situation, die sowohl für die Patientin als auch für das Pflegepersonal erschöpfend war.

Lorrie entschied sich, eine abendliche Aromaroutine in die Pflege zu integrieren. Sie begann mit der Beduftung des Zimmers durch eine sanft beruhigende Ölmischung – jeden Abend, zur selben Zeit. Bereits nach dem zweiten Tag zeigte sich eine spürbare Veränderung: Die Patientin wurde ruhiger. Sie lächelte. Sie flüsterte liebevolle Worte. Und zum ersten Mal seit Langem schlief sie tief und friedlich durch die Nacht.

Die ätherischen Öle wurden je nach Situation entweder im Raum vernebelt oder sanft in die Haut einmassiert. Die Aromaroutine wurde zu einem festen Bestandteil des Tagesabschlusses – eine Geste der Nähe, des Loslassens, des inneren Friedens.

Beobachtete Wirkungen:

- Weniger Unruhe und agitatives Verhalten
- Tiefer, erholsamer Schlaf
- Stärkere emotionale Bindung zur Pflegeperson
- Deutlich angenehmere Raumluft durch die reinigende Wirkung der Öle

Wissenschaftliche Analyse und Quellen:

Die besänftigende Wirkung ätherischer Öle bei Alzheimer ist inzwischen gut erforscht. Neuroprotektive Pflanzenstoffe wie Gewürznelke, Zimt, Kurkuma oder Ingwer zeigen in Studien, dass sie entzündliche Prozesse im Gehirn reduzieren und degenerative Abläufe verlangsamen können.

- Cinnamon and its possible impact on Alzheimer's disease, https://www.ncbi.nlm.nih.gov/pmc/articles/PMC3650505
- Curcumin and Alzheimer's Disease: Therapeutic Potential, https://www.ncbi.nlm.nih.gov/pmc/articles/PMC2781139
- Ginger (Zingiber officinale) in the treatment of Alzheimer's disease: A review, https://www.ncbi.nlm.nih.gov/pmc/articles/PMC3665023
- Zudem belegen klinische Untersuchungen die angstlösende und schlaffördernde Wirkung von Lavendel, Kamille und Orange – besonders hilfreich bei unruhigen, desorientierten Alzheimer-Patienten: Aromatherapy for dementia, https://pubmed.ncbi.nlm.nih.gov/20377818/

14

Parkinson – die stille Schwester der Demenz

Beweglichkeit, Lebensfreude und innere Ruhe bewahren

»Ätherische Öle sind der Lebenssaft der Pflanze – und wenn wir sie anwenden, werden sie zum Lebenssaft unseres Wohlbefindens.«
– Gary Young, Essential Oils Desk Reference

Parkinson ist die weltweit am schnellsten wachsende neurologische Erkrankung – doch sie beginnt oft leise, im Verborgenen. Zunächst ist es nur ein Zittern oder das Gefühl, langsamer zu werden. Vielleicht ist es auch der fehlende Geruchssinn oder eine träge Verdauung, Schlafstörungen oder Stimmungsschwankungen, die als Erstes auffallen. Erst viel später wird daraus ein klares Bild: Muskelsteifheit, verlangsamte Bewegungen, Gleichgewichtsstörungen – Symptome, die das Leben verändern.

Parkinson verstehen – was geschieht im Inneren?

Parkinson ist eine chronisch-neurodegenerative Erkrankung und entsteht durch das Absterben jener Nervenzellen, die den Botenstoff Dopamin produzieren – vor allem in einem tiefen Bereich des Gehirns, der *Substantia nigra*. Dopamin ist entscheidend für unsere Bewegungen, unsere Motivation, unser Lebensgefühl. Wenn es fehlt, wird der Körper langsamer – und das Herz oft stiller.

Fehlfaltung von Proteinen – der stille Beginn

Die moderne Forschung zeigt: Parkinson ist nicht nur eine Erkrankung des Gehirns. Sie beginnt oft viel früher. Im Zentrum steht ein kleines Eiweiß namens *alpha-Synuclein*, das normalerweise in unseren Nervenzellen vorkommt und dort wichtige Aufgaben erfüllt.

Alpha-Synuclein – das fehlgefaltete Protein

Bei Parkinson verändert sich die Eiweißstruktur: Es faltet sich falsch, verklumpt und lagert sich im Gehirn ab. Diese Ablagerungen – sogenannte Lewy-Körperchen – stören die Kommunikation zwischen den Nervenzellen, dem Signalfluss im Gehirn, und breiten sich wie ein Schatten aus.

Ein faszinierender und beunruhigender Mechanismus

Diese fehlgefalteten Proteine können ihre Fehlstruktur von Zelle zu Zelle »übertragen«, wie eine fehlerhafte Information, die sich im gesamten Nervensystem verbreitet – eine Art molekulares Vorbild für Verfall. Sie wandern entlang von Nervenbahnen durch den Körper – wie auf einem inneren Flussweg.

Früher Beginn im Darm oder in der Nase

Aktuelle Studien legen nahe, dass Parkinson nicht im Gehirn beginnt, sondern viel früher, lange bevor Symptome sichtbar werden, und an unerwarteten Orten:

Im Darm (enterisches Nervensystem)

Im Darm werden frühe Fehlfaltungen über den Vagusnerv ins Gehirn weitergeleitet. Chronische Verstopfung kann ein erstes Warnzeichen sein – oft Jahre vor der Diagnose.

In der Nase (olfaktorisches System)

In der Nase – dem sensiblen Zentrum unseres Geruchssinns – werden bei vielen Patienten frühzeitig Geruchsverluste festgestellt. Auch hier breiten sich die Fehlfaltungen über Nervenbahnen aus – zuerst in jene Bereiche, die für Bewegung, Schlaf, Stimmung und Gedächtnis zuständig sind.

Was begünstigt diese Prozesse?

- Umweltgifte wie Pestizide (vor allem Paraquat), Lösungsmittel wie Trichlorethylen (TCE)
- Luftverschmutzung, Schwermetalle, oxidativer Stress
- Chronische Entzündungen
- In etwa 10–15% der Fälle liegt eine genetische Veranlagung vor

Warum ist dieses Wissen so wichtig?

Weil es neue Wege eröffnet für eine frühe Diagnose, für ganzheitliche Prävention und für eine sanfte Begleitung, die nicht wartet, bis die Symptome sichtbar sind, sondern bereits vorher ins Gleichgewicht führt.

Parkinson	
Ursachen	**Frühsymptome**
Umwelttoxine wie Pestizide (Paraquat), Luftverschmutzung, Trichlorethylen (TCE), genetische Prädisposition in Kombination mit Umweltfaktoren, oxidativer Stress	Verlust des Geruchssinns, Verstopfung, Schlafstörungen, leichtes Zittern, verlangsamte Bewegungen

Duftende Vorsorge – Gesundheit beginnt im Jetzt

Parkinson ist nicht schicksalhaft – und auch kein plötzliches Ereignis. Die Krankheit beginnt oft Jahrzehnte, bevor erste Symptome auftreten – langsam, leise, über viele Jahre hinweg. Und genau das ist die große Chance:

Prävention beginnt lange, bevor der Körper um Hilfe ruft

Was wirklich zählt, ist die Art, wie wir leben – wie wir essen, atmen, denken, fühlen, riechen.

Was dem Gehirn guttut und was es schützt

- **Vermeide belastende Stoffe**: Schadstoffe wie Pestizide, Schwermetalle und Lösungsmittel gelten als wesentliche Auslöser. Wasserfilter, Luftreiniger und Biolebensmittel schaffen Schutz.
- **Erlaube deinem Körper Entgiftung:** Sanfte Ausleitung über Diffuser-Mischungen, basische Bäder und leberfreundliche Ernährung.
- **Bewege dich mit Freude:** Spazierengehen, Tanzen, Tai Chi oder Fahrradfahren fördern das Nervensystem und erhöhen den Spiegel von BDNF, einem Wachstumsfaktor für neue Nervenzellen.
- **Pflege deine Sinne:** Düfte, Musik, Berührung und geistige Anregung helfen, dass das Gehirn wach und flexibel bleibt – lebenslang.
- **Stärke deine Mitochondrien:** Sie sind die Kraftwerke der Zellen – besonders in den Nervenzellen. Vitamine, Omega-3-Fettsäuren und gute Pflanzenstoffe nähren sie.

Die Kraft der Aromatherapie in der Vorsorge

Ätherische Öle wirken nicht erst, wenn Beschwerden sichtbar werden. Sie wirken vorbeugend, schützend und balancierend – sanft, aber tief.

- Sie durchdringen Zellmembranen, erreichen das Gehirn binnen Sekunden über die Nase.
- Sie stärken das emotionale Gleichgewicht – denn chronischer Stress schwächt das Nervensystem.
- Sie fördern die Durchblutung und Regeneration, besonders im limbischen System, das für Emotion, Gedächtnis und Bewegung verantwortlich ist.

Linderung – der Weg der kleinen Schritte

Was dem Körper hilft, sich wieder zu erinnern: Musik und Bewegung als Therapie

Musik ist mehr als Unterhaltung. Sie ist ein Schlüssel zu Bewegung – besonders bei Parkinson. Der sogenannte PLUMM-Effekt (Pleasurable Urge to Move to Music) zeigt:

- Rhythmische Musik aktiviert Bewegungszentren im Gehirn, insbesondere die Basalganglien, die bei Parkinson geschwächt sind.
- Musik kann den Bewegungsfluss fördern, Gangunsicherheit verringern und die Lebensfreude spürbar steigern.
- Studien bestätigen: Menschen mit Parkinson gehen mit Musik leichter, sicherer – und manchmal sogar mit einem Lächeln durchs Leben. (Quelle: PubMed Studie, 2023, https://pubmed.ncbi.nlm.nih.gov/37724707)

Aromatherapie – Bewegung durch Duft begleiten

Ätherische Öle können den Körper neu ausrichten. Die Kombination aus Duft, Berührung und Rhythmus fördert nicht nur die Beweglichkeit, sondern schenkt auch emotionale Stabilität.

- Ein Tropfen **Lavendel** auf dem Herzen.
- Eine Mischung aus **Copaiba** und **Vetiver** sanft auf Rücken oder Fußsohlen.
- Ein Spaziergang mit Duft unter der Nase und Musik im Ohr.

So entsteht ein Raum, in dem der Mensch sich nicht als Patient, sondern als Person fühlt.

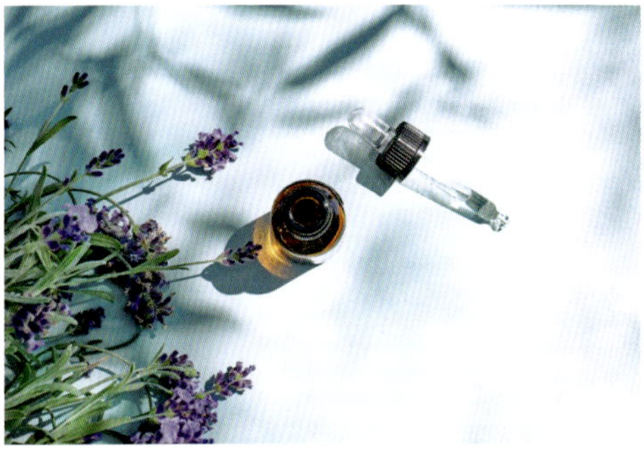

Die Kraft kleiner Duftgewohnheiten

Ein Lavendelbad am Abend, wenn die Muskeln schmerzen.

- Ein Roll-On mit Majoran bei innerer Unruhe oder Zittern.
- Eine Duftkarte mit Vetiver im Schlafzimmer, um das Nervensystem zur Ruhe zu führen.

Heilung geschieht nicht im großen Sprung, sondern im leisen Weitergehen. Und manchmal reicht ein Duft, ein Lied, ein Tropfen Berührung, um die Welt wieder ein wenig heller zu machen.

Duftimpulse fürs Nervensystem – begleitende Pflege bei Parkinson

Bei Parkinson verändert sich vieles – im Körper, im Alltag, im Selbstbild. Doch gerade in dieser Veränderung brauchen Menschen etwas, das beruhigt, stabilisiert und innerlich trägt.

Ätherische Öle wirken nicht laut, nicht invasiv, nicht mit Druck, sondern leise, tief, von innen heraus. Sie erreichen das limbische System – jene Schaltzentrale im Gehirn, die Bewegung, Stimmung und Gedächtnis miteinander verbindet.

Diese Öle haben sich besonders bewährt:

- **Weihrauch** unterstützt die Zellkommunikation, wirkt entzündungshemmend und stärkt die innere Ausrichtung.
- **Lavendel** beruhigt Muskeln und Nerven, wirkt angstlösend und hilft beim Einschlafen – besonders bei innerer Anspannung.
- **Majoran** erdet, entspannt und löst Krämpfe. Ideal bei Muskelsteifheit oder innerer Unruhe.

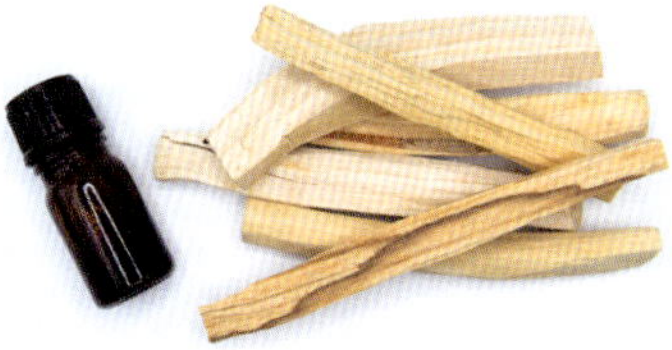

- **Palo Santo** klärt das Energiefeld, bringt emotionale Stabilität und unterstützt die Balance bei Unsicherheit.

- **Copaiba** wirkt über das Endocannabinoidsystem entzündungshemmend, schmerzlindernd und nervenstärkend.
- **Vetiver** zentriert und ist besonders hilfreich bei Zittern, Unruhe oder wenn »die Mitte fehlt«.

Anwendung im Alltag

- **Diffuser:** 4–6 Tropfen z. B. Vetiver oder Lavendel – morgens zur Zentrierung, abends zur Entspannung.
- **Roll-On:** Bei Bedarf 1–2-mal täglich auf Nacken, Fußsohlen oder Puls auftragen.
- **Einreibung:** In Kombination mit einem Trägeröl sanft auf Schultern, Rücken oder Beine einmassieren.
- **Bäder:** 3–5 Tropfen in Badegel, Honig oder Sahne lösen und ins Badewasser geben – beruhigt, lockert, wärmt.

»Ein Tropfen ist nicht viel. Aber wenn er mit Intention gewählt und liebevoll angewendet wird, wird er zum Anker, zur Brücke, zur inneren Stütze in einem wankenden Alltag.«

Bausteine der Balance – was das Nervensystem wirklich braucht

Der Körper braucht Nährstoffe – das weiß jeder. Doch das Gehirn braucht sie ganz besonders. Und bei Parkinson gilt das umso mehr. Denn was hier geschwächt ist, braucht Zellschutz, Energie und Regeneration. Orthomolekulare Medizin stellt dem Körper genau das zur Verfügung, was er benötigt – in optimaler Form und Dosierung.

Besonders wichtige Vitalstoffe bei Parkinson:

- **Coenzym Q10** schützt die Mitochondrien, also die »Kraftwerke« der Zellen. Es unterstützt die Energieproduktion und verlangsamt den Zellverfall.
- **Vitamin D_3 und K** wirken entzündungshemmend, stimmungsstabilisierend. Sie schützen das Nervensystem.
- **B-Vitamine** (vor allem B_6, B_{12}, Folsäure) fördern die Bildung von Neurotransmittern wie Dopamin, stabilisieren Nerven und Stimmung.
- **Omega-3-Fettsäuren** wirken entzündungshemmend, verbessern die Zellmembran-Funktion und fördern die neuronale Plastizität.
- **Magnesium** und **Selen** entspannen die Muskulatur, schützen die Nervenbahnen und regulieren den Stresshaushalt.
- **L-Tyrosin** ist die natürliche Vorstufe von Dopamin. Dopamin ist der Neurotransmitter, der bei Parkinson fehlt. Daher kann diese Aminosäure helfen, den Dopaminmangel aufzufangen.

Die richtige Versorgung mit Nährstoffen ist kein »Zusatz« – sie ist ein stilles Fundament für Kraft, Beweglichkeit und Stabilität im Alltag.

Kleine Gesten, die den Tag verschönern

Wenn Parkinson den Alltag verändert, braucht es mehr als Medikamente. Es braucht das, was dem Menschen bleibt, wenn vieles andere schwieriger wird: Wärme, Berührung, Pflegemomente, Duft, Musik, Struktur. Gerade für ältere Menschen sind kleine, wiederkehrende Handlungen ein Anker im Tag – sie geben Sicherheit, stärken das Selbstgefühl und laden dazu ein, sich trotz Einschränkungen lebendig zu fühlen.

Sanfte Anwendungen im Alltag

Ein Lavendelbad am Abend – beruhigt das Nervensystem und hilft beim Einschlafen. Rezept: 3 Tropfen Lavendel + 2 Tropfen Majoran, in 1 Esslöffel Honig oder Sahne gelöst, dem Badewasser zugeben.

Roll-On mit Vetiver und Copaiba – stärkt bei Zittern und innerer Unruhe. Morgens oder bei Bedarf sanft auf Fußsohlen oder Nacken auftragen.

Bewegungsübungen mit Musik und Duft – fördern nicht nur den Körper, sondern auch die Freude – z. B. Tai Chi mit Vetiver in der Luft, Spaziergang mit Zitronenduft im Taschentuch.

Duftende Handmassage mit Majoran und Lavendel – ein Moment echter Zuwendung. Rezept: 2 Tropfen Öl in 1 Teelöffel Trägeröl langsam, achtsam in die Hände einmassieren.

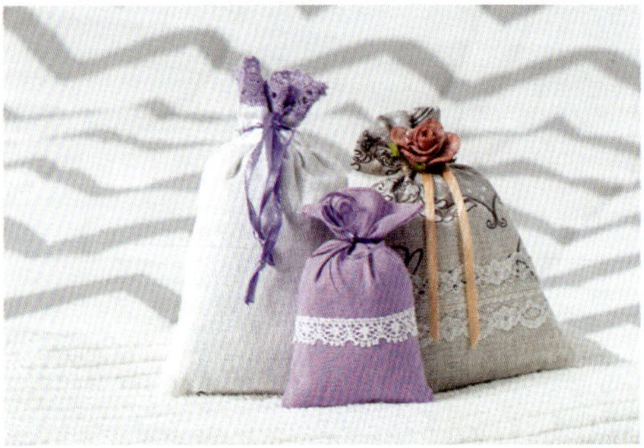

Duftkarte oder Duftsäckchen am Bett – mit Lavendel, Vetiver oder Weihrauch für die Nacht, um ein Gefühl von Geborgenheit zu schaffen.

»Es kommt nicht auf die Maßnahme an sich an, sondern auf die Intention und die Liebe, mit der sie ausgeführt wird.«

Wenn Zuwendung duftet – achtsame Begleitung im Alltag

Pflege bei Parkinson ist oft herausfordernd – körperlich wie emotional. Denn der Mensch verändert sich. Die Bewegungen werden langsamer, das Sprechen leiser, die Mimik starrer – und doch bleibt die Person dahinter dieselbe: fühlend, liebenswert.

Pflegende brauchen in diesem Prozess zwei Dinge:

1. Klarheit, was hilft.
2. Und Erinnerung daran, dass Beziehung wichtiger ist als Perfektion.

Achtsame Duftpflege im Alltag

Beginne den Tag mit einem stärkenden Duftanker: Rosmarin- oder Zitronenöl im Aroma-Diffuser kann den Morgen klarer beginnen lassen – für beide Seiten (Patienten und Pfleger).

Verwende Roll-Ons mit Majoran, Copaiba oder Vetiver, wenn Unruhe, Steifheit oder Anspannung auftreten. Auf Fußsohlen oder Nacken auftragen, mit einer kurzen achtsamen Berührung.

Nutze immer wiederkehrende Pflegeabläufe: Eine kleine Einreibung am Abend mit Lavendel oder Weihrauch schenkt mehr als Entspannung – sie sagt: *»Ich bin bei dir.«*

Schaffe Räume mit Sinn: Eine Duftkarte am Fenster. Ein Lied zur Begrüßung. Ein Tropfen Mut auf dem Herzen.

»Diese kleinen Dinge verändern die Stimmung – oft mehr als Worte.«

Tipp für Pflegende oder Angehörige:

Eine Duftkarte ist ein kleines, meist aus festem Papier, Karton oder Filz geschnittenes Kärtchen, auf das du 1 Tropfen ätherisches Öl gibst und es dann z. B. ans Fenster hängst, auf die Kommode oder in die Nähe des Bettes legst. Sie dient als duftender Anker, der Erinnerung schenkt, Orientierung gibt (»Aha, es ist Morgen – es duftet nach Rosmarin.«) und emotional begleitet, aber nicht überwältigt, da der Duft ganz sanft im Raum schwebt.

Duftkarten können auch in der Lieblingsfarbe des Bewohners oder mit einem liebevollen Wort gestaltet werden: z. B. »Du bist geliebt«, »Heute ist ein guter Tag« – das verstärkt die positive Wirkung.

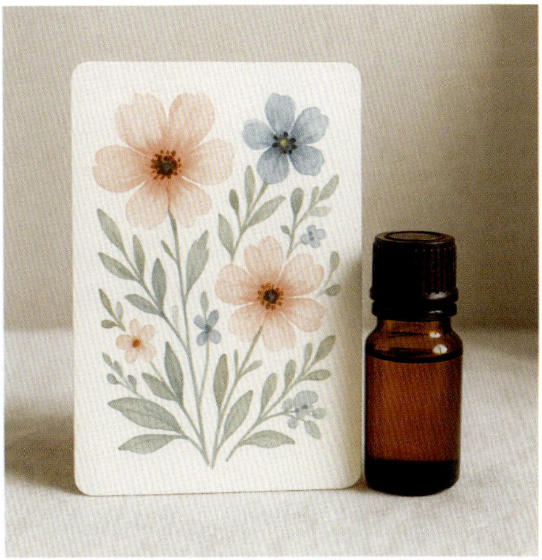

Was Pflegende nie vergessen sollten:

Der Mensch ist mehr als seine Krankheit. Und du bist nicht nur die Hand, die wäscht – du bist vielleicht die einzige Hand, die noch hält. Pflege ist dann nicht bloß Unterstützung. Pflege ist Verbindung.

Praktische Rezepte für den Pflegealltag

Pflegekräfte brauchen Lösungen, die schnell wirken, gut verträglich sind – und doch Nähe, Entspannung und Würde schenken. Diese Anwendungen lassen sich einfach umsetzen – mit großer Wirkung.

- **Tremor-Balance-Roll-On** für innere Stabilität bei Zittern oder Unruhe. Rezept: 10 ml Trägeröl und je 1 Tropfen Copaiba, Vetiver, Lavendel morgens oder bei Bedarf auf die Fußsohlen oder Handgelenke auftragen.
- **Entspannendes Muskelöl** bei Muskelverspannungen oder steifen Bewegungen. Rezept: 50 ml Jojobaöl, 3 Tropfen Majoran, 2 Tropfen Weihrauch, 2 Tropfen Copaiba mischen und sanft in verspannte Körperpartien einmassieren – Schultern, Rücken, Beine.

- **Raumspray »Gelassene Mitte«** zur emotionalen Stabilisierung, besonders bei Unruhe, innerer Enge oder Angst. Rezept: In eine 100 ml Wasser-Alkohol Mischung (davon 30% Wodka und 70% destilliertes Wasser) 10 Tropfen Lavendel, 5 Tropfen Vetiver und 5 Tropfen Palo Santo gut vermischen und in den Raum sprühen – besonders vor dem Schlafengehen, nach stürmischen Momenten oder zur Morgenroutine.

- **Abendbad zur Muskelberuhigung** ein Moment für einen friedlichen Tagesabschluss. Rezept: 1 Esslöffel Honig, 3 Tropfen Majoran und 2 Tropfen Lavendel mischen und in das warme Badewasser geben – 20 Minuten Entspannung für Körper und Geist genießen.

Was die Forschung belegt – Erkenntnisse, die Hoffnung schenken

Parkinson ist heute gut erforscht – und die Wissenschaft beginnt zu verstehen, dass neurodegenerative Erkrankungen wie Parkinson nicht nur das Gehirn betreffen, sondern auch das Immunsystem, den Darm, das Herz und den Verstand. Immer mehr Studien zeigen, dass ganzheitliche Ansätze – wie Bewegung, Musik, ätherische Öle und gezielte Nährstoffversorgung – nicht nur Symptome lindern, sondern das Fortschreiten der Erkrankung spürbar verlangsamen können.

Der PLUMM-Effekt (Pleasurable Urge to Move to Music): Musik aktiviert Bewegungszentren (vor allem die Basalganglien), verbessert Koordination und steigert die Lebensqualität. (Quelle: PubMed-Studie, 2023, https://pubmed.ncbi.nlm.nih.gov/37724707)

Ätherische Öle wie Weihrauch, Copaiba oder Vetiver wirken entzündungshemmend, neuroprotektiv und schmerzlindernd. Sie stärken die neuronale Plastizität und das emotionale Gleichgewicht.

Lavendelöl aktiviert GABA-Rezeptoren, die angstlösend und muskelentspannend wirken – hilfreich bei Tremor, Muskelanspannung und Schlafstörungen.

Pfefferminzöl zeigt in Studien analgetische Effekte bei Nervenschmerzen. Es unterstützt sensorische Entlastung bei peripherer Neuropathie.

Wintergrünöl wirkt stark schmerzlindernd durch den natürlichen Inhaltsstoff Methylsalicylat. Studien zeigen vergleichbare Effekte wie synthetisches Aspirin – mit vorsichtiger Dosierung!

Vetiver, Kamille, Schwarzer Pfeffer sind traditionell belegt in der Anwendung bei Spasmen, Unruhe, Entzündungen und Bewegungseinschränkung.

Die moderne Forschung erkennt, dass Darm, Nase, Nerven und Emotionen in direkter Verbindung zueinander stehen. Und dass ganzheitliche Therapien genau an diesen Schnittstellen ansetzen – leise, tief und nachhaltig.

Die stille Epidemie – Ursachen und Lösungen im Überblick

Zusammenfassung Parkinson und Umweltfaktoren		
Thema	**Kernaussage**	**Daten/Zahlen**
Parkinson weltweit	Parkinson ist die weltweit am schnellsten wachsende neurologische Erkrankung – 6 Millionen Betroffene laut Global Burden of Disease Study.	Anstieg von 6 Fällen (1817) auf 6 Mio. (heute) – kein genetischer, sondern umweltbedingter Ursprung. The Lancet Neurology, 2018
Hauptursachen	Drei Hauptfaktoren: Luftverschmutzung, Pestizide (z. B. Paraquat), chemische Lösungsmittel (TCE, PCE).	TCE (Trichlorethylen) in bis zu 30% des US-Grundwassers, TCE und PCE mit krebserzeugender Wirkung belegt.
Krankheitsentstehung	Parkinson beginnt oft außerhalb des Gehirns – im Darm (via Vagusnerv) oder in der Nase (via Riechnerv).	80% der Patienten berichten über Geruchsverlust; oft Jahrzehnte vor Diagnose.
Verlauf	Parkinson beginnt mit Proteinfehlfaltung (alpha-Synuclein), breitet sich von Nervenzelle zu Nervenzelle aus.	Symptome: zuerst Geruchsverlust oder Verstopfung, später Zittern, Gedächtnisverlust, Halluzinationen.
Prävention	Vermeidung von Exposition ist der wichtigste Schutz: saubere Luft, sauberes Wasser, biologisches Essen.	40 Mio. US-Bürger trinken ungeprüftes Brunnenwasser; Luftverschmutzung kostet weltweit 3 Jahre Lebenserwartung.
Therapie	Heilung nicht bekannt, aber Fortschreiten kann verlangsamt werden: z. B. durch Sport, gesunde Ernährung, Vermeidung von Umweltgiften.	60% der dopaminbildenden Nervenzellen bei Diagnose bereits zerstört; Bewegung kann »BDNF« (neuronales Wachstum) fördern.
Chemikalien und Skandale	TCE und Paraquat trotz bekannter Toxizität weiterhin im Einsatz. 70% höheres Parkinson-Risiko bei Camp-Lejeune-Militärs.	Paraquat in >30 Ländern verboten – nicht in den USA; Einsatzmenge hat sich dort verdoppelt (2010er-Jahre).
Genetik und Risikofaktoren	Nur etwa 15% genetische Prädisposition; Umwelt und Lebensstil dominieren.	Kombination aus Toxinen + z. B. Kopfverletzungen erhöht Risiko synergistisch.
Gesellschaftliche Verantwortung	Nicht das Individuum ist schuld, sondern Politik, Industrie und fehlende Regulierungen.	Beispiel: HIV-, Polio-, und MADD-Aktivismus als Modelle für gesellschaftlichen Wandel.

Kernaussagen aus dem YouTube-Video *Ending Parkinson's Disease* von Dr. Ray Dorsey

Mutmachgeschichten: **Mehr Lebensqualität bei Parkinson**

Christine K. erzählte von ihrer Mutter, die seit Jahren mit Parkinson lebte. Ihre Selbstständigkeit war stark eingeschränkt, das Gehen fiel schwer, und besonders die ständigen Nervenschmerzen und das Zittern machten ihr zu schaffen. Christine suchte nach einer Möglichkeit, ihrer Mutter auf liebevolle und natürliche Weise Erleichterung zu verschaffen – und entschied sich für die Unterstützung mit ätherischen Ölen.

Die Anwendung im Alltag:

- **Am Morgen:** Je 1–2 Tropfen Weihrauch, Vetiver, Deutsche Kamille und Zedernholz wurden sanft entlang der Wirbelsäule im Nacken, an den Handgelenken und Fußsohlen einmassiert.
- **Am Abend:** Eine Mischung aus Wintergrün, Gewürznelke, Pfefferminze und Immortelle, verdünnt in Kokosöl, wurde auf Knöchel, Beine und Knie aufgetragen.
- **Über den Tag hinweg:** Lavendel im Aroma-Diffuser sorgte für eine ruhige Grundstimmung und half der Mutter, innerlich zur Ruhe zu kommen.

Das Ergebnis: Nach wenigen Tagen konnte Christine eine Veränderung beobachten: Die Mutter wirkte wacher, stand aufrechter, das Zittern ließ spürbar nach. Auch die Empfindung schwerer Beine, oft ausgelöst durch die Neuropathie, hatte sich deutlich gebessert.

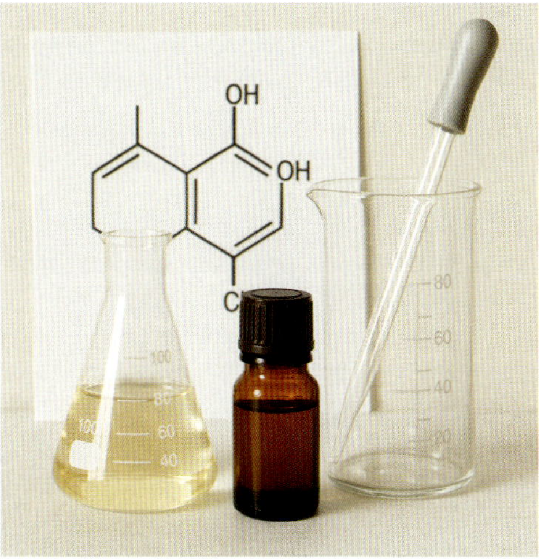

Wissenschaftlicher Hintergrund:

- **Lavendelöl** *(Lavandula angustifolia)* unterstützt über die Aktivierung von GABA-Rezeptoren die Muskelentspannung und kann unwillkürliche Zuckungen lindern.
  (Studie: PMC-Publikation »Lavender and the Nervous System«, https://www.ncbi.nlm.nih.gov/pmc/articles/PMC3612440)
- **Pfefferminzöl** (*Mentha piperita*) zeigt in Studien eine schmerzlindernde Wirkung bei Nervenschmerzen, z. B. Post-Zoster-Neuralgie.
  (Studie: https://pubmed.ncbi.nlm.nih.gov/12048423)
- **Vetiveröl** (*Vetiveria zizanioides*) senkt Cortisol, wirkt angstlösend und beruhigend. (Quelle: https://www.researchgate.net/publication/345410591, https://pubmed.ncbi.nlm.nih.gov/25553641)

- **Weihrauch** (*Boswellia carteri*) besitzt eine entzündungshemmende Wirkung durch Boswelliasäuren, wirkt neuroprotektiv und lindert Stress. *(Quelle: https://www.ncbi.nlm.nih.gov/pmc/articles/PMC9268443)*
- **Deutsche Kamille** (*Matricaria chamomilla*) zeigt antientzündliche, entkrampfende und beruhigende Effekte – z. B. durch Apigenin, α-Bisabolol *(PMC-Studie: »A Comprehensive Study of Therapeutic Applications of Chamomile« – https://www.ncbi.nlm.nih.gov/pmc/articles/PMC9611340)*

Die Kombination aus äußerer Anwendung und Diffusion aktiviert sowohl das zentrale als auch das periphere Nervensystem und stärkt die Regulation über das limbische System.

Hinweis: Ätherische Einzelöle wie Lavendel oder Pfefferminze wirken bereits kraftvoll. Doch speziell aufeinander abgestimmte Ölmischungen entfalten oft eine tiefere, synergetische Wirkung – weil sie auf mehreren Ebenen gleichzeitig wirken: nervenberuhigend, entzündungshemmend, entspannend und stimmungsaufhellend.

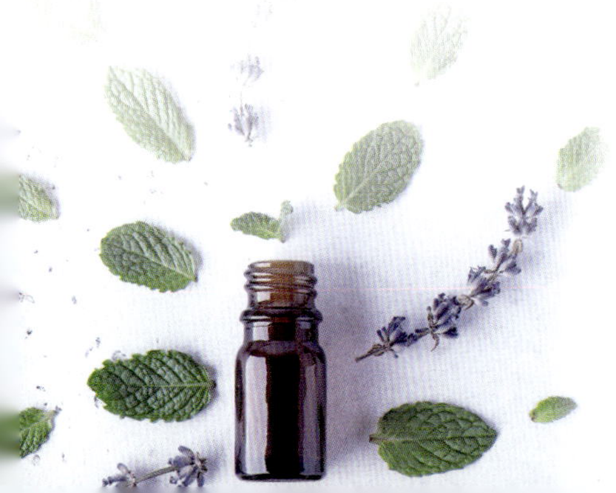

Rückgang des Tremors durch ätherische Öle und Tui-Na-Massage

Frank, ein Therapeut aus den Niederlanden, betreute eine Patientin mit beginnendem Parkinson. Sie litt unter starkem, ganztägigem Zittern der Arme. Akupunktur hatte keine Wirkung gezeigt. Doch Frank wollte nicht aufgeben – und wandte sich der Aromatherapie zu, verbunden mit traditioneller chinesischer Heilmassage.

Anwendung und Methode: Einmal pro Woche führte er eine Tui-Na-Massage entlang des Yangming-Meridians an den Armen durch – kombiniert mit ätherischen Ölen, die gezielt zur Beruhigung der Muskeln und zur Harmonisierung des Nervensystems ausgewählt wurden:

- **Lavendelöl** – entspannend und beruhigend
- **Eine Mischung aus Schwarzfichte, Rosenholz, Blauer Rainfarn und Weihrauch** – eine ausgleichende Ölmischung zur Stärkung des Knochengerüsts und der inneren Mitte
- **Eine Mischung aus Basilikum, Majoran, Lavendel, Pfefferminze und Zypresse** – bekannt für ihre muskelentspannende, nervenberuhigende Wirkung

Die Öle wurden jeweils mit einem hochwertigen Trägeröl verdünnt und sanft einmassiert.

Das Ergebnis: Bereits nach sechs Sitzungen war das Zittern fast vollständig zurückgegangen. Die Patientin konnte ihre Arme wieder kontrollierter bewegen, ihre Lebensqualität hatte sich spürbar verbessert – und das Vertrauen in ihren Körper kehrte zurück.

Wissenschaftlicher Hintergrund – Nervenschutz durch Gewürz- und Pflanzenstoffe bei Parkinson

Studien belegen, dass bestimmte phytochemische Wirkstoffe aus Nährstoffen (Nutraceuticals) und Gewürzen neurodegenerative Prozesse verlangsamen können – insbesondere durch Reduktion von oxidativem Stress und Beruhigung des Nervengewebes:

- **Nervenzellschutz durch Gewürze:** In einer Übersichtsarbeit wird gezeigt, dass sekundäre Pflanzenstoffe wie Curcumin, Resveratrol, EGCG (aus grünem Tee) und Capsaicin neuroprotektive Wirkungen entfalten, indem sie oxidative Stresswege hemmen, Entzündungen reduzieren und Mitochondrienfunktionen fördern – relevante Mechanismen bei Parkinson *(Studie: https://www.ncbi.nlm.nih.gov/pmc/articles/PMC3183139)*
- **Gesundheitsfördernde Nahrungsergänzungen:** Ein spezifisch auf Parkinson fokussierter Review bestätigt: Diese pflanzlichen Substanzen verlangsamen den Dopamin-Neuronenverlust und modulieren signifikant oxidative Stress-, Apoptose- und Entzündungspfade. *(Quelle: https://link.springer.com/article/10.1007/s12017-016-8398-6)*
- **Ätherische Ölmoleküle gegen oxidativen Stress:** Eine narrativ-wissenschaftliche Übersicht (»*Essential Oil Molecules Can Break the Loop of Oxidative Stress in Neurodegenerative Diseases*«) belegt: Einzelne ätherische Öl-Moleküle können die Blut-Hirn-Schranke überwinden, oxidative Prozesse hemmen und so präventiv bei Neurodegeneration wirken – inklusive Parkinson-Modellen. *(Quelle: https://www.mdpi.com/2079-7737/12/12/1504)*

»Aromatherapie kann dort ansetzen, wo herkömmliche Methoden versagen – nicht als Ersatz, sondern als Ergänzung mit Herz, Hand und Verstand.«

Wenn »brennende« Muskeln sich wieder entspannen

Karin, eine Frau mittleren Alters, lebte seit mehreren Jahren mit der Diagnose Parkinson. Besonders belastend waren für sie die Tage, an denen ihre Muskeln nicht nur steif, sondern auch brennend schmerzhaft wurden – als würde der Körper selbst gegen sie arbeiten. Beine, Rücken, Nacken – die Bewegungen fühlten sich an, als lägen Bleigewichte auf ihren Gliedern.

Was ihr half, war einfach – und kraftvoll zugleich: Ätherisches **Wintergrünöl**. Dieses Öl ist bekannt für seine durchdringende Wirkung, vergleichbar mit natürlichem Aspirin – und für Karen wurde es zum Wendepunkt.

Anwendung im Alltag:
30 Tropfen Wintergrün (Tropfenanzahl bitte individuell anpassen) auf 1 Esslöffel Trägeröl (z. B. Kokosöl) vermischen und ein paar Tropfen sanft auf größere Muskelpartien auftragen: Beine, Rücken, Schultern. Danach ruhen, wärmen oder leicht dehnen.

Ergebnis: Die Anwendung verschafft rasche Linderung – die Muskeln fühlen sich spürbar entspannter und schmerzfreier an. Karin sagte: *»Es ist, als würde mein Körper aufatmen. Die Schmerzen lösen sich. Ich kann mich wieder bewegen.«*

Wissenschaftlicher Hintergrund:

Wintergrünöl *(Gaultheria procumbens)* besteht zu etwa **96–100% aus Methylsalicylat**, dem Hauptwirkstoff mit schmerzlindernden, entzündungshemmenden und durchblutungsfördernden Effekten. Seine Wirkmechanismen sind:

Analgetisch und entzündungshemmend: Klinische und experimentelle Studien belegen, dass äußerlich angewendetes Wintergrünöl bei Muskel- und Gelenkbeschwerden eine ähnliche Wirkung wie Acetylsalicylsäure entfaltet – ohne chemische Zusatzstoffe.
(Studie: https://www.ncbi.nlm.nih.gov/pmc/articles/PMC3995208)

Durchblutungsfördernd: Eine Studie aus 2024 zeigt, dass Methylsalicylat die lokale Hautdurchblutung deutlich erhöht – was Schmerzen durch verbesserte Mikrozirkulation lindert.
(Quelle: https://www.frontiersin.org/articles/10.3389/fphys.2024.1347196/full)

Antioxidativ & zellschützend: Eine aktuelle Übersichtsstudie beschreibt die antioxidativen, entzündungshemmenden und nervenschützenden Eigenschaften der Inhaltsstoffe von *Gaultheria procumbens*.
(Quelle: International Journal of Molecular Sciences (2024): https://pubmed.ncbi.nlm.nih.gov/38203735)

Wichtig! Nur echtes, naturreines Wintergrünöl verwenden! – Viele handelsüblichen Produkte sind zu 100% synthetisch hergestellt und können reizen. Achte auf die Herkunftsbezeichnung *Gaultheria procumbens*.

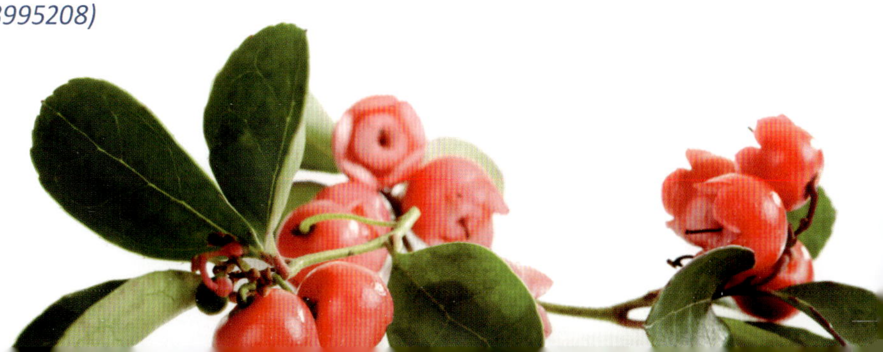

Rezept: Wärmende Gelenkpflege bei Steifheit und Schmerzen

- 30 ml Jojobaöl
- 3 Tropfen Wintergrün – für Knochen und Muskulatur
- 2 Tropfen Zitronengras – für Sehnen und Gelenke
- 2 Tropfen Copaiba – entzündungshemmend, schmerzlindernd

Anwendung: Morgens auf Knie, Handgelenke oder Nacken einreiben, dann sanft bewegen oder mit einem Wärmepack nachruhen.

Chronische Verstopfung bei Parkinson – der verborgene Zusammenhang*

Karin lebte bereits seit ihrer Kindheit mit einer trägen Verdauung. Doch mit der Diagnose Parkinson verschärfte sich dieses Problem drastisch. Die gewohnte Leichtigkeit im Bauch war verschwunden, der tägliche Rhythmus kam ins Stocken – es entstand ein Gefühl von Enge, Druck und innerem Stillstand.

Was viele nicht wissen: Bei Parkinson ist oft nicht nur das Gehirn betroffen, sondern auch der sogenannte Darmnerv – das enterische Nervensystem. Dieser unsichtbare »zweite Gehirnstrang« wird in seiner Beweglichkeit langsam gehemmt. Die Folge: chronische Verstopfung, Völlegefühl, Unruhe, Schlafstörungen.

Karin wollte sich damit nicht abfinden und begann, sanfte Unterstützung aus der Natur in ihren Alltag einzubauen.

Karins ganzheitlicher Weg zur Erleichterung:

- **Ballaststoffe und ätherische Öle kombiniert:** Ein hochwertiges Ballaststoffpulver (z. B. Flohsamenschalen, Akazienfaser) wurde mit getrockneten Kräutern und einem Hauch ätherischer Öle ergänzt.
- **Pflanzliche Verdauungsenzyme:** Unterstützend nahm sie milde Enzyme aus Ananas, Papaya und Fenchel ein – zur besseren Nährstoffaufnahme und Darmregulation.
- **Schwefelverbindungen für die Nerven:** Sie ergänzte ihre Ernährung mit MSM – einer natürlichen Schwefelquelle, die entzündungshemmend wirkt und das Nervengewebe nährt.
- **Ätherische Öle innerlich und äußerlich:** Karin gab täglich 1 Tropfen Zypresse (durchblutungsfördernd), Majoran (krampflösend) oder Orange (anregend) in ihren Shake aus Pflanzenmilch und Ballaststoffen. Je nach Bedarf trug sie zusätzlich etwas Orange oder Pfefferminzöl auf den Bauch auf – immer gut verdünnt.
- **Die Wirkung:** Nach wenigen Wochen verbesserte sich ihre Verdauung deutlich. Die Trägheit des Darms wich einem neuen Rhythmus. Das Gefühl von Schwere verschwand. Und mit ihm kam mehr Leichtigkeit ins Denken – und ins Herz.

* In meiner kostenlosen Aromatherapie Meisterklasse www.mariaschasteen.com/zur-aromatherapie-meisterklasse findest du unter den Pflege-Protokollen einen Pflege-Quick-Guide für Parkinson.

Karin sagte später: *»Wenn der Bauch frei ist, wird auch mein Kopf wieder klar. Ich bin wieder ich.«*

Wissenschaftlicher Hintergrund: Frühe Beteiligung des enterischen Nervensystems bei Parkinson

Parkinson betrifft das enterische Nervensystem (ENS) häufig schon Jahre vor den ersten motorischen Symptomen – eine Erkenntnis aus Pathologiestudien und dem Braak-Staging-Modell. (Studien: pmc.ncbi.nlm.nih.gov, frontiersin.org)

Studien zu ätherischen Ölen und Verdauung:

- **Pfefferminzöl – Entspannung der glatten Darmmuskulatur:** Eine klinische Studie zeigt, dass Pfefferminzöl Krämpfe lindert, weniger Druck erzeugt und die Verdauungsregelmäßigkeit verbessert – insbesondere bei Reizdarm (IBS).
  (Studie: https://pubmed.ncbi.nlm.nih.gov/31470006)
- **Fenchel – Förderung der Darmmotilität und Linderung von Blähungen:** Studien belegen, dass Fenchel die Peristaltik anregt und Blähungen merklich reduziert.
  (Modellstudie »Effects of Carum carvi L. (Caraway) extract and essential oil on colitis«, https://www.ncbi.nlm.nih.gov/pmc/articles/PMC3895295)
- **Orange und Kümmel – entzündungshemmend und motilitätsfördernd:** Kümmel zeigt eine deutliche entzündungshemmende Wirkung im Darm, mit Potenzial zur Verbesserung der Beweglichkeit.
  (Studie »Carum carvi L. essential oil reduces colon inflammation and spasm«, https://www.ncbi.nlm.nih.gov/pmc/articles/PMC3895295)
- **Thymian und Rosmarin – entzündungshemmende Effekte:** Beide Öle werden in zahlreichen pharmakologischen Arbeiten als wirksam gegen entzündliche Prozesse im Magen-Darm-Bereich beschrieben (z. B. Thymian/Thymol, Rosmarinsäure).
  (*Quelle: Journal of Ethnopharmacology und Evidence-Based Complementary and Alternative Medicine.)*
- **Besonderer Fokus – Pfefferminzöl:** Klinische Studien belegen besonders bei chronischer Verstopfung und Reizdarm: deutlich weniger Krämpfe, spürbar weniger Druck, größere Regelmäßigkeit der Verdauung.
  (Quellen: bfopcu.eg.net, pubmed.ncbi.nlm.nih.gov, journals.lww.com
- **Neuroemotionale Wirkung ätherischer Öle:** Studien zeigen zudem, dass Öle wie Weihrauch und Copaiba direkt über das limbische System Emotionen, Bewegungsimpulse und neuronale Plastizität (die Fähigkeit des Gehirns, sich anzupassen und neue Bahnen zu bilden) beeinflussen – eine Kombination aus Duft, Berührung und Rhythmus fördert so die neuronale Anpassungsfähigkeit.

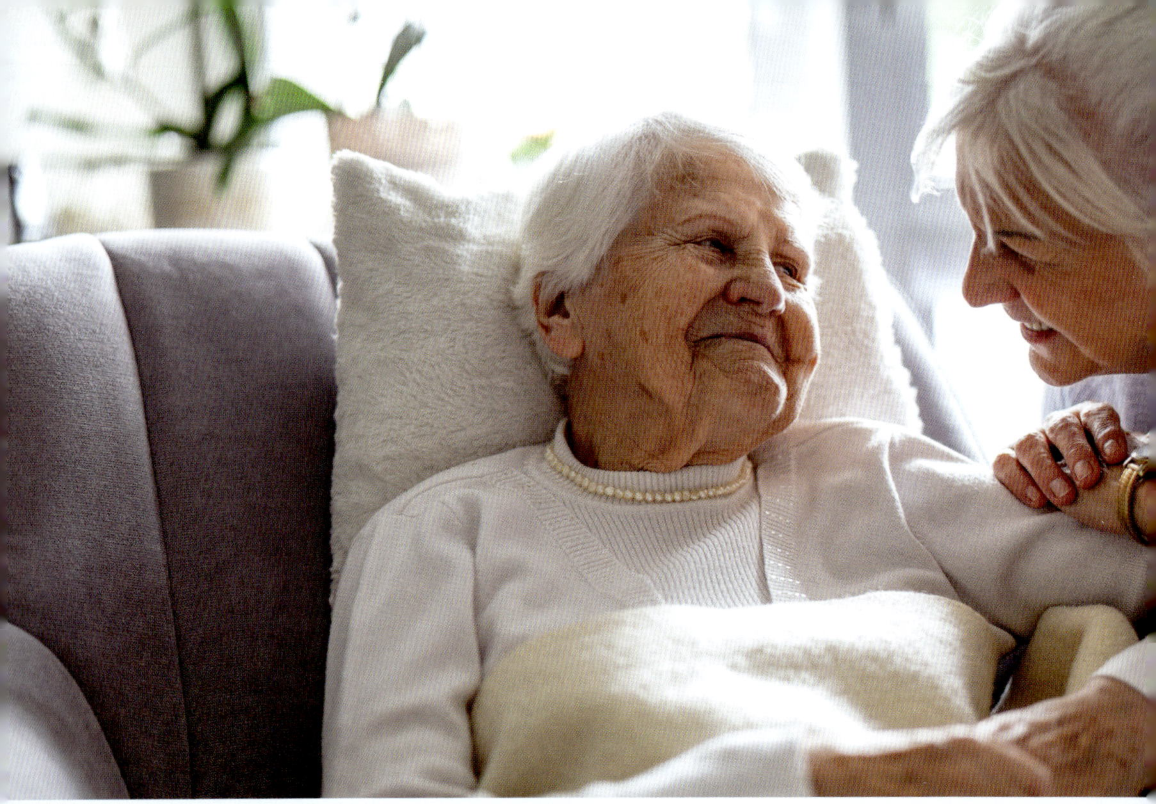

Teil III

Duftwissen für die gelebte Pflegepraxis

»Wo Pflege duftet, wird der Alltag heilsam – und Zuwendung zu einer Sprache, die das Herz versteht.«

In diesem Abschnitt erfährst du, wie ätherische Öle nicht nur unterstützend, sondern tief berührend in die tägliche Pflege integriert werden können. Du lernst, wie Düfte Vertrauen schaffen, die Würde wahren und selbst in schwierigen Momenten Trost spenden – nicht nur für Pflegebedürftige, sondern auch für jene, die begleiten. Es geht um Praxisnähe, um kleine Anwendungen mit großer Wirkung – und um eine Pflege, die das Herz miteinbezieht.

15

Hautpflege und Wundheilung im Alter

Stärken, was verletzlich ist – Duftmedizin für Hautschutz und Zellregeneration

»Heilung ist keine Pille. Heilung ist ein Prozess der Rückkehr zu dem, der du wirklich bist.«
– nach D. Gary Young, Spirit of Healing Konferenz

Warum die Haut im Alter anders reagiert

Die Haut ist wie ein Buch, das die Geschichten unseres Lebens erzählt. Sie trägt die Spuren der Jahre, die Momente der Freude und die Zeiten der Herausforderung. Doch über die Jahre wird sie dünner, empfindlicher und verletzlicher. Die Talgproduktion nimmt ab, die Zellneubildung verlangsamt sich und die Durchblutung ist vermindert. Dadurch entstehen schneller Risse, Juckreiz, Druckstellen und Wunden. Auch chronische Erkrankungen wie Diabetes oder Herz-Kreislauf-Leiden sowie bestimmte Medikamente beeinträchtigen die Wundheilung. Trotzdem bleibt die Haut unser Schutzschild und verdient besondere Pflege mit natürlicher Unterstützung durch ätherische Öle.

Vorbeugen statt reparieren – was alternde Haut wirklich braucht

Frühzeitige liebevolle Pflege bewahrt die Haut vor Schäden. Gewohnheiten wie das sanfte Einreiben nach dem Waschen, ein Tropfen Lavendel im Fußbad oder weiche Tücher stärken die Hautbarriere. Auch gesunde Ernährung, ausreichend Flüssigkeit und geeignete Kleidung tragen zur Hautgesundheit bei. Ein achtsamer Umgang mit Waschmitteln, Raumklima und Berührung ist ebenso wesentlich wie die Wahl passender Hautpflegeprodukte.

Wundversorgung mit Gefühl

Bei offenen Stellen braucht die Haut schnelle Hilfe. Lavendel fördert die Zellneubildung und beruhigt gereizte Haut. Immortelle unterstützt die Blutstillung und hilft bei der Narbenpflege. Teebaum wirkt antimikrobiell – ein echter Schutz gegen unerwünschte Keime. Und Kamille lindert Entzündung und Juckreiz.

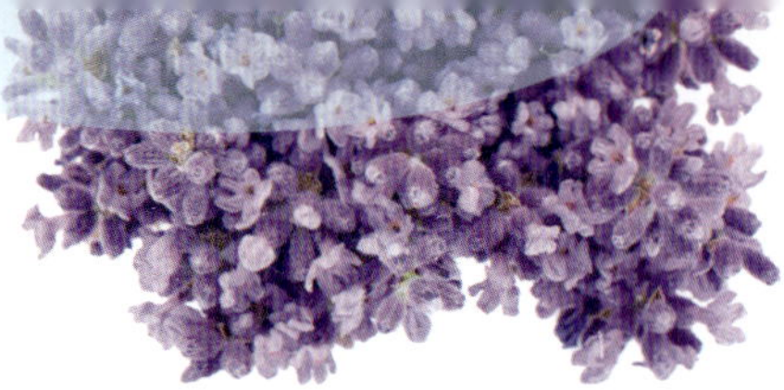

Wichtig: Verwende bei offenen Wunden nur 100% reines *Lavandula angustifolia* – niemals Lavandin. Lavandin enthält deutlich mehr Kampfer, was ihn bei Muskelverspannungen nützlich macht, jedoch für Wunden ungeeignet ist, da dieses Öl Entzündungen fördert, während echter Lavendel beruhigt, keimhemmend wirkt und die Zellregeneration unterstützt. Nur 100% reines, therapeutisches Lavendelöl darf unverdünnt auf kleine, offene Wunden aufgetragen werden – ein Tropfen genügt.

»So wird aus einem Tropfen Naturkraft ein stiller Helfer für die Heilung.«

Ätherische Öle – duftende Helfer für verletzliche Haut

Wenn die Haut dünner wird, braucht sie nicht nur Schutz – sie braucht Wirkstoffe, die gezielt helfen, ohne zu reizen. Ätherische Öle bieten genau das: kraftvolle Unterstützung aus der Natur, sanft und effektiv.

Einige Öle sind in der Hautpflege besonders bewährt:

- **Lavendel** beruhigt, regeneriert und lindert Juckreiz. Es fördert die Zellneubildung und eignet sich hervorragend bei kleinen Verletzungen, Reizungen oder Druckstellen. Für Hautprobleme ist Lavendelöl immer die erste Wahl.
- **Immortelle** (Helichrysum) unterstützt die Blutstillung, wirkt entzündungshemmend und hilft bei der Narbenpflege. Ihre Wirkung bei Hautverletzungen ist außergewöhnlich.
- **Zistrose** wird traditionell bei nässenden, empfindlichen oder schlecht heilenden Hautstellen eingesetzt. Sie fördert die Hauterneuerung und unterstützt bei kleinen Verletzungen.
- **Weihrauch** wirkt klärend und zellregenerierend. Es schützt die Haut und unterstützt die natürliche Heilung auf tiefer Ebene.
- **Teebaum** hat eine stark antimikrobielle Wirkung, ohne die Haut auszutrocknen. Bei infektionsgefährdeten oder gereizten Hautstellen ist dieses Öl ein wirksamer Schutz.
- **Römische Kamille** wirkt ausgleichend bei Hautentzündungen, lindert Rötungen und eignet sich besonders gut bei empfindlicher, juckender Haut.
- **Patschuli** pflegt reife, trockene Haut, wirkt pilzhemmend und stärkt die Hautbarriere.

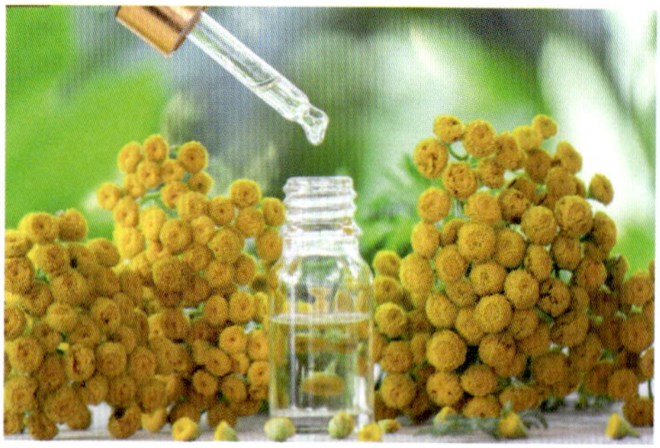

Anwendungshinweise: Ätherische Öle sollten immer gut verdünnt verwendet werden – besonders bei älterer, empfindlicher Haut. Eine Verdünnung von 1–2% in einem hochwertigen Trägeröl (z. B. Mandel-, Jojoba- oder Kokosöl) ist ausreichend.

Sicherheit steht an erster Stelle: Vor der Anwendung auf der Haut sollte ein kleiner Verträglichkeitstest erfolgen. Bei bekannter Medikamenteneinnahme oder sehr empfindlicher Haut empfiehlt sich die Rücksprache mit einem erfahrenen Aromatherapeuten oder einer Pflegekraft mit entsprechender Fortbildung.

Heilung beginnt in der Zelle – Nährstoffe für Hautgesundheit

Die Haut ist nicht nur unsere äußere Hülle – sie ist der Spiegel der inneren Versorgung. Damit sie sich regenerieren, schützen und heilen kann, braucht sie bestimmte Vitalstoffe. Besonders im Alter ist die Aufnahme über die Nahrung oft vermindert – sei es durch Appetitlosigkeit, Medikamenteneinnahme oder Verdauungsprobleme. Hier zeigt die orthomolekulare Medizin ihre Stärke: Sie liefert jene Nährstoffe, die die Hautzellen für Reparatur, Schutz und Aufbau benötigen – in reiner, natürlicher Form.

Wichtige Begleiter für die Hautgesundheit:

- **Vitamin C** unterstützt die Kollagenbildung und stärkt das Bindegewebe.
- **Vitamin E** schützt die Hautzellen vor oxidativem Stress.
- **Zink** und **Selen** fördern die Wundheilung und stärken das Immunsystem.
- **Omega-3-Fettsäuren** wirken entzündungshemmend, beruhigen gereizte Haut von innen.
- **Vitamin A** (Retinol) ist wichtig für den Aufbau neuer Hautzellen.
- **Kollagen und MSM** (organischer Schwefel) sorgen für Elastizität und Struktur.
- **Probiotika** fördern das Hautmikrobiom und helfen besonders bei Neurodermitis und Ekzemen.

Tipp: Achte auf gut bioverfügbare, flüssige oder pulverförmige Präparate – besonders für ältere Menschen, die keine Kapseln schlucken möchten.

»Ein täglicher Löffel Nährstoff und die Haut beginnt zu antworten.«

Wenn Hautpflege zur Lebenspflege wird

Im Alter wird das Eincremen oft mehr als nur Körperpflege – es wird zur duftenden Gewohnheit. Die Berührung mit einem warmen, duftenden Öl kann Erinnerungen wecken, Vertrauen stärken und wieder Verbindung zum eigenen Körper schaffen. Wärme, Einfachheit und Selbstbestimmung sind Schlüsselbegriffe. Ein Tropfen Lavendel oder Rosengeranie in Mandelöl kann ein wertvoller Duftmoment sein.

Selbstpflege im Alter – auch ohne fremde Hilfe

Wenn du alleine lebst und Schwierigkeiten hast, den Rücken einzucremen, musst du auf wohltuende Pflege nicht verzichten. Es gibt liebevolle Wege, sich dennoch Gutes zu tun:

- **Lotion-Applikator:** Dieses Hilfsmittel mit langem Griff und weicher Fläche erleichtert das Eincremen schwer erreichbarer Stellen – einfach und angenehm.
- **Warme Kompresse:** Ein weiches Baumwolltuch mit warmem Wasser befeuchten, 3 Tropfen Lavendel und 2 Tropfen Geranie darauf verteilen, auswringen und auf den oberen Rücken legen. Mit einem trockenen Tuch bedecken und 15–20 Minuten ruhen.
- **Alternative Anwendungsstellen:** Auch Fußsohlen oder Nacken eignen sich für die Anwendung ätherischer Öle – dort können sie ihre Wirkung über Haut und Duft gleichermaßen entfalten.

Eine solche liebevolle duftende Gewohnheit ist mehr als Pflege – es ist ein stiller Akt der Fürsorge, der Körper und Herz stärkt.

Die Haut vergisst nichts – nicht die raue Seife von früher, nicht die Sonne der Kindheit, nicht die Streicheleinheiten eines geliebten Menschen. Und sie erinnert sich an jede achtsame Pflegeanwendung, die ihr guttut.

»Die Haut eines alten Menschen reagiert still – aber deutlich. Sie zeigt mit jedem Atemzug, dass Berührung mehr ist als Pflege: Sie ist Beziehung.«

Mit Berührung Vertrauen schenken

Die Pflege der Haut ist weit mehr als ein technischer Handgriff für den Pflegenden. Sie ist einer der seltenen Momente, in denen wir einem Menschen ohne viele Worte sagen können: »*Ich bin da. Ich sehe dich.*« Gerade im Alter, wenn die Haut dünner wird und der Körper verletzlicher, ist behutsame Berührung oft das kraftvollste Mittel.

Was zählt, ist Achtsamkeit: Pflegende sollten auf jede Veränderung achten – trockene Stellen, Rötungen, Druckstellen, Nässen oder Juckreiz. Diese kleinen Signale sind oft der erste Ruf nach Hilfe.

Die Wahl der Mittel macht den Unterschied: Wähle nur hochwertige, naturreine Pflegeprodukte. Ätherische Öle wie Lavendel, Immortelle oder Kamille beruhigen, schützen und fördern die Heilung. Beachte: Bei offenen Wunden keine fetten Trägeröle verwenden, sondern reines Lavendelöl, Immortelle oder Zistrose pur auftragen.

Pflege mit Ölen im Alltag: Verwandle das Einölen oder Eincremen in einen Moment der Zuwendung. Sanfte, rhythmische Bewegungen vermitteln Sicherheit. Lasse dir Zeit – auch wenn der Alltag schnell ist. Für den älteren Menschen kann dieser Moment der einzige körperliche Kontakt am Tag sein.

Und auch du darfst dich verwöhnen: Nimm dir nach der Pflege einen Moment für dich. Vielleicht ein Tropfen Rosengeranie oder Lavendel auf dein Handgelenk – zum Innehalten. Denn wer viel gibt, muss auch viel auftanken.

Praktische Rezepte für den Pflegealltag

Hier findest du einfache, bewährte Mischungen, die im Alltag leicht anzuwenden sind:

- **Beruhigendes Hautöl:** 50 ml Mandelöl, 3 Tropfen Lavendel und 2 Tropfen Immortelle mischen und für trockene Haut und tägliche Pflege nach dem Duschen oder Waschen verwenden.
- **Heilungsbalsam:** 30 g Sheabutter, 3 Tropfen Teebaum und 2 Tropfen Weihrauch mischen und auf empfindliche Stellen auftragen.
- **Juckreizgel bei gereizter Haut:** In 40 ml Aloe Vera Gel (ohne Alkohol oder Zusatzstoffe) 2 Tropfen Kamille und 1 Tropfen Lavendel gut einrühren und in einen sauberen Glastiegel oder Pumpspender füllen. Bei Bedarf sanft auf die juckende Hautstelle auftragen – ideal auch nach dem Duschen auf noch leicht feuchter Haut. (Siehe nachfolgend den Abschnitt ***Juckreiz und die Leber***.)
- **Fußbad für Diabetiker:** 1 Esslöffel Meersalz, 2 Tropfen Patschuli und 1 Tropfen Lavendel mischen und im Wasser gut auflösen. Es wirkt sanft durchblutungsfördernd, ohne die Haut zu reizen. Wassertemperatur prüfen!
- **Dekubitus-Prophylaxeöl:** 50 ml Jojobaöl und je 3 Tropfen Immortelle und Weihrauch mischen. Diese Ölmischung eignet sich zur Pflege druckgefährdeter Stellen (Fersen, Kreuzbein, Schulterblätter). Sanft einmassieren – nicht reiben.

Tipp: Anwendung bei älterer Haut: Ätherische Öle, auf feuchter Haut angewendet, können Entzündungsreaktionen mildern, die Hautbarriere stärken, das Schmerzempfinden senken sowie die Nervenreizempfindlichkeit reduzieren – perfekt für sensible, reife Haut.

Wenn Berührung heilt – die Wissenschaft hinter der Sprache der Haut

Die Haut ist nicht nur eine Barriere – sie ist ein lebendiges Sinnesorgan. Und sie hört mit. Millionen Rezeptoren nehmen Düfte wahr, leiten sie in tiefe Hautschichten weiter – und sogar direkt ins limbische System, den Ort unserer Gefühle. Die Forschung zeigt: Ätherische Öle entfalten auf der Haut nicht nur Pflegewirkung – sie sprechen mit den Zellen.

Studien bestätigen:

- **Lavendelöl** unterstützt nachweislich die Wundheilung, beschleunigt die Bildung von Kollagen und vermindert Entzündungsprozesse im Gewebe. (Studie: *Journal of Alternative and Complementary Medicine*, 2015)

- **Teebaumöl** wirkt antibakteriell – auch gegen resistente Keime wie *Staphylococcus aureus*. Es reinigt Wunden und stärkt die natürliche Hautflora. (Studie: *Evidence-Based Complementary and Alternative Medicine*, 2016)
- **Kamillenöl** zeigt in Untersuchungen der Universität Freiburg eine doppelte Wirkung: Es lindert nicht nur Rötungen und Juckreiz, sondern stärkt auch die Barrierefunktion empfindlicher Haut. (Studie, 2018)
- **Zitronengras** weist hervorragende entzündungshemmende Eigenschaften auf. Eine Studie zeigt, dass es die Produktion von Entzündungsmarkern in menschlichen Hautzellen hemmt und somit ein vielversprechender Kandidat für die Behandlung entzündlicher Hauterkrankungen ist. (Studie: pmc.ncbi.nlm.nih.gov)
- **Eukalyptusöl** besitzt antimikrobielle Eigenschaften, auch gegen antibiotikaresistente Bakterien wie MRSA. Eine systematische Übersichtsarbeit aus dem Jahr 2023 bestätigt die antibakterielle Wirkung von Eukalyptusöl gegen MRSA. (Studie: pubmed.ncbi.nlm.nih.gov)
- **Immortelle** (Helichrysum) enthält Inhaltsstoffe, die die Blutgerinnung unterstützen, die Kapillaren stärken und die Narbenbildung regulieren – ein Segen bei reifer, verletzlicher Haut.

Die mikrofeinen Duftmoleküle dringen tief in die Haut ein, fördern die Mikrozirkulation, beruhigen das Immunsystem vor Ort und aktivieren Reparaturprozesse. Manche Öle wirken wie ein Weckruf für müde Zellen – andere schenken Schutz und Stille.

Das Besondere im Alter: Ältere Haut produziert weniger eigene Lipide und regeneriert langsamer. Ätherische Öle – eingebettet in hochwertige Pflanzenöle – gleichen diesen Verlust aus. Ihre Wirkung ist sanft und tiefgreifend. Sie sind eine wertvolle Ergänzung in der Altenpflege.

Mutmachgeschichten: **Wenn die Haut neue Kraft »trinkt«**

Elisabeth war immer stolz auf ihre Hände gewesen. »Schau sie dir an«, sagte sie früher oft zu ihren Enkeln, »sie haben all das geschaffen, was du hier siehst – den Garten, die gestickten Decken, die warmen Mahlzeiten.« Es waren Hände, die sich um alles sorgten, so viel gaben, so viel trugen.

Doch nun, im Altersheim, waren diese Hände dünn geworden, die Haut so fein und durchsichtig, dass selbst kleine Berührungen der Umgebung – ein Türrahmen, die Bettkante – Spuren hinterließen. Auch ihre Beine, die sie einst durch den weitläufigen Garten getragen hatten, zeigten Druckstellen, die nicht mehr heilen wollten.

»Die Haut wird dünner, wenn man alt wird«, sagte sie eines Tages zu Lena, ihrer Therapeutin. Dann hielt sie inne und fügte hinzu: »Aber wissen Sie, manchmal fühlt es sich an, als würde ich selbst dünner, zerbrechlicher.«

Ein Moment der Zuwendung

Lena spürte, dass Elisabeths Worte eine tiefere Bedeutung trugen. Die Haut, dachte sie, ist nicht nur ein Organ. Sie ist eine Erinnerung – an das, was war, und das, was noch immer in uns lebt. Sie ist unsere Verbindung zur Welt – sie spürt, sie schützt, sie spricht. Und manchmal erzählt sie von einem Bedürfnis, das längst keine Stimme mehr hat.

»Elisabeth«, sagte Lena an einem Nachmittag, »ich habe eine besondere Mischung für Sie vorbereitet. Etwas, das Ihre Haut nähren und stärken kann.«

Sie öffnete ein kleines Glasgefäß und reichte es ihr zum Riechen:

- 2 Tropfen Lavendel – beruhigend und heilend
- 2 Tropfen Immortelle – für Wundheilung und Zellregeneration
- 1 Tropfen Kamille – sanft entzündungshemmend
- 1 Esslöffel Mandelöl – warm, schützend und nährend

»Diese Mischung ist für Ihre Hände, für die Stellen, die gerade besonders viel Zuwendung brauchen. Möchten wir es gemeinsam ausprobieren?«

Die Kraft der Berührung

Elisabeth nickte, fast unmerklich. Lena trug ein paar Tropfen dieser Mischung vorsichtig auf ihre Hände und Unterarme auf. Die Berührung war sanft, fast ehrfürchtig, und Elisabeths Gesicht entspannte sich. »*Das fühlt sich gut an*«, flüsterte sie. »Es ist, als würde meine Haut ... trinken.«

Die Pflege wurde bald zu einer kostbaren, täglichen Gewohnheit. Lena massierte sanft die besonders empfindlichen Stellen und legte danach ein weiches Tuch darüber – wie einen Schutzmantel. Und mit jedem Tag schien Elisabeth nicht nur äußerlich aufzuatmen. »Es ist, als wäre meine Haut nicht mehr so ... wütend«, sagte sie nach einer Woche. Und da war zum ersten Mal wieder ein kleines Lächeln in ihrem Blick.

Ein Wandel der Wahrnehmung

Nach einigen Wochen stellte das Pflegepersonal fest: Die Druckstellen bildeten sich seltener, die blauen Flecken verschwanden schneller. Ihre Haut war weniger trocken, widerstandsfähiger – fast, als hätte sie begonnen, sich wieder an ihre eigene Kraft zu erinnern.

Aber das Wunder lag nicht nur auf der Haut. Elisabeth schien sich wieder für Gespräche zu öffnen, ließ Besuche zu, hörte zu – und erzählte. »Komisch, seit Sie mich einölen ... fühlt sich meine Haut irgendwie wieder lebendig an.«

Die Haut als Spiegel

Diese Geschichte zeigt, wie empfindliche Haut nicht nur ein körperliches Problem, sondern oft auch ein emotionales Thema ist. Mit den richtigen Ölen, sanfter Pflege und Berührung kann nicht nur die Haut heilen – auch das Selbstwertgefühl und das Vertrauen in den eigenen Körper kehren zurück.

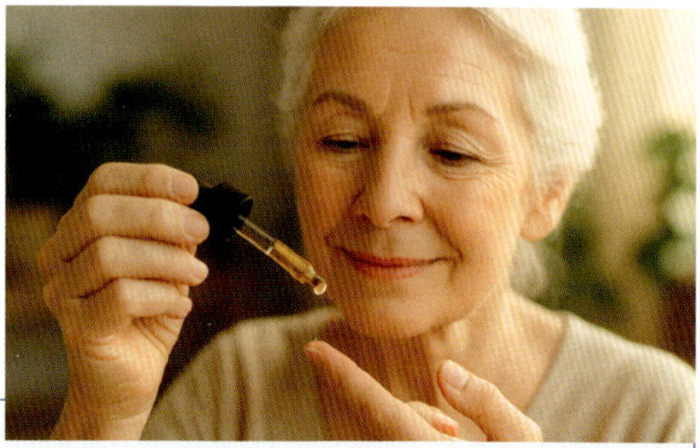

Rezept: Beruhigendes Hautöl für Senioren

Diese Mischung ist besonders mild und eignet sich ideal für die tägliche Anwendung – ob zur Einreibung nach dem Duschen, zur Handpflege oder einfach als abendliche Geste der Geborgenheit.

- 30 ml Mandelöl – nährend und beruhigend
- 2 Tropfen Lavendelöl – ausgleichend und entspannend
- 1 Tropfen Sandelholzöl – wärmend und erdend
- 1 Tropfen römische Kamille – entzündungshemmend und hautberuhigend

Anwendung:

- Ein paar Tropfen dieser Ölmischung sanft auf die Hände, Füße oder den Rücken einmassieren.
- Vor dem Einschlafen auch auf Brust oder Nacken auftragen – für eine friedliche Nacht.
- Oder einfach 2 Tropfen in den Händen verreiben und tief einatmen – als Zeichen: Alles ist gut.

Diese Ölmischung schenkt Geborgenheit, pflegt die Haut und lädt die Seele ein, sich in Ruhe und innerem Vertrauen zu wiegen.

Die Wunde, die Heilung suchte (Dekubitus)

Margot war 86 Jahre alt. Früher war sie voller Geschichten gewesen – lebendig, witzig, tief. Doch seit einiger Zeit war sie still geworden. Ihre Worte, einst so warm, waren verstummt. An ihre Stelle traten chronische Schmerzen und eine wachsende Wunde an ihrem unteren Rücken – ein Dekubitus. Er schien nicht zu heilen. »Meine Haut ist so dünn geworden wie Papier«, sagte sie einmal leise. »Alles an mir fühlt sich zerbrechlich an.«

Wenn Wunden tiefer reichen

Das Pflegepersonal versorgte die Wunde regelmäßig, aber Margot zog sich zusehends zurück. Sie drehte den Kopf weg, wenn jemand näherkam. Selbst sanfte Berührungen schienen zu viel zu sein – jede Geste löste Unbehagen aus. Es war, als hätte sich nicht nur die Haut geöffnet, sondern auch ein stilles Gefühl des Ausgeliefertseins.

Lena, die Therapeutin, wusste, dass Dekubitus nicht nur eine körperliche Herausforderung war. Solche Wunden greifen tief in die Seele ein, rauben das Gefühl von Würde und machen den Körper zu einem Ort des Schmerzes. Und so begann sie, ganz behutsam, einen neuen Weg der Pflege zu gestalten – mit wissenschaftlich fundierten Methoden und der Naturkraft der Pflanzen.

Die leise Kunst der Heilung

»Margot«, sagte Lena eines Nachmittags, »dürfte ich etwas anderes versuchen? Es gibt Pflanzen und Mineralien, die seit Jahrhunderten dafür bekannt sind, die Haut zu beruhigen und bei der Heilung zu helfen. Vielleicht können sie uns ein bisschen unterstützen.« Margot nickte müde.

Lena begann mit einer besonders sanften Reinigung der Wunde:

Reinigung mit Kamillenhydrolat:

Lena tränkte eine sterile Kompresse in Kamillenhydrolat, das antiseptisch und beruhigend wirkt, und tupfte die Wunde vorsichtig ab. »Wir reinigen die Haut jetzt ganz sanft«, erklärte sie, »damit sie atmen kann.«

Aloe-Vera-Gel mit ionischen Mineralien:

Auf die gereinigte Wunde trug sie ein kühlendes Aloe-Vera-Gel auf, das mit ionischen Spurenelementen wie Zink und Kupfer angereichert war. »Das Gel wird die Haut kühlen und die Regeneration unterstützen«, erklärte Lena. »Die ionischen Mineralien helfen der Haut, neues Gewebe aufzubauen.«

Sanfte Einreibung zur Regeneration

Die umliegende Haut pflegte Lena mit einer feinen Mischung aus Lavendel, Immortelle und Jojobaöl – mit kreisenden Bewegungen, so sanft wie Atem. »Wir geben der Haut ein wenig Kraft zurück«, flüsterte sie, »damit sie die Heilung unterstützen kann.«

Schutz durch Kompressen

Lena deckte die Wunde mit einer atmungsaktiven, sterilen Kompresse ab und erklärte, wie wichtig es sei, die Stelle trocken, aber gleichzeitig gut durchblutet zu halten.

Die Kraft der Druckentlastung

Zusätzlich richtete die Therapeutin mit dem Pflegeteam eine Spezialmatratze für Margot ein – eine, die auf die Bedürfnisse bei Dekubitus abgestimmt war. Im Bereich der betroffenen Stelle war sie gezielt entlastet, mit einem ausgeschnittenen Hohlraum, damit die Matratze keinen Druck auf die Wunde ausübte. »Wir nehmen den Druck von Ihrer Haut, Margot«, erklärte Lena sanft,

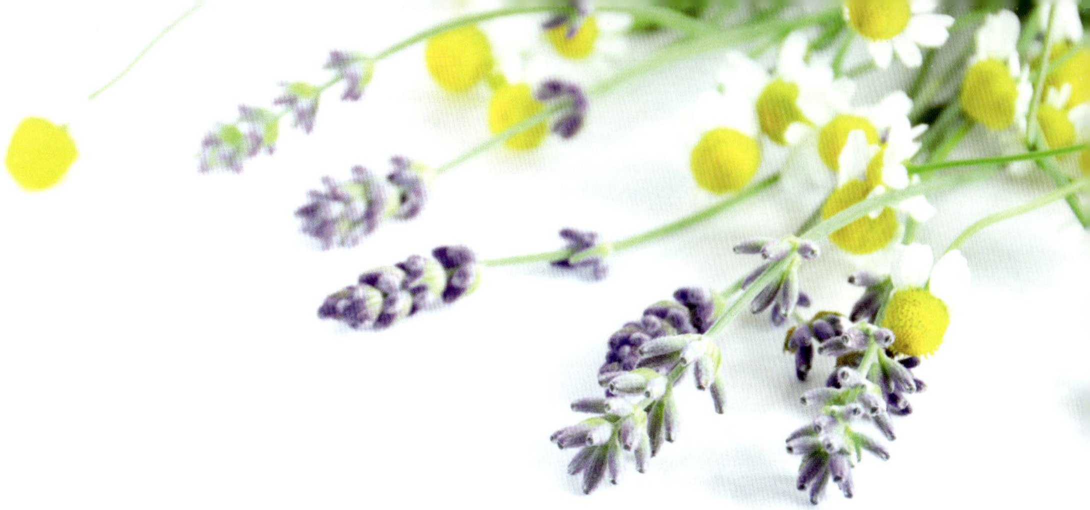

während sie die Decke zurechtrückte. »Damit die Wunde Zeit bekommt, sich zu erholen – ganz in Ruhe.«

Ernährung – von innen genährt

Auch Margots Ernährung wurde angepasst und mit Zink, Magnesium und leicht verdaulichem pflanzlichem Eiweiß ergänzt. Und während Lena sanft pflegte, surrte im Hintergrund leise ein kleiner Aroma-Diffuser. Der feine Duft von Lavendel, Kamille und Immortelle erfüllte den Raum wie eine stille Begleitung – zart, wohltuend, unaufdringlich.

Wenn Pflege mehr als Behandlung ist

Mit jedem Tag kehrte ein kleines Stück von Margot zurück. Die Wunde begann zu heilen, das Gewebe wurde rosiger, die Entzündung ging zurück. Aber was Lena am tiefsten berührte, waren nicht die sichtbaren Fortschritte – es war ein Satz, den Margot ihr eines Nachmittags zuflüsterte: »*Es fühlt sich an, als würde mein Körper endlich wieder zur Ruhe kommen.*«

Lena hatte die Veränderung längst bemerkt: Margot blickte wieder auf, lächelte gelegentlich – und hielt mit zärtlicher Selbstverständlichkeit ihr kleines Duftsäckchen in der Hand, gefüllt mit Lavendel und Kamille. Es war zu einem leisen Talisman geworden. Ein Stück Trost. Ein Symbol dafür, dass selbst zarte Haut wieder Stärke entwickeln kann – wenn liebevolle Düfte sie berühren dürfen.

Wissenschaft und Zuwendung vereint

Mit der richtigen Mischung aus Hydrolaten, ionischen Mineralien und duftender Achtsamkeit wurde Lenas Pflege zu etwas Größerem: zu einem Augenblick echter Verbundenheit. Lena hatte nicht nur eine Wunde versorgt – sie hatte einem Menschen Hoffnung zurückgegeben.

Wenn das Kratzen endlich ein Ende hat

Das ist die Geschichte einer 90-jährigen Frau mit extrem trockener, juckender Haut, die durch tägliche Aromapflege Frieden fand.

Nach einem Krankenhausaufenthalt war Sandras Mutter wie verwandelt. Ihre Haut spannte, schälte sich, juckte – Tag und Nacht. Die Medikamente hatten sie ausgetrocknet, ihre Kraft war geschwunden, und jede Berührung schien zu viel. Selbst die Seife, die sie früher liebte, brannte auf der Haut wie Feuer. Sandra versuchte alles – Salben, Lotionen, Cremes –, doch nichts half. Bis sie sich erinnerte, was sie selbst schon oft erlebt hatte: dass ein Tropfen Natur manchmal mehr bewirken kann als ganze Regale voller medizinischer Tuben.

Nach dem Duschen trug sie ein einfaches, selbst gemischtes Hautöl auf die noch feuchte Haut ihrer Mutter auf – eine Mischung aus Mandelöl, Lavendel und Kamille, ganz sanft verteilt. Und plötzlich geschah etwas Unerwartetes: Der Juckreiz ließ nach. Die Mutter atmete tief durch. Und sie – die tagelang kaum geschlafen hatte – schlief ein, ruhig, tief und friedlich.

Bestärkt durch den Erfolg wurde die duftende Einreibung zum festen Teil des Tages: morgens nach dem Waschen, abends vor dem Schlafengehen, und bei Bedarf auch zwischendurch. Immer wieder sagte die Mutter mit einem leisen Lächeln: *»Es tut einfach gut. Ich kann wieder durchatmen.«*

Keine Antihistaminanwendung, kein Arztbesuch, kein künstliches Mittel konnte das bewirken, was diese einfache Anwendung vermochte: Es brachte Ruhe in den Körper, linderte den Juckreiz – und schenkte einer 90-Jährigen wieder Schlaf, Entspannung und ein Gefühl des Wohlbefindens.

Wissenschaftlicher Hintergrund:
Ätherische Öle wie Lavendel und römische Kamille, Zitronengras oder Eukalyptus besitzen stark entzündungshemmende, beruhigende und hautregenerierende Eigenschaften. Sie dringen tief ins Gewebe ein, beruhigen das Nervensystem und wirken sogar gegen antibiotikaresistente Erreger.

- **Lavendel** und **Eukalyptus** zeigen signifikante antimikrobielle und entzündungshemmende Effekte – besonders gegen *Staphylococcus aureus*, *Pseudomonas aeruginosa* und *Candida albicans.*
  (Quelle: https://bmccomplementmedtherapies.biomedcentral.com/articles/10.1186/s12906-022-03604-2/)
- **Römische Kamille, Lavendel, Eukalyptus:** In präklinischen Studien (In-vitro und In-vivo) zeigen alle drei eine entzündungshemmende Wirkung, die bei entzündlichen Hauterkrankungen wie Ekzemen oder Arthritis hilfreich sein kann.
  (Quelle: https://www.researchgate.net/publication/383919722_Anti-Inflammatory_Effect_of_Essential_Oils)

- **Zitronengras** und weitere Öle wie **Thymian** oder **Rosmarin** zeigen antibakterielle, antioxidative und hautbildfördernde Effekte, stärken die Hautbarriere und lindern Trockenheit. *(Studie: https://www.ncbi.nlm.nih.gov/pmc/articles/PMC5206475/)*

Vorsichtsmaßnahmen und mögliche Wechselwirkungen mit Medikamenten

- Hauttest: Vor der ersten Anwendung eines Öls immer auf einer kleinen Hautstelle testen, um Hautreaktionen auszuschließen.
- Verdünnung: Ätherische Öle auf der alternden, unverletzten Haut immer verdünnt anwenden. Bei Hautverletzungen die Ölmischung rundherum auftragen oder ein mildes, unverdünntes Öl – wie Lavendel, Zistrose oder Immortelle – pur verwenden, um Keimbildung zu vermeiden.
- Absprache mit Fachkräften: Bei regelmäßiger Einnahme von Medikamenten sollte die Anwendung ätherischer Öle zuerst mit dem Arzt abgesprochen werden.

Der duftende Weg zu Schuppenfreiheit

Gail, 78 Jahre alt, litt seit Jahren unter trockener, schuppiger Haut an den Beinen. Der ständige Juckreiz raubte ihr nicht nur den Schlaf, sondern auch die Freude an Berührung. Keine Lotion half wirklich – bis ihre Pflegerin eines Abends eine aromatherapeutische Mischung zubereitete:

- 3 Tropfen Lavendel
- 2 Tropfen Sandelholz
- 30 ml Mandelöl

Zweimal täglich wurden ein paar Tropfen des Öls sanft in die noch feuchte Haut einmassiert – besonders nach dem Duschen. Schon nach zwei Wochen war der Juckreiz verschwunden. Und nach einem Monat war Gails Haut glatt, geschmeidig und frei von Schuppen.

»*Es duftet so schön – ich freue mich richtig aufs Einölen am Abend*«, sagte sie lächelnd. Diese kleine Duftanwendung war für sie mehr geworden als bloße Hautpflege – es war ein Moment der Stille, der Entspannung und des In-Kontakt-Seins mit sich selbst.

Ganzheitliche Hautpflege – ein Geschenk der Natur

Ätherische Öle nähren nicht nur die Haut – sie erreichen auch das Herz. In der Altenpflege schenken sie mehr als nur Linderung: Sie vermitteln ein Gefühl von Beachtung und innerer Geborgenheit.

»Die Haut ist nicht nur ein Organ. Sie ist ein Kontaktpunkt zur Welt. Und jede achtsame Berührung mit duftenden Essenzen erinnert daran: Du bist geborgen. Du bist wertvoll. Du wirst liebevoll umsorgt.«

16

Die Leber – entgiften, nähren und entlasten

Die stille Verbindung zwischen Leber und Haut

Die Leber spricht leise. Sie ist eines unserer wichtigsten, zugleich aber auch stillsten Organe. Sie schlägt keinen Alarm, sie pocht nicht, sie schmerzt nicht. Und doch: Wenn sie überfordert ist, meldet sie sich – manchmal über die Haut, manchmal über den Schlaf, manchmal mit diffuser Erschöpfung. Vielleicht beginnt es mit einem leichten Jucken am Rücken oder einem Spannungsgefühl unter den Rippen. Vielleicht aber auch mit Gereiztheit, innerer Unruhe oder dem Gefühl, nicht mehr »in sich ruhen« zu können.

Ätherische Öle, die die Leber stärken, eine entlastende Ernährung und kleine Gesten der Fürsorge können viel bewirken – nicht nur körperlich, sondern auch emotional. Wer seiner Leber Gutes tut, schenkt sich selbst mehr Klarheit, Leichtigkeit und Lebensfreude.

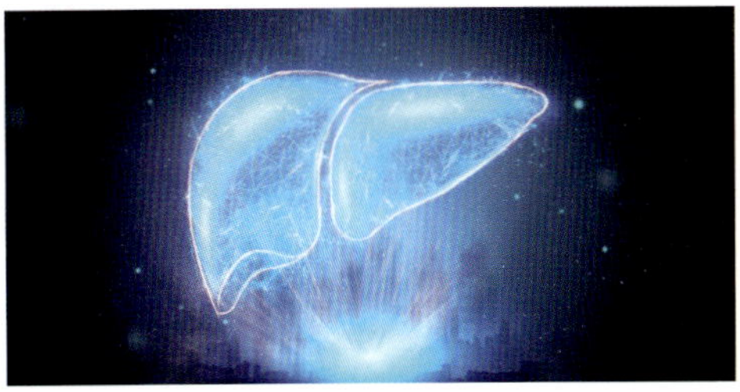

»Denn die Leber ist weit mehr als ein Entgiftungsorgan – sie ist auch ein Speicher unserer Gefühle.«

Die Leber spricht leise, bis die Haut zu rufen beginnt

Die Leber ist nicht nur das chemische Kraftwerk unseres Körpers, das täglich Hunderte Substanzen filtert, neutralisiert und umwandelt. Sie ist auch ein emotionales Speicherorgan, das – so wussten bereits die alten Heiltraditionen – eng mit unseren Gefühlen verbunden ist.

In der Traditionellen Chinesischen Medizin steht die Leber für Lebensfluss (Qi), Kreativität, Tatkraft und Entscheidungsfreude. Wird sie überlastet, äußert sich das nicht nur körperlich – etwa durch Juckreiz, Verdauungsstörungen oder Müdigkeit –, sondern oft auch seelisch als Reizbarkeit, unterdrückte Wut, Frustration oder stagnierte Lebensenergie.

Paracelsus sprach von der Leber als dem »*Organ der inneren Wärme*«. Wenn sie blockiert ist, fühlen wir uns kalt und kraftlos, eingesperrt, verärgert – ohne zu wissen, warum.

»Die Leber hat keinen Schmerzrezeptor. Sie kommuniziert über Umwege: über die Haut, über die Verdauung, über die Stimmung.«

Und die Leber leidet still

Mit zunehmendem Alter nimmt die Leistungsfähigkeit der Leber – das größte Stoffwechselorgan – ab. Der Stoffwechsel verlangsamt sich. Viele ältere Menschen nehmen mehrere Medikamente gleichzeitig ein – oft über lange Zeit. Antioxidantien fehlen. Chronische Entzündungen, Bewegungsmangel oder eine zu eiweißreiche Ernährung tun ihr Übriges.

Die Einnahme vieler Medikamente (vor allem Schmerzmittel, Blutdruckmittel und Statine) sowie belastende Lebensgewohnheiten überfordern die Leber. Die Folge: Der Körper wird »müder«, Entgiftung stockt, Juckreiz, Verdauungsprobleme, Unruhe oder Schlafstörungen nehmen zu.

Besonders typisch ist der Juckreiz am Rücken, der oft nicht von trockener Haut, sondern von einer überlasteten Leber herrührt. Die Haut übernimmt dann vermehrt Entgiftungsaufgaben – sie wird zum Ventil. Auch der typische »alte Menschen-Geruch« (2-Nonenal) hängt mit oxidiertem Hautfett und einer reduzierten Leberfunktion zusammen. Die Leber filtert täglich Blut, baut Hormone ab, neutralisiert Gifte – und wenn sie überfordert ist, zeigen sich diese Prozesse langsam an der Oberfläche: über die Haut, den Atem, die Stimmung.

Vorbeugen, bevor der Körper schmerzt

Genau hier setzen ätherische Duftanwendungen an. Öle wie Geranie, Lavendel, Zitrone oder Rosmarin helfen, diesen inneren Stau zu lösen – sanft, klärend und stärkend. Sie nähren nicht nur die Zellen – sie erinnern uns sanft daran, dass Freude unser natürlicher Zustand ist. Sie verbinden uns mit der Kraft, die uns trägt: dem tiefen Wissen, dass wir – als Seele – zum Glücklichsein erschaffen sind.

Eine ernährungsbewusste Lebensweise, Entgiftung und stärkende Öle tragen dazu bei, die Leber zu entlasten, den Energiefluss im Körper zu harmonisieren und die emotionale Balance wiederzufinden.

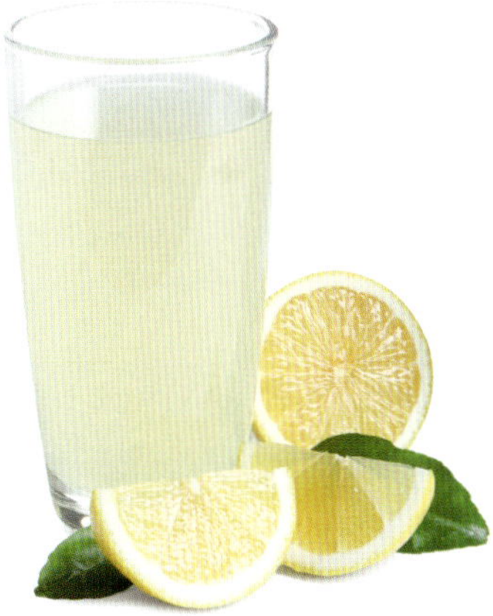

Kleine Gewohnheiten machen den Unterschied

Ein Glas warmes Wasser mit Zitrone am Morgen, eine duftende Bauchkompresse am Abend oder eine achtsame Ölmassage – all das schenkt der Leber Raum zum Aufatmen.

»Und wenn die Leber frei wird, wird auch das Herz wieder weit.«

Die beste Leberpflege beginnt, bevor Beschwerden auftreten

Prävention bedeutet, der Leber das Leben leichter zu machen. Denn dieses stille Organ ist täglich im Einsatz – für Reinigung, Hormonbalance, Stoffwechsel und Energie. Die wichtigste Maßnahme ist Entlastung. Alles, was du der Leber abnimmst, gibt ihr Raum zur Regeneration.

- **Gesunder Lebensstil:** Bewegung, ausreichend Schlaf und ein bewusster Umgang mit Stress sind einfache, aber wirkungsvolle Wege, um die Leber zu entlasten. Auch regelmäßige Essenspausen, frische Luft und das Pflegen eines natürlichen Tag-Nacht-Rhythmus unterstützen ihre Funktionen.
- **Gesunde Ernährung:** Bitterstoffe, grünes Gemüse, Artischocke, Mariendistel, Kurkuma und Zitronenwasser stärken die Leberfunktion und fördern den Gallenfluss. Besonders am Morgen wirkt ein Glas warmes Zitronenwasser wie ein liebevoller Startimpuls für die Verdauungsorgane.
- **Entgiftung im Alltag:** Ätherische Öle wie Zitrone, Rosmarin und Lavendel wirken leberentlastend – äußerlich aufgetragen im Bereich unter dem rechten Rippenbogen, als Kompresse, Einreibung oder über sanfte Inhalation. Auch Fußbäder mit ätherischen Ölen können ausgleichend wirken.
- **Emotionale Ausleitung:** Wut, Ärger und unverarbeitete Themen lagern sich oft »in der Leber« wie Schatten ab. Übungen zur inneren Klärung – wie das Schreiben eines Briefes, achtsames Atmen oder das Einreiben mit einem Öl für innere Ruhe – können helfen, wieder in Balance zu kommen. Klärung schafft Weite – im Körper wie im Geist.

Zelle für Zelle – wie die Leber sich erneuert und heilt

Die gute Nachricht: Die Leber kann sich regenerieren! Die Leber ist das einzige Organ im Körper, das sich tatsächlich regenerieren kann – und das auf erstaunliche Weise.

So funktioniert die Regeneration der Leber

Die Leberzellen – auch Hepatozyten genannt – besitzen die besondere Fähigkeit, sich selbst zu erneuern. Wenn ein Teil der Leber geschädigt ist (etwa durch Medikamente, Gifte, Alkohol, Infektionen oder Stress), beginnt der Körper sofort mit dem Reparaturprozess. Dabei geschieht Folgendes:

- **Zellteilung wird aktiviert:** Die vorhandenen Leberzellen beginnen sich zu teilen. Dieser Prozess kann sogar dann stattfinden, wenn bis zu 70% der Leber geschädigt wurden! Innerhalb weniger Wochen kann die Leber wieder ihre ursprüngliche Masse erreichen – vorausgesetzt, die Belastung hört auf.

- **Botenstoffe leiten den Wiederaufbau ein:** Der Körper schüttet Wachstumsfaktoren (wie HGF – Hepatocyte Growth Factor) aus, die den Wiederaufbau fördern. Auch bestimmte Hormone wie Insulin und Glucagon sind beteiligt.
- **Ruhe und Nährstoffe als Basis:** Die Leber regeneriert sich am besten in einem Milieu der Entlastung – also: wenig Giftstoffe, ausreichender Schlaf, genügend Flüssigkeit, antioxidative Nährstoffe wie Vitamin C, Zink, Selen, OPC, Glutathion, und pflanzliche Bitterstoffe (z. B. Artischocke, Mariendistel, Kurkuma).
- **Emotionale Entlastung unterstützt den Prozess:** Stress, Ärger und unterdrückte Emotionen beeinträchtigen den Gallenfluss – das weiß auch die traditionelle Heilkunde. Frieden im Inneren bringt Fluss in die Organe. Wenn du dich unterstützt, gelassen und frei fühlst, atmet auch deine Leber auf.

»Die Leber ist nicht nur das Entgiftungsorgan, sondern ein spiritueller Kompass für inneres Gleichgewicht, gelebte Freude und emotionalen Frieden. Sie wandelt, was schwer ist – in neue Kraft.«

Schon kleine Schritte helfen:

Wasser trinken: Trinke möglichst viel Wasser, sofern ärztlich nichts dagegenspricht. Reines Wasser ist der einfachste Weg, um die Leber bei ihrer Arbeit zu unterstützen.

Leberkompressen: Befeuchte ein weiches Baumwolltuch mit warmem Wasser, gib 3 Tropfen Geranie und 2 Tropfen Lavendel darauf. Lege es auf die rechte Oberbauchseite, decke dich warm zu und ruhe 15–20 Minuten.

Aroma-Diffusion: Ätherische Öle wie Zitrone, Rosmarin oder Lavendel reinigen die Luft und klären zugleich deine Gedanken.

Ätherische Öle innerlich und äußerlich: Verwende ausschließlich Öle in geprüfter Lebensmittelqualität. Äußerlich sanft einmassiert oder innerlich nach Anleitung eingenommen, können sie die Leber wohltuend begleiten.

Bitterkräuter sind die älteste Lebermedizin der Welt. Sie regen die Galle an, verbessern die Fettverdauung, reinigen das Blut und fördern eine innere Klarheit.

Ein kleiner Hinweis für Feinfühlige: In der ayurvedischen Heilkunde heißt es, dass Bitterstoffe je nach Konstitution unterschiedlich wirken können. Wer schnell friert, eher zart gebaut ist und zu innerer Unruhe neigt (sogenannte Vata-Typen), sollte Bitteres nur in kleinen Mengen und am besten mit etwas Wärmendem kombinieren – zum Beispiel mit Ghee oder einem Teelöffel Honig.

Menschen mit empfindlicher Leber oder Haut – häufig sogenannte Pitta-Typen – empfinden Bitteres hingegen oft als wohltuend und klärend. Und wer eher ruhig, gemütlich und schwer in Gang zu bringen ist (Kapha-Typ), darf ruhig großzügig zu bitteren Kräutern greifen – sie regen den Stoffwechsel an und bringen Leichtigkeit.

Deshalb lohnt es sich, auch bei Bitterstoffen auf das eigene Empfinden zu hören – und das richtige Maß für sich selbst zu finden.

Sanft entlasten – wie ätherische Öle Körper und Geist zur Ruhe bringen

Ätherische Öle unterstützen die Leber auf mehreren Ebenen: Sie erreichen sie über die Nase – und damit über das limbische System –, über die Haut und über die energetische Verbindung zum Herzen. Ihre Wirkung ist vielseitig: entlastend, klärend, entkrampfend und regenerierend. Besonders bewährt haben sich folgende Öle bei leberbezogenen Themen:

- **Zitrone** fördert die Entgiftung, unterstützt den Gallenfluss, wirkt antioxidativ und schenkt Leichtigkeit.
- **Rosmarin** regt die Durchblutung an, wirkt entstauend und kräftigend auf Leber und Kreislauf.
- **Geranie** bringt hormonelle Prozesse in Balance und entgiftet Leber und Haut.
- **Lavendel** beruhigt Nerven und Stimmung, lindert Spannungsgefühle in Körper und Geist.
- **Pfefferminze** – klärt den Kopf, kühlt bei Hitzegefühlen und hilft bei juckender Haut.
- **Salbei** unterstützt bei übermäßiger Transpiration und regt die natürlichen Ausleitungsprozesse über die Haut an.
- **Zypresse** aktiviert den Lymphfluss und fördert den sanften Abtransport belastender Stoffe.

Leberfreundliches Hautöl gegen Juckreiz

- 2 Tropfen Ledum
- 2 Tropfen Lavendel
- 1 Tropfen Geranie
- 1 Esslöffel Mandelöl

Anwendung: Sanft auf die juckenden Stellen auftragen, vorzugsweise nach dem Duschen auf die leicht feuchte Haut, damit die Wirkung tiefer greift.

»Ist die Leber frei, so ist auch das Gemüt frei.«

Leber und Haut im Einklang – gezielte Nährstoffe für Reinigung und Regeneration

Diese Vitalstoffe stärken die Lebergesundheit auf sanfte Weise:

- **Zink** unterstützt die Regeneration des Lebergewebes.
- **Magnesium** entspannt und lindert Stressbelastung.
- **Vitamin C** und **E** schützen vor oxidativem Stress.
- **Omega-3-Fettsäuren** wirken entzündungshemmend und zellschützend.
- **Silymarin** aus der Mariendistel fördert die Zellneubildung in der Leber.

Was die Leber liebt:

- Grünes Gemüse wie Rucola, Brokkoli, Artischocke, Spinat
- Bitterstoffe aus Chicorée, Löwenzahn, Grapefruit, Schafgarbe
- Wasser und Kräutertees (Mariendistel, Löwenzahn, Brennnessel)
- Leichte Abendmahlzeiten – idealerweise ohne späte Snacks
- Leberfreundliche Proteine wie Hirse, Quinoa, Linsen
- Pausen und einen guten Schlaf, denn die Leber entgiftet vor allem nachts

Worauf sie lieber verzichten würde:

- Zu viel tierisches Eiweiß – besonders Wurst und Hartkäse
- Fertigprodukte und alles mit künstlichen Zusatzstoffen
- Zucker und Alkohol
- Medikamente ohne echten Bedarf

Tipp für den Abend: Ein heißer Leberwickel mit Lavendel und Geranie nach dem Abendessen bringt nicht nur sanfte Wärme in die Leberregion, sondern auch Ruhe und Herzenskraft in den gesamten Organismus. Die richtige Kombination aus ätherischen Ölen, pflanzlichen Nährstoffen, Bitterstoffen und Antioxidantien stärkt die Leberleistung – liebevoll, natürlich und besonders im Alter.

»Ätherische Öle wirken nicht nur körperlich – sie erinnern den Organismus an seine ursprüngliche Ordnung: Heilung durch Harmonie.«

Gezielte Pflege bei altersbedingtem Juckreiz

Pflege bedeutet hier oft, wieder in Verbindung mit dem eigenen Körper zu kommen. Für ältere Menschen ist Juckreiz nicht nur lästig – er kann Unruhe, Schlaflosigkeit oder Angst auslösen und mit der Zeit zu einer regelrechten Qual werden. Er raubt den inneren Frieden und bringt manche an die Grenze des Erträglichen.

Sanfte, ganzheitliche Hilfen sind:

- **Ein wohltuendes Hautöl** (siehe Rezept oben), sanft auf die Lebergegend auftragen – besonders abends oder nach dem Mittagessen.
- **Eine feucht-warme Leberkompresse** mit einem Leberöl – zur Mittagsruhe auf die rechte Bauchseite legen.
- **Zarte Bürstenmassagen** mit einer weichen Naturbürste – regen die Zirkulation an und schenken ein Gefühl von Lebendigkeit.
- **Eine Diffuser-Mischung** mit Lavendel, Rosmarin oder Zitrone – bringt Leichtigkeit in Körper und Geist.
- **Viel reines Wasser** und Bitterkräutertee trinken – hilft der Leber loszulassen, was nicht mehr gebraucht wird.
- **Sanfte Worte** und achtsame Berührung – besänftigen nicht nur die Haut, sondern auch das aufgewühlte Herz.

Tipp: Achte auf weiche hautfreundliche Kleidung, natürliche Reinigungsprodukte und eine gute Raumluft.

Emotionaler Ausgleich – die Leber hört mit

Die Leber ist nicht nur ein Stoffwechselorgan – sie ist auch ein stiller Speicher unserer Gefühle. In der Naturheilkunde gilt sie als Ort für aufgestauten Ärger, alte Kränkungen und das, was wir zu lange in uns tragen.

Wenn wir lernen, loszulassen, bekommt die Leber Raum zu atmen. Nicht nur physiologisch, sondern auch seelisch.

Kleine Impulse, die Großes bewirken können:

- Ein Duftanker mit Rosmarin, Zitrone und Lavendel – bewusst aufgetragen, bewusst eingeatmet.
- Ein Spaziergang in der Natur – mit jeder Ausatmung fließt Altes ab.
- Ein leiser Satz am Abend: »Ich lasse heute los, was nicht mehr zu mir gehört.«

Pflege von innen:

- Ein Tee aus Löwenzahnwurzel, Schafgarbe und Fenchel entlastet die Leber.
- Ein bitterer Kräuterauszug am Morgen – mit einem Tropfen ätherischem Zitronenöl (in Lebensmittelqualität) – wird zu einem stärkenden Start in den Tag.

Juckreiz ist ein Alarmsignal. Oft wird nur die Haut behandelt – doch die Ursache liegt meist tiefer. Die Leber ist kein kalter Filter. Sie spürt – und speichert. Vieles, was wir nicht verarbeiten, landet genau dort: Ärger, unterdrückte Gefühle, Angst, Wut. Die Leber ist ein Meister der Wandlung – nicht nur körperlich, sondern auch emotional.

Auch ohne viele Worte kann Pflege viel bewirken – besonders bei inneren Belastungen, die sich über die Haut zeigen. Wer mit wachen Sinnen begleitet, erkennt früh, was die Haut mitteilen will – und was die Leber leise sagt.

Was Pflegende tun können:

- Hautveränderungen beobachten und dokumentieren – besonders bei Juckreiz, Trockenheit oder ungewöhnlichen Reaktionen.
- Hochwertige ätherische Öle bewusst, gut verdünnt und fachkundig anwenden.
- Gespräche mit offenem Herzen führen – manchmal genügt ein liebevoller Satz wie: »Gibt es etwas, das dich innerlich belastet?«

Weitere Tipps für den Pflegealltag:

- **Achte auf die Raumtemperatur:** Warme Haut nimmt Öle besser auf. Du kannst das Fläschchen kurz in den Händen erwärmen.
- **Wähle weiche Textilien:** Kratzende Kleidung oder raue Bettwäsche verstärken den Juckreiz.
- **Sprich beruhigend während der Anwendung:** Ältere Menschen empfinden Pflege oft als intimen Moment. Deine Stimme und deine Berührung spenden Trost.

Ätherische Öle gegen Gerüche im Raum (Altersheime, Pflegezimmer)

Diffuser-Mischung:

- 3 Tropfen Zitrone
- 3 Tropfen Teebaum
- 2 Tropfen Weihrauch

Viele Diffuser-Modelle sind mit einer Zeitschaltuhr ausgestattet. Verneble die Öle ein bis dreimal am Tag für etwa 20 Minuten oder wie gewünscht.

Bettwäsche-Deo:

50 ml Wasser und 5 Tropfen Lavendelöl in einer Glassprühflasche gut mischen und damit das Bettzeug besprühen.

Gerüche im Alter verstehen und liebevoll begleiten

Mit zunehmendem Alter verändert sich auch der Körpergeruch – nicht aus mangelnder Hygiene, sondern durch biochemische Prozesse. Eine der Hauptursachen ist die Bildung von 2-Nonenal, einer Substanz, die durch oxidierte Hautfette entsteht.

Was viele nicht wissen:

- Auch Ernährung, Hautgesundheit und Pflegegewohnheiten haben einen starken Einfluss auf diesen Geruch.
- Besonders fettreiche, schwefelhaltige und verarbeitete Lebensmittel begünstigen die Geruchsbildung.
- Auch trockene Haut und eine unzureichende Versorgung mit Antioxidantien spielen eine Rolle.

Mit Achtsamkeit, Wissen und Zuwendung lässt sich altersbedingter Körpergeruch sanft und ganzheitlich begleiten.

Die Sprache der Zellen – wissenschaftliche Erkenntnisse

Die Haut ist nicht nur unsere äußere Hülle – sie ist ein sensibles Organ mit unzähligen Rezeptoren für Duftmoleküle. Ätherische Öle können die Hautbarriere durchdringen, die Mikrozirkulation fördern, das Immunsystem stärken und die Wundheilung beschleunigen.

Moderne Studien bestätigen:

Die Leber ist an über 500 Stoffwechselvorgängen beteiligt – von der Hormonregulation bis zur Immunabwehr. Eine Überlastung zeigt sich häufig zuerst an der Haut, in der Stimmung und durch Schlafstörungen.

- **Lavendelöl** (*Lavandula angustifolia*), äußerlich angewendet, fördert die Kollagenbildung und beschleunigt die Wundheilung durch die Induktion von TGF-β, einem wichtigen Wachstumsfaktor für die Geweberegeneration. (Studie: pubmed.ncbi.nlm.nih.gov)
- **Immortelle** (*Helichrysum italicum*): Studien zeigen, dass Extrakte dieser Pflanze die Kollagenablagerung fördern und die Hautregeneration unterstützen, was sie zu einem wertvollen Mittel bei der Wundheilung macht.
- **Teebaumöl** (*Melaleuca alternifolia*) besitzt starke antimikrobielle und entzündungshemmende Eigenschaften, die bei der Behandlung von Haut-

infektionen und -entzündungen hilfreich sein können.

- **Rosmarinöl** (*Rosmarinus officinalis*) zeigt hepatoprotektive Wirkungen, indem es die Leber vor oxidativem Stress schützt und die Entgiftungsprozesse unterstützt.
- **Geranienöl** (*Pelargonium graveolens*) unterstützt die Leberfunktion, indem es die Gallensekretion fördert und entgiftende Prozesse anregt.
- **Zitronenöl** (*Citrus lemon*) hat antioxidative Eigenschaften und kann die Leber bei der Entgiftung unterstützen.

Zahlreiche wissenschaftliche Daten sind über die Medizinische Datenbank PubMed öffentlich zugänglich und belegen, dass ätherische Öle über Duftrezeptoren und Stoffwechselwege direkte Auswirkungen auf zentrale Körperfunktionen haben.

Mutmachgeschichte: **Alexanders Weg zur Linderung**

Alexander, 82 Jahre alt, litt unter einem quälenden Juckreiz am Rücken. Kein Arzt konnte die Ursache feststellen. Doch seine Enkelin, eine ausgebildete Aromapraktikerin, vermutete eine Verbindung zur langen Medikamentenliste und zur mangelnden Entlastung der Leber.

Mit liebevoller Konsequenz stellte sie ihm eine kleine, wohltuende Pflegesequenz zusammen:

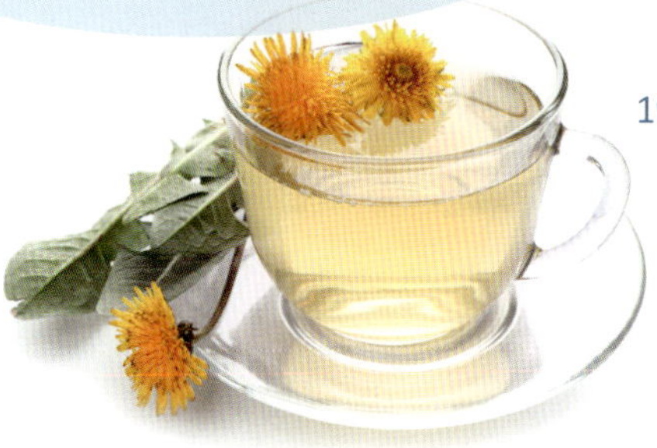

- Eine Mischung aus Lavendel und Geranie in Mandelöl, morgens sanft in die Rückenpartie einmassiert. Dazu täglich ein Glas warmes Wasser und eine Tasse Lebertee mit Löwenzahn.

Nach wenigen Tagen wirkte er ruhiger. Der Blick klarer. Und als sie ihn eines Morgens fragte, wie es ihm gehe, sagte er nur, halb überrascht und mit einem kleinen Grinsen:

»So ruhig war mein Rücken schon lange nicht mehr.« Dann sah er sie an, nickte, und fügte leise hinzu: »Danke, dass du dich so kümmerst.«

Die Leber heilen heißt, dem Leben Raum geben

Wenn die Leber sich regeneriert, klärt sich nicht nur das Hautbild – auch das Denken wird klarer, der Schlaf ruhiger, das Herz leichter. Ätherische Öle, Bitterstoffe und eine leberfreundliche Lebensweise können diesen Wandel sanft begleiten.

Und wenn der Rücken juckt – dann hör genau hin. Vielleicht spricht die Leber und bittet um ein wenig Licht, Luft und duftende Zuwendung.

Die Leber spricht still – aber sie spricht. Und wer ihr zuhört, kann oft das lindern, was lange ungelöst blieb. Mit Natur, Zuwendung und dem stillen Zauber ätherischer Öle.

17

Ernährung und Nährstoffbalance – ein Fest für Körperzellen und Lebensfreude

Ernährung im Alter: Was dem Körper wirklich fehlt – und wie Nahrung zur Medizin wird

»Der Körper hat die Fähigkeit, sich selbst zu heilen – gib ihm, was er braucht, und entferne, was ihn stört.«
– D. Gary Young, Essential Oils Desk Reference

Ein ganzheitlicher Blick auf Mangel, Nahrung und Nährstoffmedizin

Wenn der Körper nicht mehr ruft, aber immer noch hofft

»Früher hab' ich gegessen und war satt. Heute ess' ich und bin müde«, sagte Frau Huber (92) und schaute dabei zum Fenster hinaus, dorthin, wo der Apfelbaum blühte.

Im Alter wird vieles leiser – der Hunger, der Durst, die Lust aufs Leben. Aber der Bedarf – der wird nicht kleiner. Im Gegenteil: Der Körper braucht mehr Kraft denn je, um seine täglichen Aufgaben zu bewältigen. Doch genau diese Kraft bleibt oft aus. Warum? Weil Essen nicht mehr nährt.

Viele ältere Menschen im Heim starten ihren Tag mit einem Butterbrötchen und Kaffee. Manche bekommen noch ein Glas Saft dazu – manchmal verdünnt, oft ohne echten Nährwert. Für das Auge mag das Frühstück ausreichen. Für das Immunsystem, die Muskeln, das Herz – ist es zu wenig, viel zu wenig.

Denn Brot macht satt. Aber nicht mehr stark. Kaffee macht wach. Aber nicht gesund.

Der Körper ist ein Wunderwerk, das täglich erneuert werden möchte: Knochen brauchen Baumaterial. Zellen brauchen Schutz. Nerven brauchen Leitung. Das Herz braucht Energie. All das fehlt, wenn man jeden Tag das Gleiche isst, während der Bedarf individuell ist – und mit jedem Jahr wächst.

Ein unsichtbarer Mangel – mit sichtbaren Folgen

Weil niemand danach fragt, weil man nicht laut klagt, bleibt dieser Mangel oft unbemerkt – bis das Denken nachlässt, die Muskeln schwinden, Wunden nicht mehr heilen, die Stimmung kippt oder sich das Herz immer öfter meldet.

Es ist nicht so, dass der Mensch nichts mehr will – er kann nicht mehr so wie er will, weil ihm das Fundament fehlt.

Im Inneren geschieht, was von außen nicht sichtbar ist:

- Die Zellmembran wird durchlässig.
- Die Mitochondrien ermüden.
- Die Hormone versiegen.
- Die Nervenleitung verlangsamt sich.
- Das Immunsystem wird stiller – nicht ruhiger, sondern schwächer.

Und das alles trotz drei Mahlzeiten am Tag. Warum?

Weil Mikronährstoffe fehlen. Weil Nahrung heute oft leer ist. Weil im Alter der Körper weniger aufnimmt, selbst wenn man das Richtige isst. Und weil niemand erklärt, wie man fehlende Nährstoffe gezielt ergänzt – und zwar so, dass der Körper sie erkennt, annimmt und nutzt.

Zwischen Mangel und Lebenskraft – wie wir dem Körper zurückgeben, was ihm fehlt

Studien zeigen:

Schon 1 g Omega-3 täglich senkt das Risiko für Entzündungen, Herzprobleme und depressive Verstimmungen bei älteren Menschen deutlich.

Vitamin D in Kombination mit K senkt das Sturzrisiko, stärkt Knochen und schützt das Immunsystem – besonders bei Menschen, die wenig draußen sind.

Aminosäuren helfen nicht nur beim Muskelaufbau, sondern fördern auch die Wundheilung, die Produktion von Neurotransmittern (wie Serotonin) und die Regeneration nach Infekten oder Operationen.

Ein Glas antioxidativer Saft (z. B. aus Wolfsbeeren, Himbeeren, Heidelbeeren) am Morgen verbessert den zellulären Schutz, senkt den oxidativen Stress und steigert bei Senioren nachweislich die Energie – messbar in Studien.

Zink und **Selen** aktivieren Abwehrkräfte und schützen vor viralen Infekten – beides ist im Alter oft drastisch unterversorgt.

»Lasse die Nahrung deine Medizin sein und Medizin deine Nahrung.«
– Hippokrates, um 400 v. Chr.

Der Tisch als Heilquelle – wie Ernährung zur Vorsorge wird

»Was hilft das Beste, wenn es keiner isst? Und was hilft das Essen, wenn nichts drinnen ist?«

Das Frühstücksmenü in einem renommierten österreichischen Krankenhaus im Jahr 2025:
NORMALE KOST:
Kaffee 250 ml
Semmel 1 Stk
Butter 10 g
Milch 125 ml
Marmelade
Zucker 1 Stk

Prävention beginnt am Frühstückstisch. Und sie beginnt mit einem Blick auf das, was Menschen wirklich bekommen. Ein

Butterbrötchen, eine Tasse Kaffee – das ist Alltag in vielen Pflegeeinrichtungen – schnell, einfach, gewohnt. Aber auch: nährstoffarm, blutzuckerwirksam, entzündungsfördernd.

Dabei wäre es so leicht, mit kleinen Handgriffen aus einer Einheitsdiät ein Lebenselixier zu machen:

- Ein Glas warmes Zitronenwasser vor dem Frühstück trinken.
- Einen Spritzer hochwertiges Öl auf das Brot oder in den Joghurt geben.
- Gewürze wie Zimt, Kurkuma, Kreuzkümmel helfen dem Stoffwechsel, ohne den Geschmack zu überfordern.
- Zur Appetitanregung 1 Tropfen ätherisches Öl (Orange, Zitrone oder Ingwer) im Raum vernebeln.

Es geht nicht um Verzicht, sondern um Aufwertung. Vorsorge beginnt beim Essen – wenn jede Mahlzeit den Körper nährt. Diese kleinen Schritte lassen sich in jeder Umgebung umsetzen – auch im Heim. Und sie machen den Unterschied zwischen »satt werden« und »genährt sein«. Denn bis zu 8% der zu Hause lebenden Senioren sind mangelernährt, weitere ~35% sind gefährdet. (Quelle: medunigraz.at). Der Grund: Appetitlosigkeit, Verdauungsprobleme oder einseitige Kost.

Wenn Nahrung nährt und nicht nur füllt

Was oft wie eine typische Alterserscheinung aussieht – Müdigkeit, wackelige Beine, blasse Haut oder niedergeschlagene Stimmung – ist in Wahrheit häufig das Ergebnis schleichender Nährstoffdefizite. Wer gezielt ergänzt, heilt oft dort, wo die Medizin nur Symptome behandeln kann.

Beispiele aus der Praxis:

- Ältere Menschen mit chronischen Wunden, die **Aminosäuren, Vitamin C und Zink** erhalten, erleben eine deutlich schnellere Heilung.
- Senioren mit wiederkehrenden Infekten bleiben stabiler, wenn sie regelmäßig **Vitamin D und Selen** bekommen.
- Bei Antriebslosigkeit zeigt sich oft schon nach wenigen Tagen eine Besserung – insbesondere durch aktive Formen von **Vitamin B_{12}**.
- **Magnesium** am Abend fördert einen ruhigen Schlaf und hilft bei innerer Unruhe.
- **Omega-3-Fettsäuren** wirken entzündungshemmend, stärken das Herz und hellen die Stimmung auf.

Diese Form der Unterstützung ist sanft, aber tiefgreifend. Sie lindert nicht nur Symptome – sie nährt den Körper, bis er sich selbst wieder tragen kann.

Moleküle mit Wirkung – wenn Düfte Zellantworten auslösen

Ätherische Öle sind keine Nahrung im klassischen Sinn. Und doch wirken sie wie stille Wegbereiter: Sie berühren das **limbische System**, jenen Teil des Gehirns, der Appetit, Erinnerung und Emotionen lenkt. Gerade wenn der Hunger fehlt oder das Essen »einfach nicht mehr schmeckt«, geben sie dem Körper ein neues Signal.

Wissenschaftlich belegt ist ihre Wirkung über Duftrezeptoren, die nicht nur das Gehirn, sondern auch hormonelle Botenstoffe, Speichelfluss, Magen-Darm-Motorik und Verdauungsenzyme beeinflussen.

Beispiele:

- **Ingwer** regt Speichelfluss und Verdauungssäfte an; Studien zeigen, dass er Übelkeit lindert und die Magenentleerung verbessert.
- **Zitrone** hebt die Stimmung (über Serotoninrezeptoren) und stimuliert die Enzymproduktion in der Bauchspeicheldrüse.
- **Orange** bringt Leichtigkeit in den Tag, senkt Cortisol und schafft einen entspannten Rahmen für das Essen.
- **Fenchel** und **Basilikum** wirken entkrampfend, lindern Blähungen und fördern ein wohliges Bauchgefühl.
- **Schwarzer Pfeffer** erhöht nachweislich die Bioverfügbarkeit vieler Nährstoffe (z. B. Kurkumin, Selen, Vitamine) durch sein enthaltenes Piperin.

Tipp: Schon ein einziger Tropfen eines ätherischen Öls (in Lebensmittelqualität) – eingerührt in warmes Wasser, in Honig, auf einem Löffel Pflanzenöl oder in den Brei gemischt – genügt oft, um die Verdauung liebevoll zu wecken. Gerade bei älteren Menschen oder in der Rekonvaleszenz ist das ein sanfter, wirksamer Impuls.

Ätherische Öle wirken nicht durch Menge, sondern durch Botschaft. Ihr Duft flüstert dem Körper zu: »*Jetzt darfst du zur Ruhe kommen. Jetzt darfst du empfangen. Jetzt bist du sicher.*«

Duftmedizin zum Löffeln und Schlucken

Viele ältere Menschen können nicht mehr gut kauen oder schlucken. Doch das darf kein Hindernis sein, es ist vielmehr eine Einladung, Nahrung neu zu denken: nährend, fein, genussvoll. Hier sind ein paar Vorschläge:

- **Flüssige Konzentrate** statt Tabletten einnehmen. Wenn das Schlucken schwerfällt, nimm die Präparate in Pulverform und löse sie je nachdem, entweder in Wasser oder Öl auf (siehe nachfolgende Tabelle).
- **Cremesuppen** mit Eiweiß und Gewürzen – z. B. Linsen oder Kichererbsen mit Kreuzkümmel, Majoran, Gemüsebrühe und Kurkuma zubereiten.
- **Breie** mit Aminosäuren, Chiasamen und pflanzlichem Öl reichen – z. B. Hafer, Chiasamen, Mandelmus, Zimt, Kurkuma mit 1 Tropfen Zitronenöl (in Lebensmittelqualität).
- **Smoothies** – etwa ein verdauungsfreundlicher Mix aus Mandelmilch, Banane, Haferflocken, 1 Teelöffel Zunderschwamm und 1 Tropfen Zitronenöl (in Lebensmittelqualität) genießen.
- **Gute-Laune-Tee** mit Kamille, Fenchel, Zitronenmelisse und 1 Tropfen Oran-

genöl in einem Löffel Honig eingerührt, langsam trinken.

- **Probiotische Joghurts** mit Kurkuma oder Zimt genießen.

Tipp: Kurkuma wirkt besonders gut, wenn es mit etwas Öl (Joghurt, Avocado, Omega-3) kombiniert wird – und in Verbindung mit schwarzem Pfeffer oder Pfefferöl. Denn das enthaltene Piperin erhöht die Bioverfügbarkeit von Curcumin im Körper um bis zu 2000%.

Was sich in Wasser nicht löst, braucht Öl als Träger. Zum Beispiel 1 Löffel Joghurt, ein paar Tropfen Omega-3, ein Stück Avocado.

Wirkung braucht den richtigen Träger

Damit der Körper Vitalstoffe gut aufnehmen kann, ist es entscheidend, welche Stoffe fettlöslich und welche wasserlöslich sind. Nur wenn sie im passenden Milieu eingenommen werden, können sie ihre Wirkung richtig entfalten:

Vitamine und Mineralstoffe für mehr Lebenskraft

»Nicht Medikamente zuerst, sondern Mikronährstoffe auffüllen. Das ist der Kern der orthomolekularen Medizin.«

Aber warum genau? – Weil unser Organismus auf biochemische Abläufe angewiesen ist, und diese brauchen bestimmte Substanzen. Wenn diese fehlen, geraten ganze Kaskaden aus dem Gleichgewicht. Symptome entstehen – nicht durch »Krankheit«, sondern durch Leere (Mangel).

Beispielhafte Wirkmechanismen:

Vitamin D + K: Vitamin D wirkt über Vitamin-D-Rezeptoren direkt auf die Genexpression – über 1000 Gene stehen unter seinem Einfluss, darunter viele für Immunantwort, Zellwachstum und Entzündungsregulation. Vitamin K aktiviert zudem Proteine wie Osteocalcin, die Kalzium gezielt in Knochen einbauen. Daher werden Vitamin D und K am besten zusammen eingenommen.

Fettlösliche Stoffe	Wasserlösliche Stoffe
• Vitamine A, D, E und K • Coenzym Q10 • Curcumin (aus Kurkuma) • Astaxanthin • Viele sekundäre Pflanzenstoffe • Bestimmte Kräuterextrakte (z. B. einige Bitterstoffe) • Ätherische Öle	• Vitamin C • B-Vitamine • Aminosäuren • Mineralstoffe • Spurenelemente • Zucker und Enzyme

Warum Vitamin K und nicht nur Vitamin K2?
Vitamin K aktiviert Gene für die Blutgerinnung, Knochendichte und Gefäßgesundheit.

- K1 ist wesentlich für die Blutgerinnung,
- K2 für Knochen, Gefäße und Zellschutz.

In der Salutogenese wird bewusst das gesamte Vitamin-K-Spektrum betrachtet – nicht nur ein einzelner Bestandteil.

B-Vitamine sind Cofaktoren in über 300 Stoffwechselprozessen. Fehlen sie, fehlen Energie, Konzentration und Freude.

Zink ist beteiligt an 200 Enzymen. Ohne Zink gibt es keine gute Wundheilung, keine starke Immunabwehr.

Coenzym Q10 ist entscheidend für die ATP-Produktion in den Mitochondrien. Ein Mangel zeigt sich oft in Muskelschwäche, Erschöpfung und Herzschwäche – besonders bei älteren Menschen oder unter der Einnahme von Statinen.

Omega-3 moduliert Zellmembranen, Neurotransmitter, verbessert Stimmung und reduziert stille Entzündungen.

Eisen (und **Jod** bei Bedarf) ist essenziell für Blutbildung, Schilddrüse und Konzentration.

Enzyme unterstützen die Aufspaltung von Nährstoffen und entlasten damit den gesamten Verdauungstrakt. Besonders wichtig im Alter, wenn die körpereigene Enzymproduktion nachlässt.

Probiotika (lebende Bakterienstämme) helfen beim Wiederaufbau einer gesunden Darmflora, stärken das Immunsystem und verbessern die Aufnahme von Vitalstoffen.

Präbiotika, Ballaststoffe wie im Zunderschwamm, fördern die Darmperistaltik, binden Giftstoffe und dienen den guten Darmbakterien als Nahrung. Sie bringen Ruhe und Ordnung ins Bauchgefühl. Der Zunderschwamm liefert wertvolle Beta-Glucane, die entzündungshemmend wirken und das Mikrobiom nähren – eine stille Kraft für den Darm.

Ätherische Öle wie Fenchel, Ingwer, Zitrone oder Orange regen den Appetit und die Verdauung an.

Ernährungsimpulse für die innere Balance: Bitterstoffe, Sprossen, fermentierte Lebensmittel und hochwertige Eiweißquellen unterstützen die sanfte Regeneration von innen – sie nähren, klären und geben Kraft zurück.
(Siehe auch www.secretsofnature.org/lifespan-programm)

Mein Praxis-Ratgeber ***Das 9-Punkte Programm nach Helmuth Matzner*** ist ein wertvoller Plan für alle, die ältere Menschen ganzheitlich begleiten wollen – mit fundierten, praxiserprobten Nährstoffempfehlungen. Er enthält die lebenswichtigen Nährstoffe, die das Alter nicht nur erträglicher machen, sondern Jugend in unser Alter bringen können! (Siehe www.mariaschasteen.com/das-9-punkte-wellness-programm)

Wissenschaftlicher Hinweis (Verifikation):

Mehrere tausend wissenschaftliche Studien – etwa auf pubmed.gov – belegen die Wirksamkeit orthomolekularer Therapien, besonders im Bereich Immunsystem, Zellgesundheit und Alterprävention.

Essen darf wieder Freude machen – kleine Impulse, große Wirkung

Wenn der Appetit nachlässt, kann ein Duft als sanfter Helfer wirken. Zitrusdüfte wie Orange, zusammen mit Ingwer, wirken über das limbische System direkt auf Essverhalten, Emotionen und Verdauung.

Anwendung:

Gib 2 Tropfen ätherisches Orangenöl und 1 Tropfen Ingweröl auf ein Taschentuch oder in den Riechstift.

Atme den Duft kurz vor dem Essen ein – sanft, ruhig und ohne Zwang.

Oft genügt ein tiefer Atemzug – und der Appetit kehrt zurück.

Diese Form der Duftanwendung ist einfach, diskret und effektiv – besonders bei älteren Menschen, die »nicht mehr mögen«, aber dennoch Nahrung benötigen.

Wenn Liebe mit am Tisch sitzt – Essen als Akt der Fürsorge

»Du bist nicht nur Beobachter – du bist auch Mittlerin.«

Pflegende sind oft die einzigen Mittler, die ältere Menschen haben. So kannst du mit kleinen Gesten Großes bewirken:

- Ein Tropfen Orange vor dem Frühstück in der Luft vernebeln.
- Ein kleines Gläschen Vitalsaft als »Morgensegen« reichen.
- Ein Duft-Taschentuch zur Appetitanregung anbieten.
- Ein Teelöffel Omega-3 und 1 Tropfen Orangenöl in den Dinkelbrei rühren.
- Ein Gespräch über Lieblingsspeisen von früher führen – das aktiviert Erinnerungen und Appetit.

Achte auf Zeichen:

- Ist die Haut trocken? – Fettlösliche Vitamine fehlen.
- Ist die Stimmung gedrückt? – B-Vitamine oder Zink prüfen.
- Wunden heilen nicht? – Aminosäuren, Vitamin C, Zink supplementieren.
- Nächtliche Unruhe? – Magnesium, Lavendel, Melisse einsetzen.

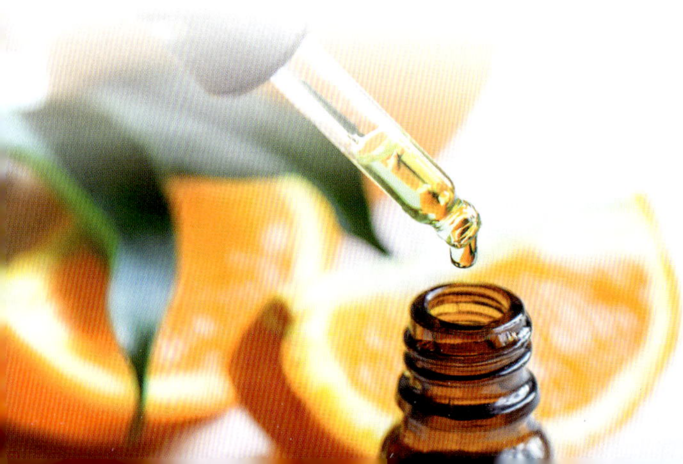

Wert oder Kosten – worüber sprechen wir eigentlich?

Was auf den ersten Blick »kostspielig« erscheinen mag, ist in Wahrheit auf lange Sicht oft kostensparend. Denn was passiert ohne diese Unterstützung?

- Mehr Stürze – mehr Krankenhausaufenthalte.
- Schwache Wundheilung – mehr Pflegeaufwand, mehr Antibiotika.
- Infektanfälligkeit – häufige Arztbesuche, Isolation, Leid.
- Antriebslosigkeit und Verwirrtheit – teure Medikation, Belastung des Personals.
- Mangelernährung – Untergewicht, Druckgeschwüre, Komplikationen.

Diese Folgen sind nicht nur menschlich tragisch, sondern auch wirtschaftlich enorm belastend.

Prävention ist die klügste Investition

Wenn ein kleiner Becher antioxidantienreicher Saft täglich ein Sturzereignis vermeidet, wenn Aminosäuren eine Wunde schneller schließen lassen oder Vitamin D eine depressive Phase verhindert – dann sind das nicht Kosten, sondern Investitionen in Lebensfreude und Gesundheit. Es braucht nicht alles auf einmal, sondern einen klugen Plan. Schon kleine Schritte bewirken viel.

Und schließlich: Was ist der Wert eines klaren Blicks, eines geheilten Fußes, eines Lächelns mehr am Tag? Du gibst diesen Menschen nicht nur Nahrung – du gibst ihnen Lebenszeit in Würde – und das ist unbezahlbar.

»Es ist nicht teuer, was heilt – teuer ist, was wir unterlassen.«

Vertrauen durch Wissen – wie Forschung Sicherheit schenkt

Zahlreiche Studien bestätigen die Wirkung gezielter Nährstoffzufuhr im Alter:

- *British Medical Journal* (2020): Vitamin D reduziert Sturzrisiko um 30%.
- *Journal of Clinical Nutrition* (2018): Omega-3 verbessert kognitive Funktion bei Senioren. Beobachtung: Langfristiger Konsum von Omega-3 über die Ernährung ist mit 20% weniger kognitiven Einschränkungen verbunden.
- *JAMA* (2021): Ältere Menschen mit ausreichender Aminosäuren-Zufuhr vefügen über eine signifikant bessere Muskelkraft.
- *Nutrients* (2019): Mikronährstoffe wie Zink und Vitamin C verkürzen Krankheitsverläufe und senken die Infektanfälligkeit.
- *Frontiers in Aging Neuroscience*: Duftreize stimulieren das limbische System und fördern Gedächtnis, Appetit und Lebensfreude.

Diese Erkenntnisse sind nicht neu, doch sie haben oft noch nicht den Weg in die Frühstücksschale, die Tasse Tee oder das Pflegegespräch im Heim gefunden.

18

Palliativpflege – Duft als Brücke zwischen den Welten

Ätherische Öle in der Palliativpflege – wenn Duft tröstet, verbindet und still begleitet

»Wenn du mit heiligen Ölen salbst, sprichst du die Sprache des Himmels.«
– Gary Young, Bibelöle-Seminar

Zwischen Atemzug und Stille – wenn das Leben sich verabschiedet

»Ich habe keine Angst vor dem Tod. Aber wenn jemand meine Hand hält, wird der Weg leichter«, sagte eine Frau, die ihr ganzes Leben für andere da war.

Die letzte Lebensphase ist ein stiller Übergang – eine Zeit des Innehaltens, des Erinnerns, des Loslassens. Und auch eine Zeit der Schmerzen, der Erschöpfung, der Atemnot, innerer Unruhe und oft unausgesprochener Angst. Während die medizinische Palliativversorgung sich um die Linderung körperlicher Beschwerden bemüht, geht es in der Duft-Begleitung um etwas Tieferes: um Geborgenheit, um Vertrauen, um liebevolle Nähe. In diesem Raum, wo Worte oft fehlen, wirken ätherische Öle wie stille Gefährten. Sie sprechen mit dem limbischen System, erreichen das Gefühl, den Herzschlag, die Erinnerung – sie schenken Trost, wo Worte versagen, und begleiten sanft bis zum letzten Atemzug.

»Düfte sprechen direkt zur Seele. Sie flüstern die leise Verheißung des Himmels – zärtliche Worte aus der Ewigkeit, die einem ängstlichen Herzen Trost und Sicherheit schenken: »Ich bin immer bei dir.«

Ein Tropfen Nähe – wenn Gegenwart später Erinnerung wird

Ein Tropfen Duft kann in dieser Phase mehr bewirken als ein Gespräch. Wenn Angst aufsteigt, wenn der Schlaf nicht kommen will, wenn das Herz unruhig schlägt, kann ein Hauch von Rose, ein Tropfen Kamille oder der warme Duft von Sandelholz Sicherheit vermitteln und das Herz beruhigen. In diesen Momenten bedeutet »Pflege« nicht mehr körperliche Versorgung allein, sondern die Kunst, präsent zu sein. Duft wird zu einer Brücke, über die das Herz Vertrauen fasst.

Ätherische Öle machen Palliativpflege zu einer stillen Kunst der Fürsorge.

Viele Menschen erleben in dieser Phase intensive Rückblicke, emotionale Offenheit oder geistige Klarheit. Zugleich kann es zu Körperreaktionen wie Spannungen, Unruhe oder Kurzatmigkeit kommen. Ätherische Öle bieten hier eine mögliche Lösung auf mehreren Ebenen: Sie beruhigen das vegetative Nervensystem, unterstützen die Atmung, mildern Schmerzen, und sie vermitteln durch ihre Verankerung im Duftgedächtnis ein Gefühl von Heimat.

Weggefährten des Lichts: Öle, die stärken, beruhigen und begleiten

Besonders bewährt haben sich folgende ätherische Öle:

- **Rose** öffnet das Herz, hüllt in Liebe, weckt Mitgefühl und tröstet tief.
- **Neroli** oder **Bergamotte** beruhigen bei Ängsten und lösen innere Unruhe.
- **Zypressenöl** – sein Duft ist wie eine schützende Hand, die den Blick hebt und den Weg nach oben weist – dorthin, wo Frieden wohnt.
- **Lavendel** lindert Schmerzen, beruhigt den Geist und schenkt den ersehnten, erlösenden Schlaf.
- **Römische Kamille** wirkt tröstend, entkrampfend und hilft bei nächtlicher Unruhe.
- **Sandelholz** mit seinem sanften, erdenden Duft gibt Halt und stärkt die innere Mitte.
- **Weihrauch** – sein aufsteigender Duft ist wie ein stiller Ruf, ein Gebet aus Duft, das die Seele sanft in den Himmel trägt und den Weg ins Licht weist.

Diese Düfte wirken nicht nur im Raum – sie wirken im Herzen. Sie sagen das Unsagbare. Und sie führen sanft über eine Schwelle, die nicht mit Worten zu beschreiben ist.

Achtsam Nähren – auch im Abschied

Auch wenn der Körper sich langsam zurückzieht – manche Systeme bleiben bis zuletzt aktiv. Das Herz ist meist das letzte Organ, das seine Tätigkeit einstellt. Es schlägt oft noch weiter, selbst wenn Bewusstsein, Atmung und viele Körperfunktionen bereits zur Ruhe gekommen sind. Und manchmal bleibt es noch einige Sekunden oder Minuten in einer Art Nachklang des Lebens aktiv – wie ein Echo des Lebens, das dankbar zurückblickt.

Auch das Hören bleibt erstaunlich lange erhalten. Viele Menschen hören bis zuletzt, auch wenn sie nicht mehr sprechen oder reagieren können.

- **Magnesium** lindert Krämpfe.
- **Vitamin D** stützt das Immunsystem.
- **Omega-3** beruhigt stille Entzündungen.
- **Coenzym Q10** versorgt die Zellen mit Energie.
- **Probiotika** und **Enzyme** erleichtern die Verdauung.

Auch wenn diese Stoffe vielleicht nicht mehr medizinisch notwendig erscheinen, bleiben sie ein letzter stiller Akt der Fürsorge. Eine Geste der Achtung vor dem Körper, der so lange getragen, geatmet, gelitten und geliebt hat.

Wie Düfte am Lebensende Erinnerungen öffnen

»*Das riecht wie bei meiner Mutter*«, sagte eine alte Dame leise, als der Duft von Rosenöl den Raum erfüllte.

Düfte wecken Erinnerungen – nicht im Kopf, sondern in deinem Herzen. Sie schenken Vertrauen, geben Halt und lassen uns für einen Moment vergessen, wo wir sind. Sanfte Berührungen mit duftendem Öl, ein beruhigendes Fußbad, ein Duftstein am Bett – das alles sind stille, wirksame Helfer, womit du dich verwöhnen kannst. Und der Duft spricht direkt zu deinem Herzen.

Für Pflegende: Schutz, Kraft und Selbstfürsorge

Pflegende, die diesen Weg begleiten, brauchen ebenfalls Schutz und Stärkung. Ätherische Öle können hier als seelische Stütze wirken: Eine abendliche Anwendung mit Lavendel oder Weihrauch im Diffuser, ein schützender Tropfen Sandelholz auf das Herz oder ein Roll-On mit Bergamotte für schwere Stunden – das alles sind stille Gesten der Selbstfürsorge.

»Die Öle sind eine heilige Brücke – zwischen Himmel und Herz.«

– nach D. Gary Young, Vortrag über Salbung

Die liebevolle Begleitung verbindet körperliche Linderung mit emotionalem Trost und spiritueller Präsenz:

- **Raum der Ruhe schaffen:** 3 Tropfen Lavendel, 2 Tropfen Weihrauch und 1 Tropfen Neroli im Diffuser – beruhigt, klärt und verbindet.
- **Berührende Pflege:** Mische 2 Tropfen Rose mit 1 Esslöffel Mandelöl und massiere Hände oder Füße sanft ein, um Nähe und Geborgenheit spürbar zu machen.
- **Ängste lindern:** Ein Roll-On mit 2 Tropfen Neroli und 1 Tropfen Lavendelöl in 5 ml Jojobaöl, stets griffbereit, wirkt wohltuend und tröstend. Das Öl kann, ohne zu tropfen, auf die Schläfen oder Handgelenke aufgetragen werden.
- **Atem begleiten:** 2 Tropfen Römische Kamille tief und langsam einatmen hilft bei innerer Unruhe und Atemnot.
- **Abschied nehmen:** Ätherische Öle wie Weihrauch oder Rose gelten seit Urzeiten als Seelenbegleiter in die andere Welt. Die letzte Ölung als christliches Ritual ist eine Anlehnung an diesen heiligen Brauch und wurde früher tatsächlich mit ätherischen Ölen (nicht Olivenöl wie heute) vollzogen.

Inspiriert durch Gary Youngs Vision:
»Gebet mit Ölen ist mehr als Worte – es ist ein Gespräch in Frequenz.«

Für Pflegende – wenn die Seele führt

In den stillen Stunden des Abschieds – wenn Worte versiegen, der Körper sich zurückzieht und nur noch der Atem zwischen den Welten schwebt – beginnt eine andere Art von Berührung: eine Berührung von Seele zu Seele.

Die Pflege am Lebensende ist ein heiliger Dienst im stillen Wissen, dass wir mehr sind als nur unser Körper.

»Der Mensch besteht nur aus der Seele. [...] Er ist die Seele, aber er hat dies noch nicht erkannt.«
– Paul Twitchell, Das Shariyat-Ki-Sugmad Buch 1

Dieses Wissen – dass wir Seele sind, ein Funke göttlicher Liebe, der ewig lebt – schenkt Halt und Zuversicht. Es erinnert uns daran, dass nichts verloren geht. Und dass selbst der letzte Atemzug nicht das Ende ist, sondern ein Übergang.

Wenn Forschung bestätigt, was das Herz längst weiß

Pflegekräfte, Angehörige und Sterbebegleiter bezeugen die tiefgreifende Wirkung ätherischer Öle in der letzten Lebensphase. Doch auch die Wissenschaft beginnt, diese stille Kraft zu würdigen. Studien zeigen:

- **Lavendel** reduziert Ängste, verbessert die Schlafqualität und senkt bei Palliativpatienten die Häufigkeit, nachts aufzuwachen, schon nach wenigen Nächten. (Studien: pubmed.ncbi.nlm.nih.gov, dam.upmc.com)
- **Bergamotte** senkt nachweislich Angstzustände und den Cortisolspiegel – jenes Stresshormon, das Schmerzen verstärken und innere Unruhe fördern kann. (Quelle: karger.com)
- **Weihrauch** lindert Stress- und Angstsymptome, verbessert den Schlaf und erhöht die antioxidative Abwehr. (Studien: sciencedirect.com, webmd.com)
- **Rosenöl** senkt messbar Blutdruck und Herzfrequenz, reduziert die Aktivität des sympathischen Nervensystems und wirkt beruhigend – auch bei emotionalem Stress. (Studien: researchgate.net, pubmed.ncbi.nlm.nih.gov)
- **In Pflegeeinrichtungen** mit regelmäßiger Aromatherapie-Anwendung wurde der Verbrauch von Schlaf- und Schmerzmitteln signifikant reduziert. (Studien: pmc.ncbi.nlm.nih.gov, sciencedirect.com)

»Aromatherapie ist keine Alternative zur Medizin, sondern ihre Herzensbegleitung.«

Mutmachgeschichte: **Letzter Trost**

Helene (94) sprach in ihren letzten Tagen kaum noch. Sie lag ruhig, atmete flach, die Augen halb geschlossen.

Ihre Tochter begann jeden Abend die gleiche vertraute Geste:

- Ein Tropfen Rose auf die Stirn.
- Ein Hauch Weihrauch im Raum.
- Ein Gebet, leise gesprochen.

Am dritten Abend flüsterte Helene: *»Ich habe den Garten wiedergesehen. Und meine Mutter.«* Sie lächelte – und schlief in Frieden ein. Ein Duft hatte sie wie auf einer unsichtbaren Brücke nach Hause geführt.

Manchmal sind ein Tropfen Öl, ein stiller Moment und eine Hand auf der Schulter der größte Trost, den wir geben können.

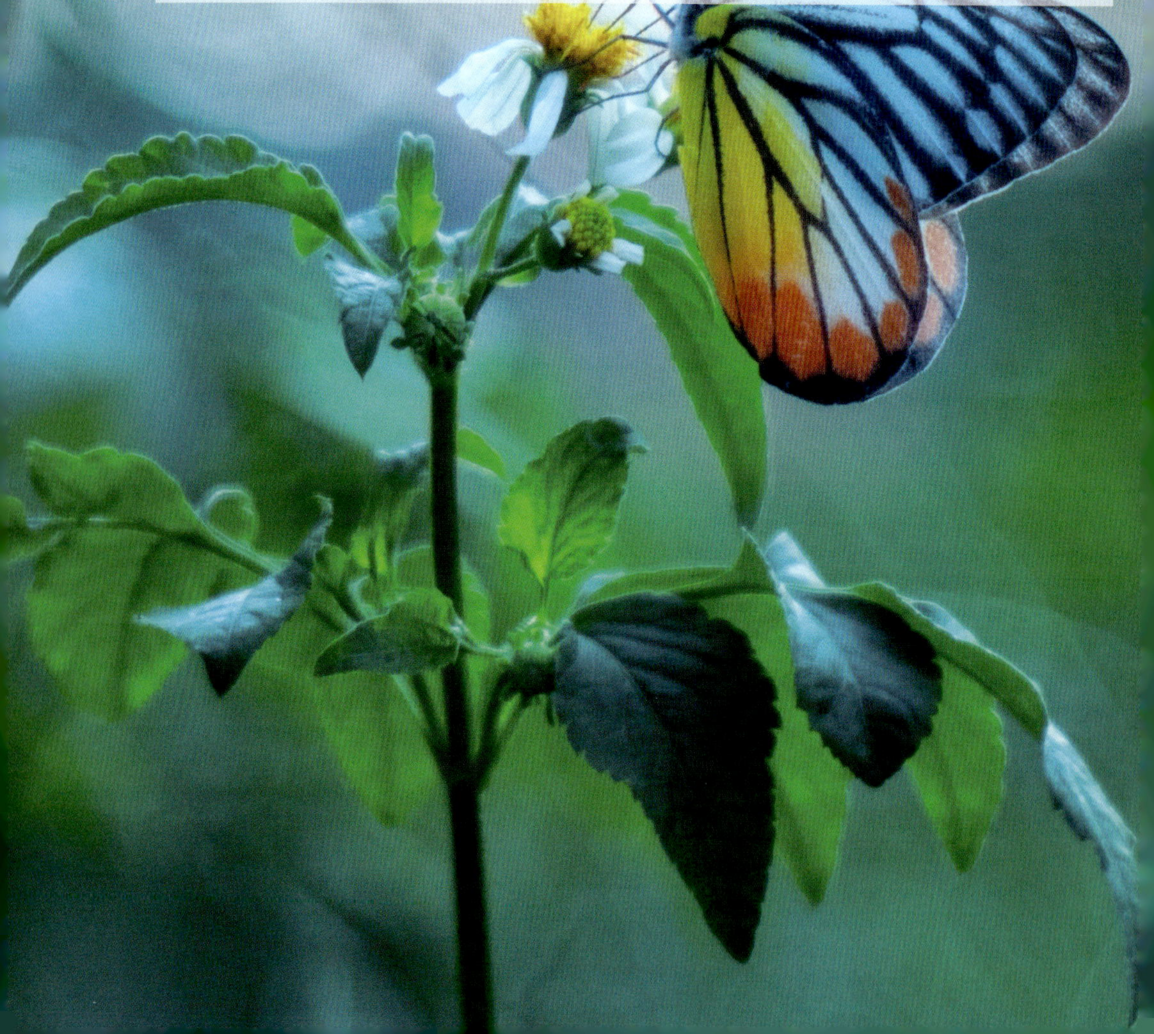

19

Abschied nehmen – ein letzter Blick zurück

Wenn der Vorhang sich senkt und Liebe das Letzte ist, was bleibt: Ein Wort von Herz zu Herz

»Manche Tränen sind alt. Öle helfen ihnen, zu fließen.«
– nach D. Gary Young, Feelings-Anwendung

Wenn dir das Leben alles genommen hat

Vielleicht schlägt dein Herz schwer in der Nacht, wenn du wach liegst und dein Leben an dir vorüberzieht. Bilder der Vergangenheit steigen auf – Erinnerungen an Ungerechtigkeiten, die du ertragen musstest. Was anderen wie selbstverständlich in die Wiege gelegt wurde, blieb dir verwehrt.

Eine geborgene Kindheit im Kreis einer liebenden Familie – sie war nicht dein Teil. Karrierechancen, die andere mühelos erhielten, blieben für dich unerreichbar, weil dir die Mittel fehlten, um deine Träume zu verwirklichen. Vielleicht hast du den falschen Partner geheiratet, der dich verlassen hat und dir nicht nur dein Zuhause nahm, sondern auch deine Familie – deine Lebensgrundlage, dein Herz.

Jede Hoffnung, jedes Ziel, jeder Herzenswunsch war zum Greifen nah – und doch außer Reichweite.

Und so bist du müde geworden. Du hast den Glauben an das Leben verloren. Für dich mag der Tod das Ende eines bitteren Lebens sein. Ein letztes Ausatmen – ohne Widerhall.

Dankbarkeit für ein erfülltes Leben

Oder vielleicht ist dein Herz erfüllt von Dankbarkeit für ein reiches, erfülltes Leben. Du hast deine Träume verwirklicht, du hast geliebt, gelitten – und gelernt. Dunkelheit hat dich nicht gebrochen. Wenn das Leben hart war, hast du dich nicht vom Schmerz überwältigen lassen, sondern deine Augen und dein Herz mit aller Willenskraft dem Licht zugewandt. Krisen waren für dich nicht das Ende, sondern ein Anfang – ein Samen, aus dem neue Hoffnung wuchs.

Du hast dem Fluss des Lebens vertraut, bist mit seinem unsichtbaren Strom geschwommen. Er hat dich getragen – durch Höhen und Tiefen. Dieser Strom hat dich unaufhaltsam näher zu deinem Ziel geführt, das du tief in deinem Herzen getragen hast.

Und eines Tages, wenn du durch das Tor des Todes schreitest, wird dich das Licht empfangen – das Licht, nach dem du dein Leben lang gesucht hast. Und du wirst stolz und voller Dankbarkeit den Lohn deiner Mühen entgegennehmen.

Woher kommen wir? Wohin gehen wir? Warum sind wir hier?

Die Antwort ist einfach: *Wir leben, weil Gott uns liebt.*

Doch das Geheimnis reicht noch tiefer. Wir leben, weil wir ein Funke Gottes sind –geboren aus dem Herzen der ewigen Liebe. Diese Liebe durchströmt jedes Atom unseres Körpers mit Leben – und unser Körper besteht aus rund 37 Billionen Zellen. Jede einzelne dieser Zellen wird wiederum aus unzähligen Atomen geformt.

Das bedeutet: Du bist ein lebendiges Meer göttlicher Liebe.

Wir leben, weil Gott uns liebt – mit einer Liebe, die unparteiisch ist: Sie leuchtet wie die Sonne über alle, über Gute und Böse, über Freude und Schmerz – und manchmal erkennen wir, dass eine Krankheit oder ein Schmerz ein unschätzbares Geschenk der Liebe ist. Doch wir sind mit einem freien Willen ausgestattet. Es liegt an jedem Einzelnen, sich **für oder gegen diese Liebe** zu entscheiden. Und niemand darf sich in diese Wahl einmischen. Sie ist unsere ureigenste Verantwortung.

Die Wahrheit hinter dem Leben heißt Liebe

Und so bleibt die Frage: *Woher kommen wir? Wohin gehen wir? Warum sind wir hier?*

Die Antwort lautet: *Wir sind ein göttlicher Funke, geboren aus dem Ozean der Liebe.* Von dort kommen wir her – und dorthin werden wir einst zurückkehren. Doch nicht bevor wir das größte aller Geheimnisse – das Geheimnis des Lebens – gelernt haben: Wir sind hier, um *göttliche Liebe zu werden* – um zu realisieren, dass wir diese Liebe bereits sind.

Woran erkennen wir, dass wir auf dem Weg »nach Hause« sind?

Daran, dass wir beginnen, *dem Leben liebevoll zu dienen.*

Denn eines Tages – wenn wir alles gegeben und alles gelernt haben – werden wir nicht nur von Liebe sprechen. *»Wir werden diese Liebe sein.«*

20

Aromatherapie als Teil der Pflegekultur

Wie ätherische Öle professionell in Einrichtungen integriert werden können

Ätherische Öle können den Alltag älterer Menschen erleichtern: Schmerzen lindern, Ängste beruhigen, den Schlaf verbessern, die Stimmung aufhellen. Doch damit sie ihre Wirkung entfalten können, braucht es mehr als nur einen Diffuser im Flur. Es braucht Achtsamkeit, etwas Know-how – und einen guten Plan. Dieser Leitfaden zeigt dir Schritt für Schritt, worauf es ankommt – und was du brauchst, um Aromatherapie in einer Pflegeeinrichtung sinnvoll und wirksam einzusetzen.

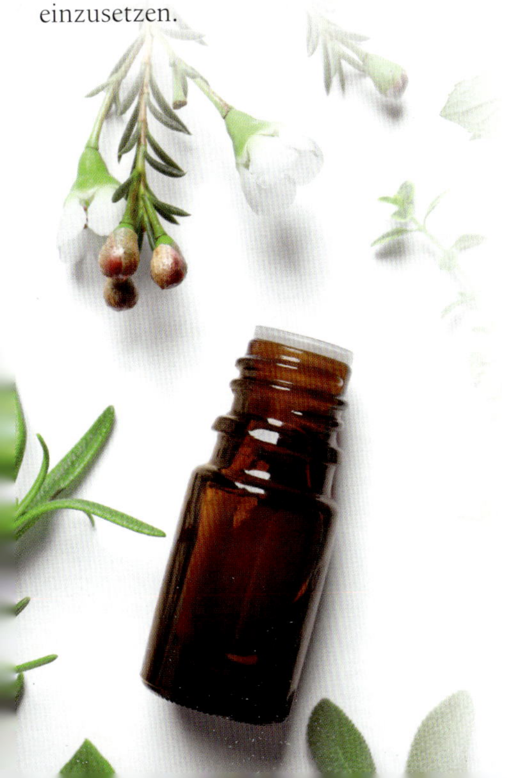

Bildung und Schulung – es beginnt mit Wissen

Bevor du mit Aromatherapie im Pflegealltag beginnst, nimm dir Zeit, um dir eine sichere Grundlage zu schaffen:

- **Die Ausbildung zum Aromatologen**: Es lohnt sich, eine fundierte Ausbildung zu machen, die sich auf Aromatherapie im Alter konzentriert – zum Beispiel bei einer zertifizierten Fachstelle für Aromapflege im Alter. Auch im Onlinebereich gibt es hochwertige Angebote – achte hier besonders auf Fachkompetenz und Praxiserfahrung der Anbieter. Sieh dir zum Beispiel die Ausbildung zum ärztlich geprüften Aromatologen auf www.wandashi.at an.
- **Auch das eigene Lernen zählt:** Nimm an Workshops und Kongressen teil, um dich mit anderen zu vernetzen und praxisnah zu lernen. Studiere aktuelle Erkenntnisse über wissenschaftliche Datenbanken. Tausche Erfahrungen aus. So entsteht Sicherheit und Vertrauen in die Wirkung der Öle und in den Umgang damit im Pflegealltag.

Die 3 wichtigsten wissenschaftlichen Datenbanken

1. PubMed

https://pubmed.ncbi.nlm.nih.gov

Die wohl bekannteste medizinische Forschungsdatenbank weltweit. Hier findest du peer reviewed Studien aus Medizin, Pflege, Komplementärmedizin, Aromatherapie und viele mehr.

2. ScienceDirect

https://www.sciencedirect.com

Ein großer wissenschaftlicher Verlag (Elsevier), der viele Studien aus Pflegewissenschaft Pharmazie und klinischer Forschung bereitstellt. Viele Artikel sind frei zugänglich, besonders im Bereich der Komplementärmedizin.

3. Cochrane Library

https://www.cochranelibrary.com

Die Cochrane-Datenbank enthält systematische Übersichtsarbeiten (Reviews), die den höchsten wissenschaftlichen Standard erfüllen. Sehr nützlich für Pflege, Schmerztherapie und Palliativmedizin.

Analyse und Planung: Bedürfnisse verstehen, zuhören, bevor du beginnst

Bevor du ein Öl auswählst, frage dich: Was belastet diesen Menschen? Wo hat er Schmerzen? Was fehlt ihm – innerlich wie äußerlich?

Führe Gespräche mit den Bewohnern, ihren Angehörigen und dem Pflegeteam, um Beschwerden, Bedürfnisse oder belastende Symptome gut zu erfassen. Nutze etablierte Skalen wie die Numerische Schmerzskala (NRS) zur Zielerfassung.

Eine gute Einschätzung ist der erste Schritt zu einer passenden, achtsamen Anwendung.

Die richtige Ausstattung – auf Qualität kommt es an

Nur hochwertige Materialien garantieren Sicherheit und Wirkung.

- Verwende 100% reine ätherische Öle mit GC/MS-Zertifikat zur Qualitätssicherung. (Mit einer Ausbildung kannst du diese Zertifikate auch »lesen«.)
- Nutze einen Ultraschall-Diffuser, der ohne Hitze arbeitet und die wertvollen Inhaltsstoffe der ätherischen Öle schont.
- Halte verschiedene Trägeröle bereit, zum Beispiel Jojoba- oder Mandelöl – am besten biozertifiziert und kalt gepresst.

Sicherheit – weil ältere Menschen besonders sensibel sind

Im Alter reagiert die Haut empfindlicher, der Stoffwechsel wird langsamer. Deshalb ist es wichtig, mit Bedacht vorzugehen.

- Führe vor der Anwendung eines neuen Öls immer einen Verträglichkeits-

test am Unterarm durch und beobachte 24 Stunden.
- Nutze nur stark verdünnte Ölmischungen – maximal 1–2% bei äußerlicher Anwendung auf unverletzter Haut.
- Erstelle – gemeinsam mit dem ärztlichen Dienst – eine Liste möglicher Kontraindikationen und Arzneimittel-Wechselwirkungen.

Damit sorgst du für Vertrauen und Sicherheit im Team.

Sanfter Einstieg – langsam aufbauen, Wirkung beobachten

Beginne behutsam mit duftenden Essenzen.

- Starte etwa mit Lavendel im Aroma-Diffuser am Abend, 15–20 Minuten.
- Warte ein paar Tage, bevor du ein weiteres Öl ausprobierst. Die Reaktion auf ein ätherisches Öl ist so individuell wie der Mensch selbst – weil jedes Öl genau dort wirkt, wo es gerade gebraucht wird.
- Dokumentiere die Reaktionen, auch subjektive Rückmeldungen wie Stimmung, Schlafqualität, Schmerzintensität.

Feste Gewohnheiten – wenn Aromatherapie ihren Platz im Alltag findet

Die größte Wirkung entsteht durch Regelmäßigkeit. Erstelle einen individuellen Aromaplan, angepasst an Tageszeit und Befinden. Hier sind ein paar Beispiele, die sich bewährt haben:

- Morgens: Zitronen- oder Pfefferminzduft im Gemeinschaftsraum – aktiviert und klärt.
- Nachmittags: Sanfte Handmassage mit Lavendel und Johanniskraut – lindert Gelenkschmerzen.
- Abends: Fußbad mit Lavendel und Kamille – hilft beim Einschlafen.

Wichtig ist, dass die Anwendung zum Tagesrhythmus und zum Menschen passt.

Dokumentation und Anpassung – kontinuierlich lernen

Systematische Erfassung bringt Klarheit.

- **Führe ein einfaches Aromatagebuch.** Trage die Art der Anwendung, die Tropfenanzahl und die Wirkung ein.
- **Nutze einfache Skalen** wie die VAS (Visuelle Analogskala) zur Schmerzeinschätzung oder den Pittsburgh-Schlafqualitätsindex (PSQI).
- **Analysiere Ergebnisse** gemeinsam mit dem Team alle 4–6 Wochen: Was hat sich verändert? Was kann bleiben? Was braucht Anpassung?

Stimme die Aromapraxis auf jeden einzelnen Bewohner ab – so, wie es zu ihm passt.

Kommunikation und Beteiligung – gemeinsam wachsen

Je besser du erklärst, was du tust, desto besser wird es angenommen – und umso mehr kann es wirken.

- Erkläre Aromatherapie in verständlicher Sprache – auch mit Bildern.
- Beziehe Bewohner in die Duftauswahl ein.
- Biete Angehörigen kleine Einführungen an, damit sie die Pflege liebevoll begleiten können.

Aromatherapie verbindet – auch über Worte hinaus.

Regelmäßige Überprüfung – aufmerksam bleiben

Aromatherapie ist ein lebendiger Prozess.

- Überprüfe die Wirksamkeit regelmäßig – zum Beispiel anhand von Medikamentenreduktion oder Fragebögen zur Lebensqualität.
- Halte dich über neue Studien und Entwicklungen auf dem Laufenden.
- Und bleib offen für technologische Hilfsmittel, die die Anwendung einfacher und sicherer machen.

Aromatherapie – ein Geschenk für Körper und Seele

Die gezielte Anwendung ätherischer Öle eröffnet neue Möglichkeiten in der Pflege, vor allem in der Begleitung älterer Menschen mit chronischen Beschwerden. Sie verbindet naturheilkundliches Wissen mit wissenschaftlicher Evidenz – und bringt spürbare Erleichterung in den Pflegealltag.

Mit Achtsamkeit, Erfahrung und einem klaren Konzept kann Aromatherapie ein wertvoller Bestandteil ganzheitlicher Pflege sein – ein leiser, duftender Helfer, der das Leben vieler Menschen spürbar verbessert.

Aromapflege-Konzepte für verschiedene Bereiche

Ätherische Öle lassen sich auf vielfältige Weise in den Alltag einer Pflegeeinrichtung integrieren. Ein paar bewährte Beispiele:

- **Schlafräume:** Lavendel oder Kamille im Diffuser fördern das Einschlafen und schaffen eine ruhige Atmosphäre.
- **Gemeinschaftsräume:** Frische Zitrusdüfte wie Zitrone oder Bergamotte heben die Stimmung und laden zur Begegnung ein.
- **Wellnessbereiche:** Fußbäder oder Einreibungen mit Rosmarin- oder Wacholderöl unterstützen die Durchblutung und fördern das Wohlbefinden.

Das Duft-Zonen-System – gezielte Wirkung durch Raumgestaltung

Eine Pflegeeinrichtung kann in Duftzonen unterteilt werden – je nach Nutzung und gewünschter Stimmung:

- **Beruhigungszone:** Rückzugsorte mit sanften Düften wie Lavendel, Sandelholz oder Ylang-Ylang.
- **Aktivitätszone:** Räume für Bewegung und Kreativität – hier wirken Grapefruit, Zitrone oder Orange aktivierend.
- **Gemeinschaftszone:** Treffpunkte profitieren von warmen, ausgleichenden Düften wie Bergamotte oder Geranie.

So wird Duft Teil des Raumklimas – nicht dominant, sondern unterstützend.

Rechtliche und organisatorische Aspekte der Implementierung von ätherischen Ölen im Pflegebereich

Damit Aromatherapie im Pflegealltag sicher und professionell angewendet wird, braucht es ein paar klare Grundsätze:

- **Einwilligung:** Informiere Bewohner und Angehörige über die Verwendung ätherischer Öle im Pflegealltag und hole ihre Zustimmung ein.
- **Dokumentation:** Halte die verwendeten Öle, Mischungen und Anwendungen sowie Reaktionen schriftlich fest. Das schafft Transparenz und Sicherheit.
- **Qualitätssicherung:** Verwende ausschließlich 100% reine, therapeutische Öle von Herstellern, denen du vertraust.

Kleine Schritte mit großer Wirkung

Aromatherapie ist ein stilles Werkzeug im Pflegealltag – vom Herausfiltern pathogener Keime aus der Atemluft über die Regeneration der Körpersysteme bis hin zur emotionalen Stabilisierung und inneren Klärung. Manchmal genügt ein einziger Tropfen Duft, um einen Moment zu verändern: einen Moment der Ruhe zu schaffen, einen Moment, in dem man aufatmet, und einen Moment, in dem Pflege nicht nur versorgt, sondern berührt.

Wer mit ätherischen Ölen arbeitet, braucht keine großen Gesten. Nur etwas Wissen, wache Augen und ein Gespür für das, was guttut. Richtig angewendet wird Aromatherapie zu einer echten Kraftquelle im Pflegealltag – und zu einem stillen Segen für Pflegeheime. (Für Inspiration, siehe Pflegeheime im D-A-CH-Bereich, die mit ätherischen Ölen arbeiten, S. 248)

Mutmachgeschichte: **Lena – der rettende Engel**

Die Gefahr im kleinen Fläschchen

Klaus war ein freundlicher, aber zunehmend dementer Bewohner des Pflegeheims. Die meiste Zeit saß er still in seinem Stuhl und blickte aus dem Fenster, seine Gedanken in längst vergangene Zeiten verloren. Seine Familie besuchte ihn regelmäßig, besonders sein Neffe Martin, der oft kleine Geschenke mitbrachte, um ihm eine Freude zu machen.

Eines Tages kam Martin mit einem breiten Lächeln ins Zimmer, in der Hand ein kleines Fläschchen. »Onkel Klaus«, sagte er gut gelaunt, »ich habe dir etwas mitgebracht! Lavendel – das soll beruhigend sein.« Klaus, der nur selten auf etwas reagierte, nahm das Fläschchen, roch daran und murmelte. »*Riecht gut, wie früher, auf den Feldern.*«

Eine gefährliche Situation

Doch dann geschah etwas Unerwartetes. Klaus, der aufgrund seiner Demenz oft Alltagsgegenstände verwechselte, setzte das Fläschchen an die Lippen. Martin reagierte zu spät. »Onkel Klaus, das ist zum Riechen – nicht zum Trinken!«, rief er erschrocken. Klaus hörte ihn nicht. Langsam begann er, das Fläschchen zu kippen.

In diesem Moment trat Lena, die Therapeutin, ins Zimmer. Ihr Blick fiel sofort auf die Szene. »Stopp!«, sagte sie ruhig und griff ein. Sie nahm Klaus das Fläschchen behutsam, aber bestimmt aus der Hand. »Klaus, das ist nicht zum Trinken«, sagte sie sanft und setzte sich neben ihn.

Was gut gemeint ist, kann gefährlich sein

Lena prüfte das Fläschchen, runzelte die Stirn und wandte sich an Martin. »Das ist kein ätherisches Öl in therapeutischer Qualität. Das ist ein Duftöl – und das kann gefährlich sein.«

Martin sah sie verwundert an. »Es war günstig und hat gut gerochen«, sagte er. »Ich dachte, das macht keinen Unterschied.«

Lena nickte verständnisvoll, aber blieb ernst: »Es macht einen großen Unterschied. Günstige Duftöle aus dem Handel enthalten synthetische Stoffe. Die riechen angenehm, ja – aber sie sind absolut gefährlich, geradezu giftig, und nicht zum Einnehmen oder direkten Auftragen gedacht. Bei einem Menschen wie Klaus, der nicht mehr klar unterscheiden kann, ist das zusätzlich besonders riskant.«

Wissen schützt

Lena erklärte Martin die wichtigsten Regeln im Umgang mit ätherischen Ölen – gerade in der Pflege:

- **Nur Öle in therapeutischer Qualität verwenden:** Billige Duftöle enthalten synthetische Zusätze oder sind 100% synthetisch hergestellt. Solche Öle können gesundheitsschädigend sein.
- **Einen Roll-On** verwenden statt einem Tropfer-Fläschchen, das ist eine zusätzliche Sicherung für ältere Menschen. So kann kein Öl verschüttet oder versehentlich zu viel verwendet werden.
- **Sichere Aufbewahrung:** Ätherische Öle gehören außer Reichweite von Menschen mit Demenz, um Missbrauch oder Unfälle zu vermeiden.
- **Nie unverdünnt anwenden:** Selbst reine ätherische Öle sollten besonders bei älteren Menschen immer gut verdünnt werden, um mögliche Hautreizungen zu vermeiden.
- **Nie ohne Absprache verwenden:** Gerade bei sensibler Haut, Atemwegsproblemen oder anderen Beschwerden ist Vorsicht geboten.

»Ein Tropfen kann viel bewirken«, sagte Lena. »Aber er kann auch Schaden anrichten – wenn man nicht weiß, wie man damit umgeht.«

Eine bessere Lösung

Stattdessen brachte Lena ein hochwertiges Lavendelöl aus ihrer Praxis. Sie gab ein paar Tropfen in den Aroma-Diffuser – sanft verteilte sich der Duft in der Luft. Klaus atmete tief ein, lächelte und murmelte sichtlich zufrieden: »*Riecht wie Zuhause.*«

Martin war erleichtert. »Ich wollte doch nur etwas Gutes tun«, sagte er leise.

Lena legte ihm die Hand auf die Schulter. »Und das haben Sie. Es ist schön zu sehen, wie liebevoll Sie sich um Klaus kümmern. Mit dem richtigen Wissen kann ein Duft ein kostbares Geschenk sein – und zugleich sicher.«

Die Lektion im kleinen Fläschchen

Was als gut gemeinte Geste begann, hätte leicht gefährlich enden können. Doch dank Lenas Erfahrung wurde daraus ein lehrreicher Moment – nicht nur für Martin, sondern für alle, die mit Düften arbeiten.

»Aromatherapie schenkt Nähe – aber sie braucht Wissen. Duftmedizin wirkt – aber sie verlangt Verantwortung.«

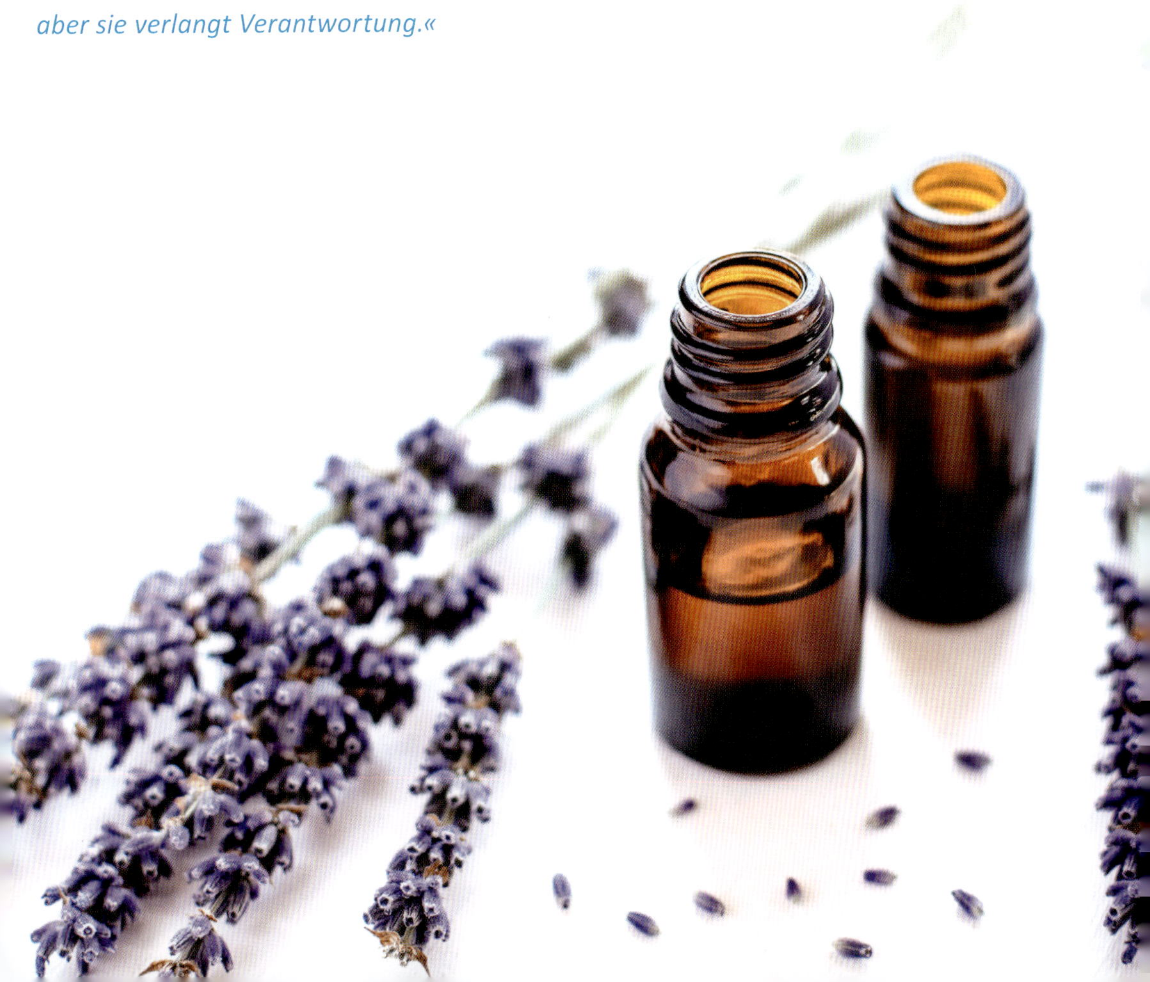

21

Zwischen Hingabe und Erschöpfung – Werkzeuge für pflegende Hände

Wie Fürsorge in Balance bleibt – natürliche Hilfen, die stärken, nähren und schützen

»Auch Hände, die täglich geben, brauchen Orte der Rückkehr – Duft ist einer davon.«

Pflegende Menschen – ob beruflich oder in der Familie – sind die stillen Helden des Alltags. Sie halten Hände, hören zu, trösten, reichen Tee, stützen Körper und schenken stets ein Lächeln. Doch wer andere trägt, braucht selbst ein stabiles Fundament.

Gerade in der Pflege geraten viele an ihre Grenzen – körperlich, emotional und zeitlich. Schwere Arbeit, wenig Schlaf, kaum Anerkennung. Die Erschöpfung schleicht sich still heran, und oft bleibt keine Zeit, sich selbst wieder aufzutanken. Vor allem Angehörige, die ihre Liebsten zu Hause pflegen, erleben oft Einsamkeit, Schmerz und Überforderung – ohne dass es jemand sieht.

Doch du bist nicht allein. Es gibt Wege, wie du dich in deinem Pflegealltag stärken kannst – mit kleinen, aber wirksamen Helfern aus der Natur und mit nährenden Gesten der Achtsamkeit.

Kraftspender aus der Welt der Düfte

Ätherische Öle sind wie Umarmungen für die Seele. Ihr Duft wirkt tief – nicht nur auf die Pflegebedürftigen, sondern auch auf dich.

- **Stress lindern:** Lavendel, Bergamotte, Neroli – ihre beruhigenden Noten helfen dir, zwischen den Anforderungen zu atmen. Trage einen Tropfen Lavendelöl auf dein Herz oder inhaliere Bergamotte aus den Händen: Ein Moment nur für dich.
- **Körper stärken:** Copaiba und Pfefferminze können dir helfen, Verspannungen nach körperlicher Anstrengung zu lösen. Mische 2 Tropfen Pfefferminze mit einem Pflanzenöl und massiere deinen Nacken sanft damit ein.
- **Seelisch auftanken:** Der Duft von Rose oder Weihrauch erinnert dich an deinen inneren Raum, deine Kraftquelle, aus der du an stressvollen Pflegetagen schöpfst. Nimm dir täglich einen Moment Zeit für dich!

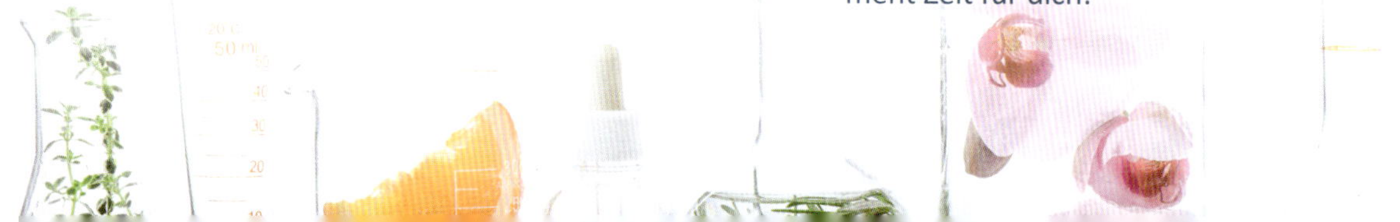

Dem Himmel näher

Im Alter wird die Aufmerksamkeit oft vom Irdischen zum Himmlischen gelenkt. Die Augen, die früher nach außen blickten, kehren sich nach innen, suchen nach Antworten, nach Frieden, nach dem großen Ganzen. Düfte sind hier wie ein Geschenk des Schöpfers, eine sanfte Ermutigung, sich dem Kommenden ohne Angst zu öffnen. Sie flüstern: »*Du bist nicht allein. Alles ist verbunden. Alles ist Liebe.*«

Ein Geschenk der Natur

Die Natur scheint älteren Menschen besondere Zuwendung zu schenken. Ihre Essenzen, in ätherischen Ölen eingefangen, sind wie Briefe an die Seele, geschrieben von Winden, Sonnenstrahlen und Regentropfen. Sie stärken die Hoffnung, nähren den Mut und umhüllen die Seele mit einem Gefühl von Frieden.

Die Düfte der Welt sind ein Geschenk an die Menschheit, doch sie entfalten ihre tiefste Magie nur, wenn das Herz bereit ist, sie zu empfangen. Alte Menschen, mit ihrer Weisheit, ihrer Sanftheit und ihrem weiten Blick, sind die perfekten Empfänger dieser Botschaften. Sie erinnern uns daran, dass der Himmel nicht fern ist – er atmet in jedem Duft, den die Natur uns schenkt. Und mit jedem Atemzug flüstert sie: »*Diese Liebe wohnt in deinen Zellen. Sie belebt dich, durchdringt dich, nährt dich – und sie ist es, die dich am Ende sanft hinüberträgt, in jene Welt, aus der du gekommen bist. Nicht als Abschied, sondern als Heimkehr.*«

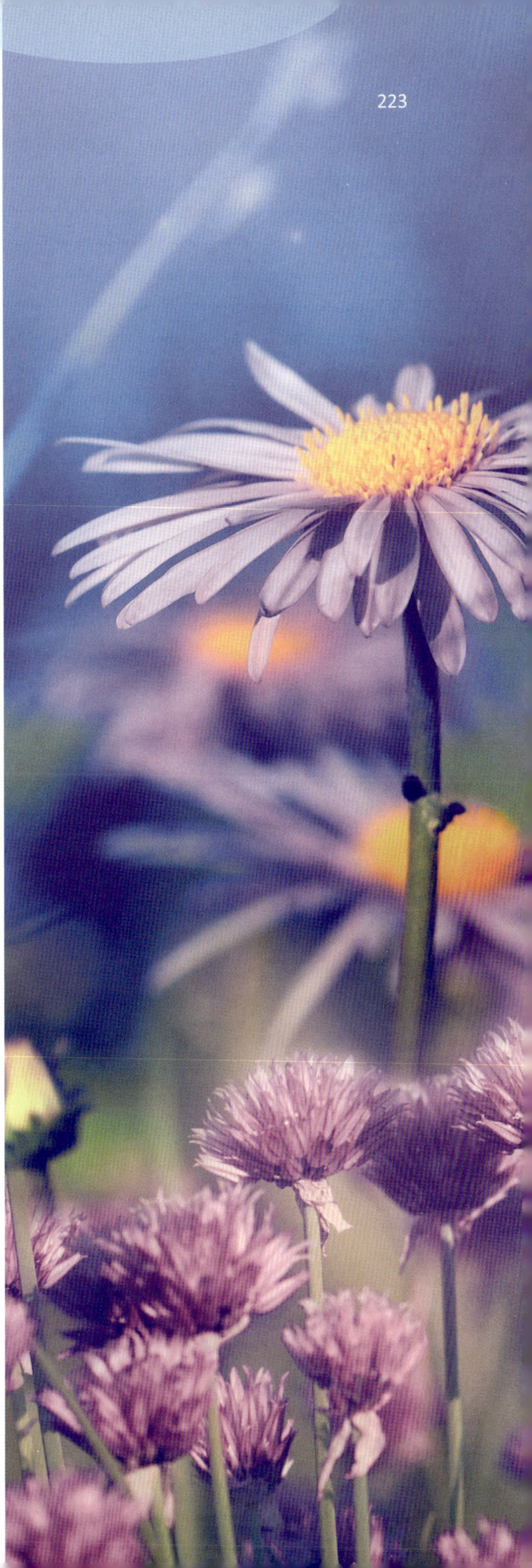

23

Zukunft der Duftmedizin – Visionen, Ausblick und Vermächtnis

Wie ätherische Öle Teil ganzheitlicher Pflegekonzepte von morgen werden

»Ätherische Öle sind keine Ergänzung – sie sind Schlüsselbausteine integrativer Pflegekonzepte, die Körper, Geist und Zellkommunikation verbinden.«

Aromatherapie 2.0 – Was kommt?

Willst du wissen, was die Zukunft für uns bereithält? Die Welt der Entdeckung ätherischer Öle steht vor einem sanften, aber kraftvollen Wandel. Eine neue Generation der Aromatherapie kündigt sich an: vernetzter, individueller, wissenschaftlich begleitet – und dabei tief verbunden mit der Seele der Pflanzen und den individuellen Bedürfnissen der Menschen.

Hier sind drei visionäre Entwicklungen, die uns erwarten:

Intelligente Diffuser

Mit Sensorik und App-Steuerung passen sie sich automatisch an Raumluft, Tageszeit oder emotionale Stimmung an – mit einem Duft, der nicht mehr nur so nebenbei vernebelt, sondern bewusst begleitet – präzise, feinfühlig und persönlich.

Genetisch abgestimmte Duftprofile

Auf Basis deines genetischen oder epigenetischen Profils können künftig ätherische Öle individuell ausgewählt und persönliche Mischungen zusammengestellt werden – abgestimmt auf deine Konstitution, deine Empfindsamkeit und deine gesundheitlichen Bedürfnisse. So entsteht eine Aromatherapie, die wirklich maßgeschneidert wirkt.

Multisensorische Pflegekonzepte

Kombinationen aus Duft, Klang, Licht und Berührung schaffen ganzheitliche Pflegeerlebnisse – besonders in der Seniorenpflege. Das ist ein revolutionärer Ansatz, der Zuwendung, Achtung und Sinnlichkeit miteinander verbindet und alle Sinne miteinbezieht und in Harmonie bringt.

»Wer früh mit natürlichen Methoden arbeitet, kann viel mehr als nur Symptome lindern – er schützt das Leben von morgen.«
Dr. Michael Weber, Universität Freiburg

Ehre, wem Ehre gebührt – Ein Dank an die Pioniere der Duftmedizin

Bevor wir uns ganz der Zukunft zuwenden, halten wir einen Moment inne. Denn was heute selbstverständlich scheint – war einmal ein mutiger Schritt ins Unbekannte. Wir verdanken die heutige *Duftmedizin* jenen Pionieren, die vor Jahrzehnten begonnen haben, nicht nur Moleküle zu analysieren, sondern der Sprache der Pflanzen wieder zuzuhören. Sie haben nicht gefragt, ob man damit Geld verdienen kann, sondern wie man damit helfen kann.

Menschen wie **René-Maurice Gattefossé** (Chemiker, 1881–1950), der in den 1920er-Jahren erkannte, dass Lavendelöl schwere Verbrennungen heilt.

»Ich erkannte die ganze Kraft des Lavendels, als er meine verbrannte Haut heilte – ohne Narben, ohne Infektion.«
(aus »Aromathérapie«, 1937)

Wie **Jean Valnet** (1917–1995), der als Militärarzt im Zweiten Weltkrieg ätherische Öle einsetzte, um Wunden zu versorgen, und damit die *klinische Aromatherapie* begründete.

»Ätherische Öle sind das konzentrierte Leben der Pflanze – lebendig, kraftvoll und zutiefst heilend.«
(aus »Aromathérapie«, Übersetzung aus dem Französischen)

Oder **D. Gary Young** (1949–2018), der *Vater der modernen Aromatherapie*, der die Aromapflege unserer Zeit auf ein neues Fundament gestellt hat: Mit Demut gegenüber der Natur – mit einem unermüdlichen Streben nach Reinheit – und mit einer Vision, die über den Körper hinausreichte, in die Psyche, in den Geist, in die ganze Welt.

Er hat die Idee der *Duftmedizin* von den blühenden Feldern in die Herzen von Millionen Menschen getragen. Ohne ihn wäre vieles von dem, was heute selbstverständlich scheint, nie gedacht, nie gewagt, nie getan worden. Er hat Düfte nicht nur gemessen, sondern verstanden – Öle nicht nur extrahiert, sondern vom Samen zur Ernte und Destillation wissenschaftlich und liebevoll begleitet.

»Ätherische Öle sind der Lebenssaft der Pflanze – und wenn wir sie anwenden, werden sie zum Lebenssaft unseres Wohlbefindens.«
D. Gary Young, Essential Oils Desk Reference

Mehr als Forschung – ein Lauschen auf die Stimme der Natur

Alle Pioniere, Forscher und Naturliebhaber dieser Welt, die den Ruf der Natur vernehmen und ihr wirklich zuhören – so wie du –, haben etwas gemeinsam: Sie haben nicht nur geforscht, sondern geglaubt. Nicht nur erklärt, sondern inspiriert. Nicht nur experimentiert, sondern geheilt. Sie haben den Boden bereitet für die neue Zeit, für eine Medizin, die nicht trennt, sondern verbindet, die nicht unterdrückt, sondern erinnert, die nicht heilt, weil sie eingreift, sondern weil sie die ureigene Heilkraft der Zellen sanft aber bestimmt wachruft.

Sie alle sind Teil dieses Weges – die Stillen, die Forschenden, die Geduldigen, die Heilerinnen in der Küche, die Lehrer ohne Bühne und die Hüterinnen des uralten Wissens. Ihnen allen gehört dieser Dank.

Ein Blick in das, was kommt – Duftmedizin einer neuen Zeit

Wo Pflege, Medizin und Menschlichkeit zusammenfinden

Stell dir vor, du legst dich in ein Lichtbett, das mit deinem Körper spricht. Du stehst auf, deine Gelenke sind frei, dein Rücken ist leicht und dein Herz ist offen. Du bist wieder ganz bei dir: frei, schön, gesund.

Und jetzt fragst du:

»Brauche ich dann noch dieses Buch? Ist all das Wissen überholt?«

Und ich antworte dir, still und klar: *Nein. Dieses Buch ist dann erst recht wertvoll.* Denn alles, was du hier liest, ist mehr als Information. Es ist Erinnerung an das, was dich stärkt, an das, was deine Zellen lieben. An das, was dein Körper braucht, um in Harmonie und Freude zu schwingen.

»Du wirst keine Krankheit mehr ›bekämpfen‹, sondern Gesundheit verkörpern.«

Und genau dafür ist dieses Buch geschrieben. Es will dein Begleiter sein, damit du nie wieder vergisst, was Heilung in Wahrheit ist.

Was ist Heilung?

»Heilung ist Erinnerung.«

Eine Zelle erinnert sich wieder an ihr ursprüngliches Lied – und beginnt, in ihrem vollen Licht zu leuchten. Denn der gesunde Mensch ist harmonische Schwingung. Krankheit entsteht, wenn diese Ordnung aus dem Takt gerät. Wenn das innere Instrument verstimmt ist und der Klangkörper Mensch nicht mehr in Harmonie schwingt.

Heilung beginnt dort, wo die innere Schwingung sich neu einstellt – leiser oder lauter, höher oder tiefer, wie ein Dimmer, der das Licht im Raum dem Moment sanft anpasst. Doch woher wissen wir, ob wir mehr oder weniger brauchen? Wir wissen es nicht. Aber das ätherische Öl, es scheint es zu wissen – intuitiv, weise, direkt.

Auch ätherische Öle sind reine Schwingung. Sie leuchten in lebendigen Regenbogenfarben und klingen in hochfrequenten Tönen (MHz), weit über das Hörbare hinaus. Doch unsere Zellen hören. Sie erinnern sich. Denn wir selbst sind Schwingungswesen. Und wenn ein Duft in den Raum tritt, beginnt etwas in uns mitzuschwingen. Unsere innere Ordnung geht in Resonanz mit dem Heilton.

Jede Zelle versteht: Ätherische Öle bringen uns sanft zurück in die innere Harmonie – und die Zellen folgen bereitwillig, unmittelbar.

»Das ist Heilung: Nicht das Bekämpfen der Krankheit, sondern das sanfte Erinnern an die Musik, die du bist.«

Und was könnte das besser, als die lieblich duftenden Blütenessenzen, die mit sanfter Liebkosung unser Wesen auf allen Ebenen berühren?

Die Zukunft der Aromatherapie ist persönlich – individuell, intuitiv, tief wirksam

Wissenschaftler entwickeln bereits intelligente Duftsysteme, die wissen, wann du Ruhe brauchst – und wann Fokus. Sie erkennen deinen Biorhythmus, deine Stimmung, deinen Bedarf. Anhand deiner DNA können bald Ölmischungen erstellt werden, die genau auf deine Genetik abgestimmt sind.

Das ist keine Magie – das ist schon Forschung. Und sie beginnt jetzt – in Zürich, in London, in München.

»Düfte werden nicht mehr nur riechen – sie werden berühren, führen, verwandeln. Sie werden mit Musik sprechen, mit Farben schwingen, mit Licht tanzen.«

Das bedeutet: Düfte werden nicht mehr isoliert wahrgenommen, sondern multisensorisch vernetzt. Sie werden in digitale, energetische und biologische Systeme eingebunden – und zwar **intelligent und individuell abgestimmt.**

Das heißt konkret:

- **Personalisierte Duftprofile**, basierend auf Genetik, Hormonlage, Stimmung, Tageszeit
- **Sensorische Feedback-Systeme**, die erkennen, was ein Mensch braucht – zum Beispiel mehr Ruhe, mehr Fokus, mehr Herzöffnung
- **Emotionales Duft-Coaching**, das nicht nur Symptome begleitet, sondern **innere Prozesse führt** – z. B. in der Traumatherapie, bei Entscheidungsfindung oder spiritueller Einkehr

»Sie werden mit Musik sprechen«

Das bedeutet: Düfte und Klänge werden synchronisiert – z. B. ein Duft, der mit einer bestimmten Frequenz (z. B. 432 Hz oder 528 Hz) verbunden wird. Das kann in der Praxis bedeuten:

- **Geführte Duft-Klang-Reisen** mit exakt abgestimmten Klangfrequenzen zur Entspannung, Aktivierung oder Trauerverarbeitung
- **Therapeutische Kompositionen**, bei denen ein Duftmuster mit Musiktonalität kombiniert wird – wie ein heilendes Konzert für Körper und Seele
- **Neuroästhetische Anwendungen** in der Medizin – z. B. bei Schmerzreduktion oder Stresslösung

»Mit Farben schwingen«

Das bedeutet: Düfte werden energetisch mit Farbschwingungen verknüpft, ähnlich wie in der Chromotherapie – nur jetzt technologisch präzise und individuell abgestimmt.

Das zeigt sich etwa in:

- **Licht-Duft-Kammern**, die Farbe, Duft und Frequenz vereinen. Es gibt bereits erste Prototypen in der Wellnessmedizin und geriatrischen Pflege.
- **Raumkonzepte**, in denen Düfte nicht nur »vernebelt« werden, sondern sich **mit farbigem Licht** dynamisch mitverändern – je nach Stimmung des Raumes
- **Aura-sensible Systeme**, die durch Körperdaten Licht- und Duftimpulse steuern

»Mit Licht tanzen«

Das bedeutet: Düfte werden mit biophotonischen Feldern (Lichtimpulsen) verbunden. Das ist heute noch visionär, aber bereits in Forschung:

- Die Wirkung ätherischer Öle wird auf **zelluläres Licht** abgestimmt (Fritz-Albert Popp und andere haben dazu bereits Grundlagen gelegt).
- Es entstehen »**intelligente Lichtbäder**«, die den Körper mit Duft und Licht gleichzeitig »stimmen« – wie ein orchestriertes Heilungsfeld.
- In der Energiemedizin werden **Duft-Licht-Kombinationen** als *resonante Heilimpulse* eingesetzt – auf Zellebene, epigenetisch.

Die Zukunft flüstert es schon:

Düfte werden nicht länger beiläufig erlebt – sie werden zu bewussten Impulsen in einem harmonischen Heilungsfeld. Sie werden mit Licht und Ton verbunden – in therapeutischen, spirituellen und technologischen Anwendungen. Und sie werden nicht mehr nur begleiten, sondern führen. In dieser neuen Welt brauchst du kein altes Denken mehr über Krankheit. Aber du brauchst diese Erinnerung an das, was heilt; denn Gesundheit ist kein Zustand. Gesundheit ist eine Entscheidung. Ein täglicher Akt der Liebe.

Wenn du also in dieses Buch blickst, bist du nicht in der Vergangenheit – du stehst an der Schwelle der neuen Zeit. Und du wirst wissen, dass du im Alter nicht krank werden musst, wenn du dich an das erinnerst, was Heilung wirklich ist.

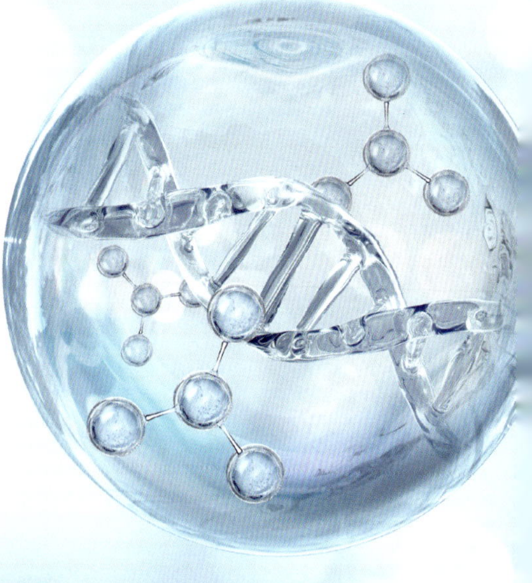

24

Was bleibt – ein letzter Duft, ein leiser Dank

Stille, die duftet – wenn Liebe keine Worte mehr braucht

Dieses Buch endet hier, doch die Reise der Düfte geht weiter. Eine Reise, die Trost, Hoffnung und tiefe Freude in dein Herz bringen möge. Düfte sind Geschenke, von einer liebevollen Hand in die Natur gelegt. Sie sind stets bereit, zu helfen, zu heilen – und zu lieben. Wie lieben Düfte? Indem sie sich verschenken – still, bedingungslos, ganz. Sie berühren, erinnern, umhüllen – und hinterlassen eine Spur von Glück und Geborgenheit.

Die *Duftmedizin*, die dich durch diese Seiten begleitet hat, ist weit mehr als Worte oder Wissen. Sie ist eine Einladung, das Leben mit jedem Atemzug neu zu spüren. Mit jedem Duft liebevolle Erinnerungen zu wecken, Tränen zu trocknen, Wunden zu heilen und ein Stück Himmel zu berühren.

Mögen diese Düfte dir Brücken bauen zwischen Vergangenheit, Gegenwart und Ewigkeit. Möge jeder Duft dich daran erinnern, dass du von einer Liebe getragen bist, die kein Ende kennt.

Du bist nicht allein. In jedem Atom deines Körpers, in jeder Blüte, in jedem Tropfen eines ätherischen Öls pulsiert die Gegenwart einer Liebe, die alles durchdringt. Unsichtbar – und doch spürbar. Diese göttliche Gegenwart atmet mit dir, hört dich, sieht dich. Sie kennt keine Zeit, kein Alter, keine Trennung. Sie ist der Ursprung allen Lebens – und sie liebt dich. Still. Vollkommen. Bedingungslos. Immer.

Das schönste Gebet der Dankbarkeit für diese Liebe ist das Lied der Seele: *HU* – der Atem der Ewigkeit. Wenn du *HU* singst oder in deinem Herzen hältst, berührst du den *Ton des Lebens, der durch alle Universen singt und allem Leben Leben schenkt*. Dieser Klang begleitet dich vom ersten bis zum letzten Atemzug. Er tröstet, heilt – und offenbart die tiefste Freude.

Diese grenzenlose Liebe ist auch in den Düften für dich manifestiert, damit du niemals vergisst, dass du auf deinem Weg durch das Leben von Liebe getragen bist.

Und wenn du eines Tages spürst, dass ein Duft dich heimwärts ruft, dann wisse: Dieser Duft ist mehr als Erinnerungen – er weist dir den Weg in ein Licht, das dich mit offenen Armen empfängt.

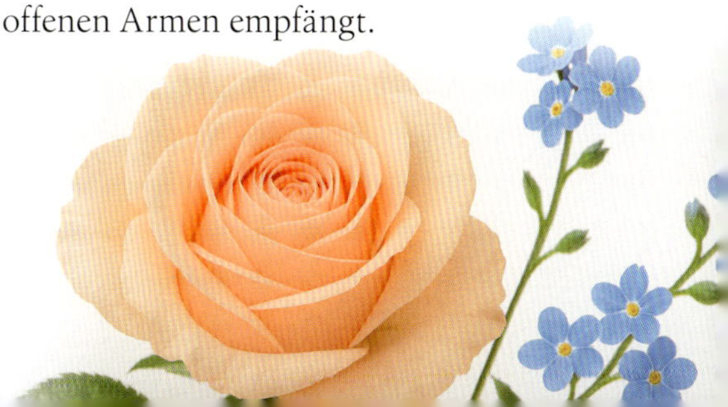

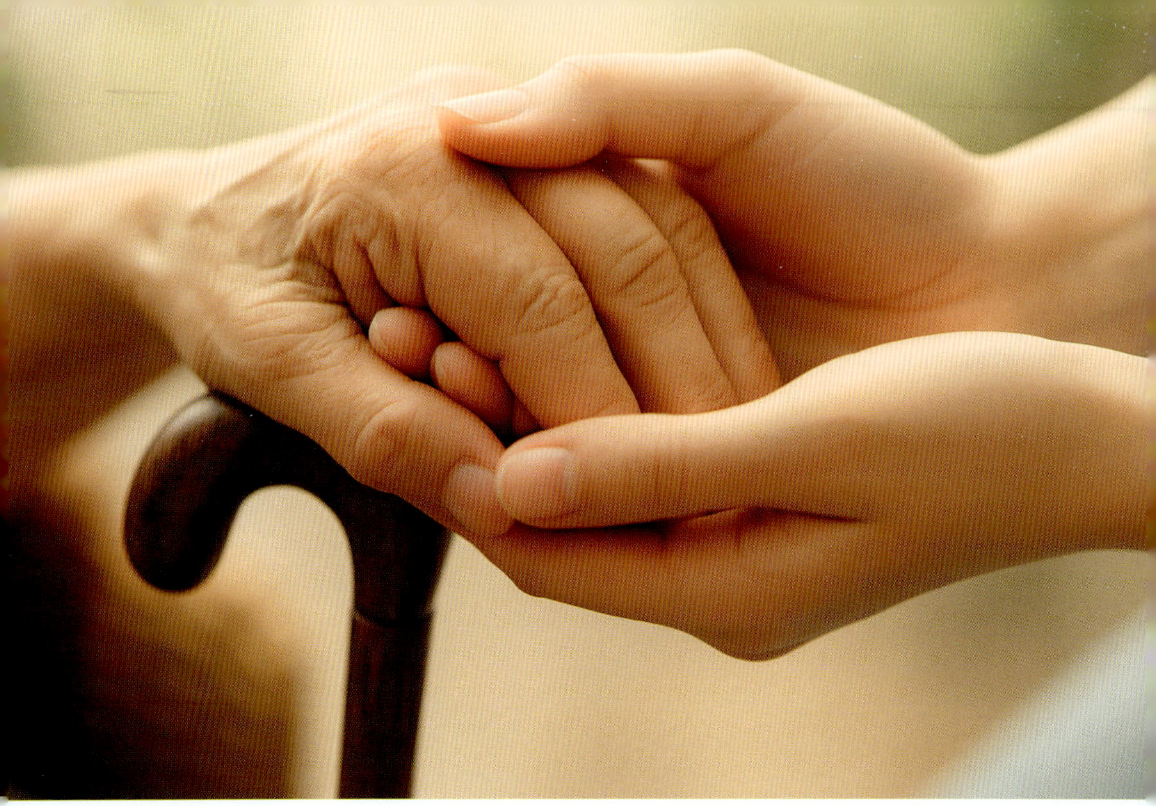

TEIL IV

Duft, der wirkt: Anwendung und gelebte Praxis

»Wenn ein Tropfen mehr sagt als tausend Worte, beginnt Pflege zu berühren.«

In diesem dritten Teil wird das Wissen lebendig

Hier findest du konkrete Antworten auf häufige Fragen aus dem Pflegealltag, praktische Tabellen zur Anwendung ätherischer Öle und berührende Geschichten, in denen Duft zum Herzen spricht. Es ist der Teil für die Hände, für das Herz, für den Moment, in dem Theorie zur liebevollen Handlung wird.

25

Aus der Praxis für die Praxis

Fragen und Antworten aus dem Pflegealltag – kurz, klar und praktisch

Wir haben bereits viele Themen zu Wohlbefinden und Lebensqualität im Alter ausführlich behandelt. Dieser Abschnitt beantwortet zusätzliche Fragen, die im Pflegealltag leise mitschwingen. Es ist für alle, die mitten im Tun nach einem einfachen Impuls suchen.

Körper und Pflege

Was hilft, wenn das Schlucken schwerfällt?

Schluckbeschwerden (Dysphagie) sind häufig im Alter – und führen zu Unsicherheit, Angst vor dem Verschlucken und schließlich zur Mangelernährung. Deshalb ist liebevolle Aufmerksamkeit und sanfte Begleitung hier besonders wichtig.

Konkrete Unterstützung beim Schlucken:

- **Weiche Konsistenz:** Breiige, pürierte Speisen wie Kartoffelbrei, Apfelmus, Suppen lassen sich leichter schlucken. Meide trockene oder krümelige Speisen.
- **Getränke andicken, statt verdünnen:** Speisestärke oder Andickungsmittel vermeiden Verschlucken.
- **Aufrechte Sitzhaltung beim Essen:** Den Kopf leicht nach vorne neigen – das verbessert den Schluckweg.
- **Kleine Portionen und langsames Essen:** Kein Druck – jeder Bissen sollte in Ruhe geschehen.
- **Logopädie und Schlucktraining:** Übungen stärken die Muskulatur und Sicherheit.

Aromatherapie zur sanften Begleitung:

- **Zitronenöl**: 1 Tropfen auf ein Dufttuch geben und vor dem Essen riechen – regt den Speichelfluss an.
- **Majoran und Lavendel:** Je 2 Tropfen, in 1 Teelöffel Mandelöl verdünnt, sanft am Kieferbogen und im Nacken einmassieren – entspannt und beruhigt. Idealerweise etwa 10 Minuten vor dem Essen anwenden.
- **Pfefferminzöl zum Riechen:** Im Riechstift oder auf einem Taschentuch – so aktiviert und fördert der Duft den Schluckreflex.

Ruhe, Vertrauen und liebevolle Präsenz sind so wichtig wie jede Maßnahme. Wenn die Person sich sicher fühlt, geht vieles leichter.

Was hilft bei extrem trockenem Mund durch nächtliche Mundatmung?

Viele ältere Menschen schlafen mit offenem Mund – oft unbemerkt. Das führt zu trockenen Schleimhäuten, Heiserkeit, Schluckbeschwerden und einem erhöhten Risiko für Entzündungen.

Sanfte Pflege für Schleimhäute

- **Ölziehen:** 1 Esslöffel mildes Pflanzenöl (z. B. Sesam- oder Mandelöl) im Mund hin und her bewegen, dann ausspucken – schützt und befeuchtet.
- **Hydrolat-Spülung:** Rosen- oder Lavendelhydrolat, in Wasser verdünnt, spülen – wirkt kühlend und antibakteriell.
- **Zahnfleischöl:** Jeweils 1 Tropfen Lavendel und Myrrhe in 1–2 Teelöffel Mandelöl einrühren und einige Tropfen vor dem Schlafen auf Zahnfleisch und Gaumen auftragen – lindert Trockenheit und Reizung.

Raum und Atmung:

- **Lavendel im Aroma-Diffuser** befeuchtet die Luft, beruhigt Atemwege und reduziert Mundatmung.
- **Gute-Nacht-Tropfen**: 1 Tropfen Copaiba oder Lavendel verdünnt auf Kinn und Hals auftragen – wirkt reflektorisch auf den Mundbereich.

Innere Unterstützung: Nährstoffe für die Schleimhaut

- **Omega-3-Fettsäuren, Vitamin A, B_2 und Zink** – stärken die Schleimhäute und fördern Speichelbildung.

Was man vermeiden sollte:

- Alkoholhaltige Mundspülungen
- Zahnpasten mit aggressiven Schaumbildnern (SLS – Sodium Lauryl Sulfate)
- Unverdünnte Zitrusöle, scharfe Kräuter
- Medikamente, die Speichelproduktion hemmen (mit Arzt klären)

Was tun bei plötzlichem Schwindel oder Kreislaufschwäche beim Aufstehen?

Viele Ältere stehen auf – und verlieren kurz den Halt. Oft liegt es an Blutdruckregulation, Flüssigkeitsmangel oder Muskelschwäche.

Sanfte Stärkung für Kreislauf und Standfestigkeit:

- **Jeweils 1 Tropfen Zitrone und Pfefferminze** auf das Handgelenk reiben, tief einatmen – aktiviert sofort.
- **Beine bewegen und bewusst atmen** vor dem Aufstehen – regt den Kreislauf an.
- **Kräuterwasser mit etwas Salz** (z. B. Brennnessel) – unterstützt das Blutvolumen.
- **Roll-On für Kreislauf:** Rosmarin und Grapefruit (je 1 Tropfen verdünnt) auf Nacken und Brustbein auftragen.

- **Innerlich stärken** mit Magnesium, Kalium, Omega-3 und Antioxidantiensaft.

Langsam aufstehen, tief atmen – und den Körper liebevoll mitnehmen.

Was hilft bei starker Energielosigkeit im Alter – ganz ohne Medikamente?

6 Energie-Impulse im Pflegealltag

- **Ohren reiben:** Mit Daumen und Zeigefinger die Ohrmuschel durchwärmen, leicht ziehen, kneten und streichen – aktiviert Kreislauf, Lymphe, Immunsystem. **Tipp:** Lavendel und Zitrone in Mandelöl mischen und für die Ohrmassage ganz wenig davon auf den Fingerspitzen verwenden.
- **Hände aktivieren:** Handflächen reiben, dann Arme und Schultern beklopfen (wie ein duftender Energieregen) – aktiviert Lebensenergie (Qi), bringt Wärme und Wachheit.
- **Fußreflexzonen:** 1 Tropfen Pfefferminzöl in 10 ml Trägeröl mischen und ein paar Tropfen davon auf die Fußsohlen auftragen. Mit den Daumen »wandern«, besonders unter den Zehen und im Ballenbereich – belebt sofort.
- **Energie-Duft:** Zitrone, Rosmarin und Orange im Diffuser oder auf einem Duftstein verwenden – besonders wirksam mit Licht (Tageslicht) oder Musik.

Innerliche Unterstützung:

- Antioxidantiensaft (z. B. Wolfsbeere, Heidelbeere, Granatapfel)
- Coenzym Q10 für Zellenergie
- Vitamin B_{12} und Eisen (bei Mangel)
- Omega-3 für Fokus und Stimmung
- Aminosäuren (L-Tyrosin, L-Carnitin) – natürliche Muntermacher

Seelischer Impuls:

- Manchmal ist wenig Energie auch ein leiser Ruf nach Nähe.
- Bestätige einfach: »*Ich bin da. Und ich glaube an deine Kraft.*«
- Dann berühre sanft – und lasse den Duft führen.

Was tun bei Fußschmerzen, Hühneraugen und Pilzproblemen im Alter?

Die Füße tragen uns ein Leben lang – und oft im Alter am schwersten. Fußschmerzen sagen: »*Ich kann nicht mehr. Ich ziehe mich zurück.*« Pflege bringt Kraft zurück.

Sanfte Pflegeimpulse:

- **Abend-Fußbad** mit Meersalz, Lavendel und Teebaumöl – pilzhemmend, beruhigend, pflegend.
- **Fußöl** mit Copaiba, Zypresse und Immortelle in Mandelöl – stärkt Gefäße, lindert Druck.
- **Hühneraugen-Pad:** Zitrone oder Apfelessig auf Watte geben und sanft auflegen – weicht auf.
- **Wohltuende Fußpflegeanwendung:** Sage mit Dankbarkeit: »*Ich ehre meine Füße – sie haben mich weit getragen.*« Berühre nicht nur den Schmerz, sondern auch die Geschichte, die die Füße erzählen.

Was tun bei Bettnässen im Alter – ganz praktisch und würdevoll?

Pflegemaßnahmen:

- Schutzunterlagen und saugfähige Nachtwäsche – diskret und bequem.
- Die letzte Flüssigkeitszufuhr sollte etwa 2 Stunden vor dem Schlaf erfolgen.
- Beruhigende Atmosphäre mit Lavendel oder Majoran schaffen.
- Blasengegend abends mit warmem Öl einreiben (z. B. Majoran, Salbei).
- Eine Wärmflasche auflegen. Eine kalte Blase hält nicht dicht.
- Liebevolle Begleitung: »*Das passiert. Wir lösen es gemeinsam.*«

Was bedeutet es, wenn im Alter die Augenbrauen weniger werden?

Mit dem Alter verlangsamt sich das Haarwachstum – auch an den Brauen.

Gründe können sein:

- Hormonelle Veränderungen
- Schilddrüsenunterfunktion
- Nährstoffmangel (v. a. Biotin, Zink, B-Vitamine)
- Chronische Entzündungen

Das hilft:

- Omega-3, Silizium, Zink, B-Komplex
- Pflege mit Mandelöl und 1 Tropfen Rosmarin (sanft auftragen)
- Sanfte Massage der Brauen – regt Durchblutung an

Was tun bei starker Geräuschempfindlichkeit?

Wenn alles zu viel wird – Geräusche, Stimmen, Musik – sehnt sich die Seele nach Schutz und Stille.

Sanfte Hilfe für überforderte Sinne:

- **Kopfhörer mit leiser Lieblingsmusik** – gibt Kontrolle zurück.
- **Ein Riechstift oder Rosenöl-Tüchlein** – als stiller Duftanker für Geborgenheit.
- **Raumbeduftung mit Vetiver, Sandelholz, Lavendel** – erdet, schützt, umhüllt.
- **Feste Ruhezeiten im Tagesplan** – der Körper liebt Verlässlichkeit.
- **Leiser Segen:** »*Wir schalten den Lärm aus, damit du deine eigene (innere) Musik hören kannst.*«

Warum haben viele alte Menschen plötzlich Lust auf Süßes – und was hilft wirklich?

Zuckerhunger ist oft Seelenhunger – nach Nähe, Geborgenheit, nach Leichtigkeit aus der Kindheit. Und körperlich ist er oft ein Zeichen für Nährstoffmangel (z.B. B-Vitamine, Serotonin, Aminosäuren).

Was liebevoll hilft:

- **Vanille, Orange oder Zimt im Diffuser** entfalten eine süße Atmosphäre der Kindheit – sie nähren das Herz, wenn der Körper nach Trost verlangt.

Eine süße Duftstimmung tröstet ohne Zucker.

- **Warme Honigmilch oder kleine Dattelbällchen** mit einem Hauch (zum Verzehr geeigneten) Mandarinenöl – beruhigt die Nerven, schenkt süßen Frieden.
- **Aminosäuren, Magnesium und B-Komplex** stillen echten Nährstoffhunger hinter dem Verlangen.
- **Obst, mit einem Tropfen Lavendel- oder Zitronenöl** (in Lebensmittelqualität) ist ein sanfter Genuss für innere Harmonie.

Was tun, wenn ein alter Mensch nicht mehr essen will?

Nicht-Essen ist oft kein Hungerproblem, sondern ein stilles Signal. Es kann Ausdruck von innerer Erschöpfung, Trauer, Kontrolle oder Abschied sein.

Was hilft:

- **Keine Diskussion** – nur liebevoll anbieten, nicht drängen.
- **Kraftvolle Alternativen:** Aminosäuren, Antioxidantiensaft, Suppen, Smoothies, Honigmilch.
- **Essen mit Duft:** Lieblingsöl über dem Teller zerstäuben (z. B. Orange, Rosmarin in Lebensmittelqualität).
- **Duftanker am Löffelstiel** – aktiviert Geschmack und Appetit.
- **Vertraute Gewohnheit statt Zwang:** Sage liebevoll: »Wir *nehmen heute gemeinsam Kraft auf – du bestimmst wie viel.*«

Manchmal bedeutet Essen nicht Ernährung, sondern **Zuwendung, Achtung und das Gefühl, noch dazuzugehören.**

Emotionen und Verhalten

Was tun bei ständiger innerer Unruhe – besonders abends oder nachts?

Innere Unruhe ist wie ein Strom im Körper, der nicht weiß, wohin er fließen soll. Besonders abends, wenn alles still wird, meldet sich der Körper mit Unruhe, Zittern, Unwohlsein, Rededrang oder Rastlosigkeit.

Wenn der Körper nicht zur Ruhe findet, hilft sanfte Erdung:

- **Vetiveröl und Lavendel,** auf Fußsohlen oder Solarplexus gerieben, bringen Ruhe in den Strom der Nerven.
- **Warme Fußkompresse** mit Römischer Kamille beruhigt Körper, Emotionen und Geist.
- **Raumbeduftung:** Lavendel, Copaiba, Weihrauch schaffen einen stillen Raum.
- **Abendlicher Trostmoment:** Wärmflasche, Duft und leise Worte: »*Du darfst jetzt ruhen in den Armen der Liebe.*«

Innerliche Einnahme:

- Magnesium (zur Entspannung), B-Vitamine (fürs Nervenkostüm), ein Schluck Antioxidantiensaft – beruhigt sanft von innen.

Was hilft bei extremer Reizbarkeit oder plötzlicher Aggression?

Aggression ist oft ein Ruf nach innerem Raum – kein Angriff.

Das hilft:

- **Nicht persönlich nehmen.** Es ist innerer Schmerz, nicht Absicht.
- **Raum öffnen:** Fenster, Türe öffnen, Luft hereinlassen – kein Einengen.
- **Lavendel oder Copaiba** sanft auf Schläfen oder Nacken reiben, nur wenn Kontakt gewünscht wird.
- **Mit ruhiger Stimme sagen:** »*Ich bin da. Ich warte, bis du wieder Raum hast.*«
- Stille, Duft und Nähe ohne Druck wirken oft stärker als jedes Argument.

Wie begleite ich jemanden, der sehr ängstlich ist – besonders abends oder vor Terminen?

Angst braucht Nähe, keine Erklärungen.

Das hilft:

- **Sanfte Berührung:** Copaiba oder Lavendel auf Brustbein oder Schultern auftragen.
- **Lichtquellen** dimmen, Flimmern meiden.
- **Zarte Geste:** Sage: »*Ich bin da. Du musst das nicht alleine fühlen.*«
- **Riechanker** mit Orange oder Rose – als Sicherheit in der Tasche mittragen.
- **Termin »vorbereiten«** mit Visualisierung, Duftanker und Satz: »*Du gehst nicht allein hinein – der Duft geht mit.*«

Was tun bei ständiger Wiederholung von Fragen?

Wiederholung ist kein Widerstand – sie ist die Suche nach Sicherheit.

Deine Haltung zählt mehr als eine Antwort:

- **Bleib ruhig.**
- **Wiederhole den gleichen Satz immer wieder:** das schafft Sicherheit.
- **Nutze visuelle Erinnerungshilfen:** ein Foto, ein Schild, ein Duft.
- **Duftanker am Pullover:** »*Wenn du das riechst, bin ich gleich zurück.*«
- Wiederholungen brauchen keine Korrektur, sondern **Verlässlichkeit, Präsenz und sanfte Orientierung.**

Wie kann man jemandem helfen, der traurig ist, aber nicht darüber spricht?

Unausgesprochene Traurigkeit wohnt im Körper – in den Schultern, im Blick, im Rücken.

Tröstende Handlungen – ohne viele Worte:

- **Mit Rosenöl den Rücken streicheln** – sanft, langsam, haltgebend.
- **Rosenduft selbst tragen** – du wirst zum Trost, nicht nur zum Begleiter.
- **Hand nehmen und leise summen** – die Stimme ersetzt das Gespräch.
- **Kerze entzünden:** Sage: »*Diese Flamme brennt für dich – ohne Worte.*«
- **Einfach da sein.** Hinsetzen, bleiben, nichts fordern, nur Gegenwart schenken.

»Trost ist kein Tun. Trost ist Dasein.«

Wie begleite ich liebevoll, wenn jemand sich selbst aufgibt?

Wer aufgibt, braucht keine Motivation, sondern Erinnerung an seinen inneren Wert. Wer bin ich? Wofür lebe ich?

Begleitung in Würde:

- **Duftanwendung** mit Rosmarin und Rose: Lebenskraft trifft Seelentiefe.
- **Gemeinsam erinnern:** Fotos, Lieblingsmusik, vertraute Düfte.
- **Satz mit Herz:** *»Du musst nichts tun. Aber ich erinnere dich daran, wie kostbar du bist.«*
- **Ein Tropfen Duft** aufs Herz täglich – wie ein Seelenanker, still und beständig.

»Nicht fordern, sondern lieben. Nicht antreiben, sondern erinnern.«

Wie kann man dem Gefühl der Nutzlosigkeit im Alter begegnen?

Nutzlosigkeit entsteht, wenn der Mensch sich selbst nicht mehr als wirksam erlebt.

Das hilft:

- **Kleine Aufgaben anbieten:** *Duft auswählen, Kerze entzünden, Tee »ansagen«.*
- **Lob benennen:** *»Deine Worte haben mich berührt.«*
- **Gemeinsame Erinnerungsrunde:** Frage: Was verlieh dem Leben eins Bedeutung?
- **Ein Tropfen Duft auf die Hand** – Sage: *»Du zählst. Du bleibst ein Teil der Gemeinschaft. Du gehörst zu uns.«*

Warum glauben ältere Menschen manchmal, dass ihnen etwas gestohlen wird?

Wenn Gedächtnis, Orientierung und Selbstwahrnehmung im Alter schwächer werden, entstehen oft stille Ängste.

Vergessene oder verlegte Dinge werden vom Gehirn nicht als eigenes Vergessen erkannt, sondern unbewusst umgedeutet: *»Es muss mir jemand etwas weggenommen haben.«* Das schützt das Selbstwertgefühl, denn Diebstahl ist leichter zu ertragen als Kontrollverlust.

Auch Erkrankungen, wie **Demenz** und **Alzheimer,** oder **Medikamente** können die Wahrnehmung verändern. Einsamkeit, Verlust und körperliche Schwäche verstärken diese inneren Unsicherheiten.

Manchmal sucht die Seele nach etwas, das verloren scheint – und der Verstand findet eine Geschichte dafür.

Was fehlt, ist oft nicht ein Gegenstand, sondern **das Gefühl von Sicherheit, Heimat, Dazugehörigkeit.** Düfte, sanfte Berührungen und liebevolle Worte sind Brücken zurück in ein vertrautes Gefühl.

Wichtig: Es geht nicht um den verlorenen Gegenstand – es geht um die Suche nach **Sicherheit, Ordnung und Halt**. Sanfte Reaktionen, Geduld und ein Gefühl von Geborgenheit sind die beste Antwort.

Wie kann man den Tag strukturieren, wenn alles auseinanderfällt?

Ohne Rhythmus verliert sich der Tag – und damit oft auch das innere Gleichgewicht. Gerade bei Pflegebedürftigen ist eine duftende Tagesstruktur wie ein Geländer für die Seele. Sie gibt Sicherheit, besonders wenn Worte oder Wille schwächer werden.

Duftende Struktur für den Tag:

- **Tagessegen am Morgen:** Sage: »*Heute ist ein guter Tag für ein Lächeln.*«
- **Morgens:** Zitrone oder Rosmarin im Aroma-Diffuser – aktiviert, fokussiert.
- **Mittags:** Lavendel oder Orange – unterstützt Rückzug und Regulation.
- **Abends:** Vetiver oder Römische Kamille – beruhigt, hilft beim Loslassen.

Ein wiederkehrender Duft kann mehr Ordnung geben als tausend Worte.

Spirituelle und letzte Wegbegleitung

Wie kann man spirituelle Orientierung geben, wenn der Mensch nicht gläubig ist?

Man muss nicht religiös sein, um Sehnsucht nach Licht, Sinn und Trost zu spüren. Am Lebensabend zählt oft nur eines: Frieden.

Was still trägt – ohne Worte, ohne Dogma:

- **Weihrauch, Sandelholz, Rose im Raum** – öffnen das Herz, ohne zu fordern.
- **Stille Gesten:** Ein Dufttuch, eine Kerze, eine segensvolle Berührung schenken Freiraum.
- **Ein leiser Satz des Vertrauens:** »*Du bist geführt. Es ist alles gut.*«

Auch ohne Glauben kann ein Mensch sagen: »*Ich spüre, dass es mehr gibt – und das reicht mir.*«

Wie kann man Hoffnung schenken, ohne falsche Versprechungen zu machen?

Hoffnung heißt nicht: »Alles wird gut.« Es heißt: »*Du bist nicht allein. Dein Sein zählt. Das Heute hat Bedeutung.*«

Hoffnungsbringer im Alltag:

- **Lichte Düfte im Diffuser:** Zitrone, Orange, Bergamotte – heben spürbar die Stimmung.
- **Täglicher Satz:** »*Heute ist ein Tag, an dem etwas Gutes geschieht.*«
- **Kleine Fortschritte benennen:** »*Du hast gelächelt. Ich hab's gesehen.*«
- **Achtsamer Moment** mit Duftkerze, Duftkissen oder Duftarmband – still, aber spürbar.

Wie kann man liebevoll begleiten, wenn jemand oft von »nach Hause gehen« spricht?

»Nach Hause« bedeutet oft nicht ein Ort, sondern das Sehnen nach Frieden,

Loslassen, die Heimkehr der Seele in die Arme der Liebe, um zu ruhen und neuen Lebensmut zu finden.

So kannst du begleiten – mit Herz und Anteilnahme:

- **Nicht korrigieren**, sondern zuhören, bezeugen, still mitgehen.
- **Duftanker** wie Weihrauch, Rose oder Sandelholz schenken Geborgenheit und öffnen den Raum für Übergänge.
- **Stille Sätze,** die im Herzen landen: *»Du bist nicht allein.« »Es ist in Ordnung, wenn du müde bist.« »Ich bin da.«*
- **Gemeinsam atmen**, Duft auftragen, Hände halten. Manchmal reicht ein Blick, ein Atemzug – und Liebe.

»Nach Hause« ist keine Flucht, sondern eine Heimkehr ins Licht. Deine Nähe ist das schönste Geschenk auf diesem Weg.

Wie kann man Trost geben, wenn Worte nicht mehr verstanden werden?

Wenn Worte nicht mehr ankommen, kommen Duft, Berührung, Klang und Präsenz umso klarer an.

Trost ohne Worte:

- **Sanfte Berührung mit Rosenöl** – die Haut erinnert sich.
- **Lieblingsduft von früher:** Apfelkuchen, Lavendel, Zitronenschale – weckt Heimatgefühle.
- **Leises Summen oder Singen** – Musik spricht zur Seele.
- **Streicheln oder sanftes Halten** der Schulter oder Wange – für Geborgenheit und Loslassen.
- **Augenkontakt** – ein stiller Blick, der mehr sagt als Worte.

»Der tiefste Trost ist Mitgefühl.«

Wie kann man die Angst vor dem Tod mit Duft begleiten – ohne viel zu sagen?

Sterbeangst ist oft die Angst, verlassen zu werden.

Das hilft:

- **Räuchern oder sanftes Beduften des Raumes** mit Weihrauch, Myrte, Zypresse oder Weißtanne – schafft eine Atmosphäre von Erhebung, Klarheit und Loslassen.
- **Ein Tropfen auf das Herz-Chakra oder die Fußsohlen**, z. B. Lavendel, Weihrauch, Baldrian, Narde – wirkt erdend, angstlösend und beruhigend.
- **Duftendes Stofftaschentuch am Bett** – mit einer angstlindernden Mischung wie Orange, Neroli, Vanille – vermittelt Sicherheit, Geborgenheit und inneres Licht.
- **Summen eines sanften Tons** – ein Liebeslied an Gott – beruhigt das Nervensystem, verbindet mit dem göttlichen Atem und wirkt tief tröstend.
- **Stille Handberührung** mit Rosenöl, Copaiba oder Baldrian – besonders auf der Innenseite der Hand oder Stirn – vermittelt Zärtlichkeit, Wärme und Nähe ohne Worte.

- **Ein duftender Abschiedsgruß auf einem Tuch**, z. B. eine Mischung aus Rose, Weihrauch und Sandelholz – als duftende Brücke in die andere Welt.
- **Sanfte Raumbeduftung** mit einem Gebet im Herzen, mit Angelica (Engelwurz), Zypresse oder Rose – als duftende Begleitung der Seele beim Übergang.

Diese Elemente wirken nicht durch Lautstärke oder Worte, sondern durch Schwingung, Präsenz und tiefes Mitgefühl.

»Manche Fragen lassen sich nicht lösen – aber liebevoll begleiten. Und manchmal ist ein Tropfen Duft mehr Antwort als jedes Wort.«

Für Pflegende und Angehörige

Wie kann ich mich als Pflegeperson erden, wenn alles zu viel wird?

Wenn du täglich gibst, mitfühlst und trägst – und irgendwann bemerkst, dass nichts mehr übrig ist –, dann brauchst du nicht noch mehr Kraft. Du brauchst die Rückkehr zu deiner Quelle. Dein Atem, dein Herzschlag, der Duft auf deiner Haut – sie erinnern dich daran, wer du wirklich bist. Auch mitten im Sturm.

Mini-Erdung im Alltag:

- **Atme langsam und tief ein** mit einem Riechstift aus Vetiver und Zedernholz. Spüre bewusst deine Füße am Boden.
- **Gib 1 Tropfen** Lavendelöl auf dein Handgelenk. Atme langsam und weich. Spüre: »*Ich bin da.*«
- **Lege deine Hände auf dein Herz**, schließe die Augen und sage leise: »*Ich bin. Ich atme. Ich bin bei mir.*«

Innere Stabilität braucht auch Nährstoffe:

Magnesium, Omega-3-Fettsäuren und adaptogene Pflanzen wie Ashwagandha oder Rhodiola unterstützen dein Nervensystem von innen.

Nährstoffe stärken dein Nervensystem – aber was dich wirklich trägt, ist dein innerer Halt. **Du bist angekommen. In dir selbst. Gehalten von dem, was dich wirklich nährt.**

Warum sind ätherische Öle so teuer?

Du hast in diesem Buch von kleinen und großen Wundern gelesen, die ätherische Öle in unserem Leben bewirken können. Und du wirst noch viel größere Wunder erleben, die erst sichtbar werden, wenn du reine, unverfälschte ätherische Öle erlebst und mit ihnen arbeitest.

Statt irgendwo Öle von gewinnorientierten Farmen einzukaufen und auf Etiketten zu vertrauen, gibt es eine Firma, die seit Jahrzehnten weltweit die reinsten ätherischen Öle erzeugt. Sie beginnt mit den Samen der besten Pflanzen, aus denen das kostbare Öl entstehen soll. Die Felder werden mit klarem Gebirgswasser bewässert, Unkraut in Handarbeit entfernt, die Pflanzen mit Liebe gepflegt – und die Ernte erfolgt im exakt richtigen Moment. Dieser kann früh am Morgen liegen, in der brütenden Mittagshitze oder in der kühlen Nacht – immer dann, wenn die jeweilige Pflanze ihre volle Lebenskraft entfaltet.

Doch das ist nur der Anfang. Der entscheidende Schritt ist die kunstvolle Destillation. Sie erfordert Erfahrung, Hingabe und Geduld – manchmal dauert sie nur eine Stunde, manchmal viele Stunden, um alle wirksamen Bestandteile zu destillieren. Nach der Destillation wird nichts entfernt, nichts hinzugefügt – das Ergebnis ist ein Öl, das die **volle Kraft, Frequenz und Intelligenz der Natur** in sich trägt. Laboranalysen bestätigen: **Alle therapeutisch wirksamen Bestandteile** der Pflanze sind im ätherischen Öl enthalten – ohne künstliches Zutun.

Zeig mir eine Firma, die durch solche Mühe, Sorgfalt und Liebe geht. Es ist so viel Herz in jedem Tropfen. Verstehst du jetzt, warum 100% reine Öle ihren Preis haben?

Denn auch wenn viele Fläschchen mit dem Etikett »100% reines ätherisches Öl« werben – es ist gesetzlich erlaubt, diese Bezeichnung zu verwenden, selbst wenn nur 5 bis 10% echtes, unverfälschtes Öl enthalten sind. Der Rest besteht aus synthetischen Zusätzen, Standardisierungen, auch in sogenannten »Apothekenölen« – damit jedes Fläschchen gleich riecht.

Doch die Natur lässt sich nicht normieren. Ein Jahr bringt mehr Regen, ein anderes mehr Sonne. Die Temperatur schwankt, die Ernte variiert – und **jedes echte Öl ist ein einzigartiges Wunder**, das die Sprache der Natur auf seine Weise spricht.

Und das ist der Grund, warum selbst resistente Keime sich niemals an 100% reine ätherische Öle gewöhnen können. Die Natur ist lebendig. Und das spürst du – **in jedem Tropfen, der mit Achtsamkeit und Hingabe gewonnen wurde.**

Es gibt **keine international einheitliche gesetzliche Definition**, was »rein« bedeuten muss. Das nutzen viele Hersteller aus. Die Kennzeichnung »**100% reines Öl**« klingt vertrauenswürdig, doch in Wahrheit bedeutet sie oft nur: **nicht ganz synthetisch**.

Gibt es noch andere wirksame Mittel – außer ätherischen Ölen –, die in der Altenpflege hilfreich sind?

Die Forschung sucht tief und hoch nach dem sogenannten »**Jugendlichkeitsgen**« – und danach, wie Frequenzen dieses Gen aktivieren könnten. Man versucht, die Schwingungen der Erde und der Pflanzenwelt nachzubilden – in technischen Frequenzsystemen, in Maschinen, die den Klang der Natur nachahmen, oder in speziell informierten Substanzen.

Doch solange wir nicht sicher sein können, dass diese Frequenzmedizin frei von Nebenwirkungen und nicht profitorientiert ist – warum wenden wir uns nicht dem **Original** zu? Der **Natur selbst.** Den **ätherischen Ölen** – der

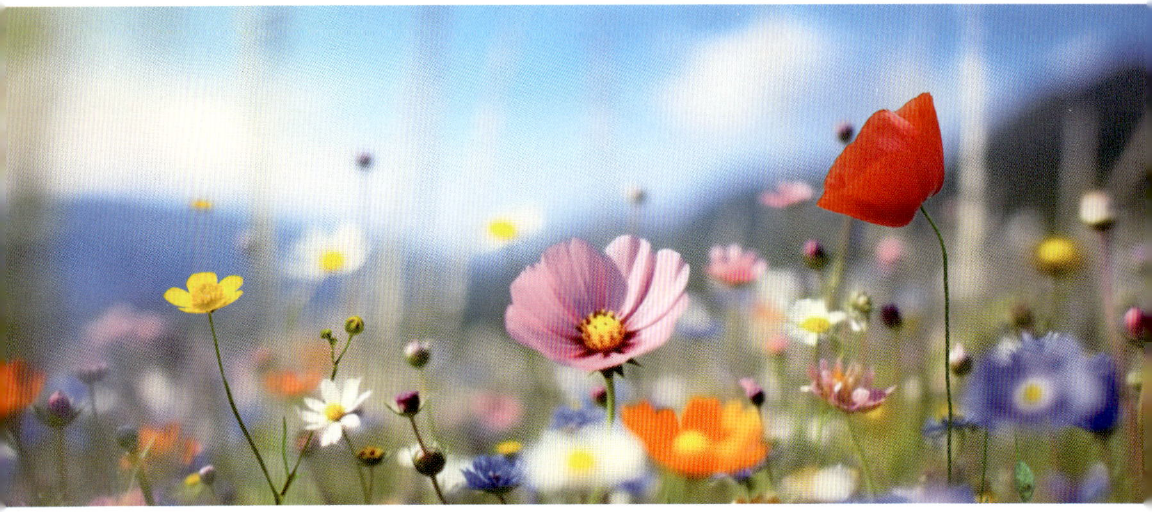

Frequenzmedizin, wie sie von Anfang an gedacht war.

Vielleicht kommt eines Tages der Moment, in dem dein Körper durch das feine Wahrnehmen dieser duftenden Frequenzen lernt, die Heilfrequenz **aus sich selbst hervorzubringen**. Ganz ohne äußeres Mittel, allein durch deine geistige Verbindung – durch einen Gedanken, der an ein ätherisches Öl erinnert und somit dessen Schwingung im Inneren zum Klingen bringt.

Geist über Materie.

Doch das gelingt nur, wenn wir das höchste Prinzip verstehen: **Liebe**. Nicht die Liebe, die etwas will, sondern die, die einfach liebt. So wie die göttliche Liebe liebt: **bedingungslos**.

Heilung ist Liebe.

»Schau in die Natur – siehst du sie nicht überall? In den duftenden Blüten, den schmackhaften Kräutern, im Singen der Wälder? All das ist Ausdruck einer Liebe, die nichts fordert – und alles schenkt.«

Solange wir diese Liebe nicht vollkommen leben, werden wir selbst nicht zur Heilfrequenz werden können.

Doch bis dahin empfangen wir mit dankbarem Herzen, was uns jetzt schon zur Verfügung steht: die **ätherischen Öle** – als Wegweiser, als Boten, als sanfte Lehrer auf dem Pfad der Heilung.

»Jedes duftende ätherische Öl flüstert leise von dem Geheimnis der Liebe, die heilt.«

26 Tabellen und Anwendungshilfen

Struktur schenken – Orientierung geben – Pflege erleichtern

Manchmal braucht es nicht viele Worte, sondern klare Übersichten, hilfreiche Werkzeuge und strukturierte Impulse, die den Alltag in der Seniorenpflege erleichtern.

In diesem Kapitel findest du Tabellen und praxisnahe Hilfen, die du sofort einsetzen oder anpassen kannst – für mehr Übersicht, Sicherheit und Herz im Pflegealltag:

- Exemplarischer Pflegeplan zur Anwendung von ätherischen Ölen im Seniorenheim
- Ätherische Öle in der Pflege
- Ätherische Öle, nach Wirkungen geordnet
- Wo Duft heilt – Aromatherapie in modernen Seniorenheimen der D-A-CH-Region
- Praktische Alltagshilfen im Pflegekontext – Einsatz, Wirkung, Nutzen

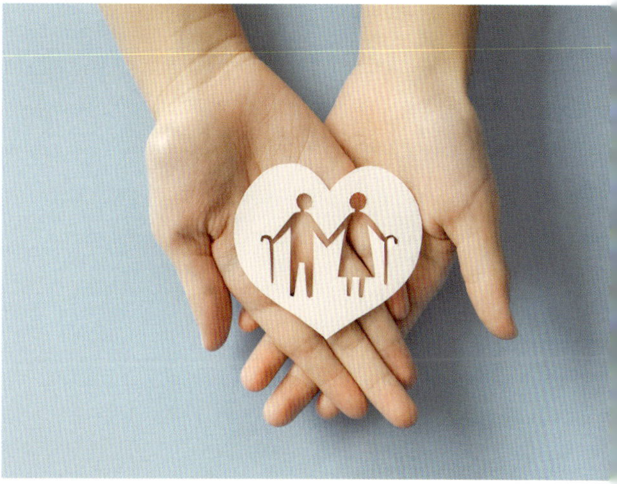

Exemplarischer Stundenplan zur Anwendung von ätherischen Ölen in der Seniorenpflege

Dieser liebevoll gestaltete Plan hilft Pflegekräften, ätherische Öle achtsam und wirkungsvoll in den Pflegealltag zu integrieren – mit dem Ziel, sowohl den Senioren als auch den Pflegenden selbst Momente der Entspannung, Geborgenheit und Vitalität zu schenken.

Uhrzeit	Aktivität	Anwendung	Wirkung
06:30	Sanfter Tagesbeginn: Duft im Badezimmer für einen hellen, aktivierenden Start	2 Tropfen Zitrone oder Orange im Aroma-Diffuser	Wirkt stimmungsaufheller und gibt Energi für den Tag
07:00	Duftende Morgenpflege und Aktivierung	Sanftes Duschöl oder Aloe-Vera-Reinigungsgel mit Orange, Lavendel oder Rosmarin Alternativ: Sanfte Handmassage mit 1% verdünntem Lavendelöl oder Geranie	Fördert Hautdurchblutung und beruhigt eventuell vorhandene Nacht unruhe
08:00	Frühstück mit Zitronenfreude	1 Tropfen Zitronenöl (Lebensmittelqualität) in warmem Wasser trinken	Als Verdauungs hilfe
09:00/ 09:30	Gruppenaktivierung durch Duft - Raumbeduftung im Gemeinschaftsraum: Ideal für Gruppenangebote, Spielrunden, Frühstück	Bergamotte und Pfefferminze (je 2 Tropfen) Alternativ: Rosmarin, Grapefruit, Zypresse	Fördert Konzer tration und hek die Stimmung
11:30	Verdauungsunterstützung vor dem Mittagessen: Bauchmassage	Roll-On mit Fenchel und Ingwer (1% Verdünnung) auf Bauch auftragen (nach Rücksprache)	Anregung der Verdauung
12:00/ 13:00	Mittagsruhe/Mittagsschlaf: Raumbeduftung oder Brust-, Rückenkompresse	Lavendel und Bergamotte im Aroma-Diffuser; oder Römische Kamille und Lavendel in warmem Umschlag	Fördert tiefe Entspannung
14:00	Bewegungsanregung: Bein- oder Handmassage	Mit Majoran, Wacholder oder Wintergrün	Zur Aufmunterung
15:30	Nachmittagsaktivierung Aromatische Duftreize oder Dufterinnerung; Gespräch darüber möglich	1 Tropfen Rosmarin oder Zitrone auf Duftstein	Fördert geistig Wachheit
16:00	Duft-Erinnerungsrunde: Ein Öl auswählen, Erinnerungen teilen	z. B. Rose, Lavendel, Orange	Fördert geistig Wachheit
17:00/ 19:00	Abendpflege/Rückzug: Einreibung, Fußbad oder Fußmassage	Majoran und Lavendel in 1% Mischung oder Lavendel/Sandelholz als beruhigender Raumduft	Wirkt schmerz lindernd und beruhigend
20:00/ 21:00	Schlafvorbereitung: Kissen- oder Bettduftspray oder Aroma-Diffuser; auch als behutsame Einschlafbegleitung mit Worten oder Musik	2 Tropfen Ylang-Ylang und 1 Tropfen Sandelholz, Vanille oder Kamille und Lavendel	Für Geborgenheit und einen gesunden Schl

Hinweise für Pflegende:

- Dieser Plan ist ein Vorschlag und wird individuell angepasst.
- Beginne mit ein oder zwei Ölen! – Nicht viele Öle auf einmal.
- Achte auf Reaktionen, Vorlieben und eventuelle Überempfindlichkeiten.
- Sprich ätherische Öle stets mit dem Pflegeteam und dem behandelnden Arzt ab.
- Weniger ist mehr – besonders im Alter oder bei empfindlichen Personen.

Tipp: Führe ein kleines »Dufttagebuch«, um zu beobachten, welche Öle gut ankommen und wie die Wirkung erlebt wird.

Dieser Tagesplan schenkt dir Struktur, den Senioren Wohlbefinden und dem Pflegealltag ein wenig mehr Leichtigkeit und Frieden.

Ätherische Öle in der Pflege

Ätherisches Öl	Hauptwirkung	Anwendung
Anis *(Pimpinella anisum)*	krampflösend, süßlich	Hormonausgleich, Hautpflege
Basilikum *(Ocimum basilicum)*	geistig anregend, befreiend	Atemanregung, Bauchöl
Bergamotte *(Citrus bergamia)*	angstlösend, stimmungsaufhellend	Diffuser, Massagemischung
Copaiba *(Copaifera officinalis)*	entzündungshemmend, schmerzlindernd	Einreibung, Schmerzöl
Eucalyptus radiata (mild) oder *Eucalyptus globulus* (intensiver)	befreiend, klärend	Atemwege, Inhalation
Fenchel *(Foeniculum vulgare)*	verdauungsfördernd, hormonaktivierend	Bauchöl, Teeersatz
Grapefruit *(Citrus paradisi)*	anregend, stoffwechselaktivierend	Roll-On, gegen Trägheit
Ingwer *(Zingiber officinale)*	verdauungsanregend, wärmend	Bauchmassage, Verdauung
Kamille, römische *(Chamaemelum nobile)*	entspannend, angstlösend	Abendlicher Ausklang, Kompresse
Kardamom *(Elettaria cardamomum)*	verdauungsstärkend, klar	Bauchöl, Anregung
Kiefer *(Pinus sylvestris)*	befreiend, stärkend	Inhalation, Rückenkompresse
Lavendel *(Lavandula angustifolia)*	beruhigend, ausgleichend	Diffuser, Nackenmassage

Ätherisches Öl	Hauptwirkung	Anwendung
Majoran *(Origanum majorana)*	muskelentspannend, krampflösend	Rückenöl, Bauchwickel
Mandarine *(Citrus reticulata)*	sanft belebend, beruhigend	Morgenpflege
Melisse *(Melissa officinalis)*	nervenstärkend, herztröstend	Herzeinreibung, Kissenspray
Muskatellersalbei *(Salvia sclarea)*	hormonell regulierend, entspannend	Wechseljahre-pflegend, PMS
Myrrhe *(Commiphora myrrha)*	zellerneuernd, hautregenerierend	Narbenpflege, Zellregeneration
Nelke (Gewürznelke) *(Syzygium aromaticum)*	desinfizierend, schmerzlindernd	Zahnpflege, Massageöl
Orange *(Citrus sinensis)*	heiter, motivierend	Raumbeduftung
Oregano *(Origanum vulgare)*	antibakteriell, stark	Stark verdünnt als Immunöl
Palmarosa *(Cymbopogon martinii)*	ausgleichend, zart blumig	Gesichtspflege, Hautausgleich
Patchouli *(Pogostemon cablin)*	stabilisierend, zentrierend	Raumduft, Parfüm
Pfefferminze *(Mentha piperita)*	konzentrationsfördernd, erfrischend	Stirneinreibung, Konzentration
Rose *(Rosa damascena)*	herzöffnend, harmonisierend	Einreibung, Inhalation
Rosengeranie *(Pelargonium graveolens)*	emotionsausgleichend, weiblich stärkend	Hautpflege, Emotionsbalance
Salbei *(Salvia officinalis)*	klärend, krampflösend	Hormonpflege, Duftstein
Sandelholz *(Santalum album)*	erdend, beruhigend	Meditation, Körperöl
Schwarzer Pfeffer *(Piper nigrum)*	wärmend, anregend	Massageöl, wärmend
Teebaum *(Melaleuca alternifolia)*	pilzhemmend, antibakteriell	Fußbäder, Hautpflege
Thymian *(Thymus vulgaris)*	antibakteriell, stärkend	Erkältungszeit, Kompressen
Vetiver *(Vetiveria zizanoides)*	fokussierend, stabilisierend	Schlafmischung, Fußöl
Wacholder *(Juniperus communis)*	entschlackend, belebend	Bauchmassage, Ausleitung

Ätherisches Öl	Hauptwirkung	Anwendung
Weihrauch *(Boswellia carteri)*	spirituell öffnend, zentrierend	Meditation, Brustbereich
Ylang-Ylang *(Cananga odorata)*	sinnesöffnend, herzberuhigend	Diffuser, Herzöl
Zedernholz *(Cedrus atlantica)*	beruhigend, erdend	Diffuser, Brustbereich
Zimt *(Cinnamomum verum)*	durchblutungsfördernd, erwärmend	Verdauungsöl, Einreibung
Zitrone *(Citrus limon)*	erfrischend, stimmungsaufhellend	Morgen-Diffuser-Mischung
Zitronengras *(Cymbopogon citratus)*	entgiftend, hautstraffend	Cellulitepflege, Fußöl
Zitronenmyrte *(Backhousia citriodora)*	immunstärkend, antibakteriell	Diffuser, Immunpflege
Zypresse *(Cupressus sempervirens)*	lymphflussfördernd, ausleitend	Lymphmassage, Beine

Ätherische Öle nach Wirkungen geordnet

Verdauung und Stoffwechsel	Immunsystem und Entzündung	Entspannung und Schlaf
Anis Fenchel Ingwer Kardamom Pfefferminze Basilikum Zitrone Grapefruit Mandarine Zimt Schwarzer Pfeffer	Copaiba Weihrauch Teebaum Thymian Oregano Nelke (Gewürznelke) Zitronengras	Lavendel Kamille, römische Melisse Ylang-Ylang Muskatellersalbei Orange Vanille
Stimmungsaufhellung und Emotionen	**Hautpflege und Regeneration**	**Atmung und Reinigung**
Bergamotte Rose Mandarine Rosengeranie Zitronenmyrte Zypresse	Myrrhe Palmarosa Patschuli Immortelle Sandelholz Weihrauch	Eukalyptus Kiefer Zedernholz Wacholder Zypresse

Wo Duft heilt – Aromatherapie in modernen Seniorenheimen der D-A-CH-Region

Heime, die duften, und was andere von ihnen lernen können

Immer mehr Seniorenheime mit **ganzheitlich-alternativem Ansatz** setzen auf naturheilkundliche Methoden wie **Aromatherapie**, um das Wohlbefinden ihrer Bewohner zu fördern. In Deutschland, Österreich und der Schweiz gibt es Einrichtungen, die **ätherische Öle im Pflegealltag** gezielt einsetzen – sei es zur Beruhigung, gegen Schmerzen oder zur Begleitung von demenzerkrankten Menschen. Im Folgenden werden einige dieser Einrichtungen vorgestellt.

Einrichtungen mit Aromatherapie im Pflegealltag (D-A-CH)

Einrichtung	Standort	Anwendung ätherischer Öle
Föhrenbach Seniorenheim GmbH	Bammental (Baden-Württemberg, DE)	Ziel ist eine angenehme Atmosphäre und **natürliche Pflege**. seniorenheim-foehrenbach.de
Haus Maria Regina (SMMP)	Diestedde (Nordrhein-Westfalen, DE)	**Aromapflege-Motto:** »Bei uns geht alles nach Ihrer Nase.« maria-regina-diestedde.smmp.de
Seniorenzentrum Martha-Maria Lichtenstein-Honau	Lichtenstein-Honau (Baden-Württemberg, DE)	Ziel ist es, zu verwöhnen, zu entspannen, zu beruhigen, zu stärken und Ängste zu lindern – stets sanft und **individuell angepasst**. sz-honau.martha-maria.de
Wohn- und Pflegeheim Wildschönau	Wildschönau (Tirol, AT)	Einsatz von **100% naturreinen ätherischen Ölen** und Pflanzenölen in der täglichen Pflege. wildschoenau.gv.at
Heime Uster (Pflegezentren Im Grund/ Dietenrain)	Uster (Kanton Zürich, CH)	**Komplementäre Aromapflege** für Entspannung, **Schlafhilfe**, Konzentration, Stimmung, Hautpflege und freie Atmung. heime-uster.ch

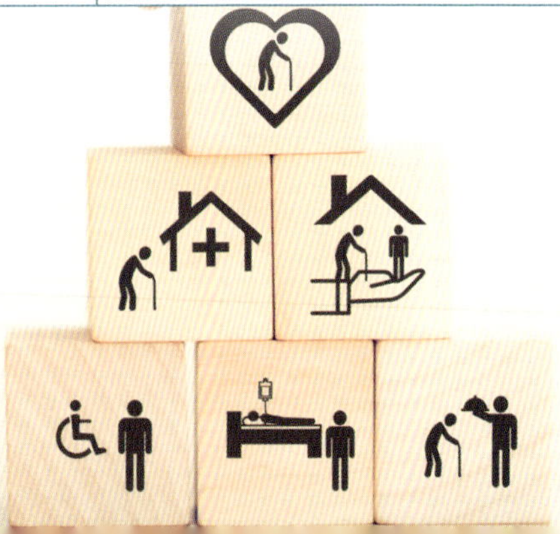

Praktische Alltagshilfen im Pflegekontext – Einsatz, Wirkung, Nutzen

Dieser Abschnitt versammelt praktische Werkzeuge, technische Hilfen und bewährte Konzepte, die den Pflegealltag erleichtern und die Selbstständigkeit fördern. Es zeigt, wie moderne Unterstützung, Duftpflege und liebevolle Begleitung zusammenfinden.

Technische Hilfen für den Alltag – liebevolle Begleiter auf dem Weg zur Selbstständigkeit

Kleine Dinge mit großer Wirkung

Rutschfeste Teppichunterlagen, langstielige Schuhlöffel, bequeme Dosenöffner oder ein einfacher Rückenkratzer – diese kleinen Alltagshelfer wirken unscheinbar, erleichtern aber den Alltag ungemein. Sie schenken Selbstständigkeit und verhindern Situationen, die sonst mühsam oder gar gefährlich sein könnten. Wenn ein Sockenanzieher dabei hilft, sich morgens alleine anzuziehen, dann ist das ein großer Erfolg an Selbstbestimmung im Alter.

Technik mit Herz

Moderne Technik hat längst Einzug gehalten in den Alltag vieler älterer Menschen – nicht um zu kontrollieren, sondern um zu beschützen. Ein sanft leuchtendes Nachtlicht mit Bewegungssensor, ein sprechender Wecker, der liebevoll an Termine erinnert, oder ein Notrufarmband, das Sicherheit vermittelt, wenn man allein zu Hause ist – all das sind Zeichen einer neuen Fürsorgekultur. Und wer möchte, kann sogar mit einem Sprachassistenten das Licht einschalten oder den Lieblingswalzer erklingen lassen.

Für Menschen mit Demenz – Berührung, die beruhigt

Menschen, deren Erinnerungen langsam verblassen, finden Trost in vertrauten Dingen: eine Nesteldecke mit Knöpfen, Reißverschlüssen und weichen Stoffen lädt die Hände zum Fühlen ein und bringt Ruhe ins Herz. Eine Therapiepuppe kann wie ein stilles Gegenüber sein – warm im Arm, voller Erinnerung an ein früheres Leben als Mutter, Vater, Großelternteil. Es sind solche Dinge, die mehr sagen als Worte und das Herz erreichen, wo Worte manchmal nicht mehr genügen.

Für Körperkraft und Beweglichkeit – sanfte Aktivierung

Pedaltrainer für Beine und Arme, Balancekissen, weiche Hanteln oder Greifbälle – sie laden ein, den Körper in Bewegung zu halten, sanft, aber wirkungsvoll. Schon zehn Minuten täglich stärken Muskeln und Gelenke und geben das Gefühl: *»Ich kann etwas tun. Ich bin noch da. Ich bewege mich.«*

Wohnen mit Herz und Sicherheit

Ein Zuhause, das mitdenkt: Haltegriffe im Bad, eine bodengleiche Dusche, eine erhöhte Toilette oder ein Badewannenlift – all das schafft nicht nur Komfort, sondern lässt das Gefühl entstehen: *»Ich darf daheimbleiben, wo ich mich wohlfühle.«*

Und wenn das Treppensteigen schwerfällt, bringt ein Treppenlift ein Stück Unabhängigkeit zurück.

Kostbare Ergänzungen für Geist und Sinne

Omega-3-Fettsäuren und bestimmte Enzyme wie Nattokinase werden als kleine Helfer für das Gehirn und die Augen beschrieben – sie nähren, was klar bleiben will, und beleben, was träge geworden ist. In Rücksprache mit dem Arzt können sie eine wunderbare Ergänzung sein – wie ein Lichtstrahl für das Denken und Sehen im Alter.*

Ein Licht in dunklen Stunden – Notrufsysteme und Gemeinschaft

Wer weiß, dass Hilfe nur einen Knopfdruck entfernt ist, schläft ruhiger. Hausnotrufe, GPS-Ortung oder ein digitales Armband schaffen nicht nur Sicherheit, sondern auch Vertrauen – bei den Betroffenen selbst, wie auch bei ihren Angehörigen. Und noch ein kostbarer Gedanke: Man muss nicht alles alleine schaffen. Ob Nachbarn, Freunde, Pflegedienste oder moderne Besuchsdienste – es gibt Menschen, die gerne helfen.

Besondere Hilfen aus der Schatzkiste der Natur – erprobt, geliebt, empfohlen

Manche Dinge sind mehr als nur Hilfsmittel – sie sind wie stille Freunde, die uns begleiten, nähren und heilsam unterstützen. Hier findest du eine Auswahl besonders wirksamer Anwendungen, die sich über viele Jahre bewährt haben und ein wertvoller Teil ganzheitlicher Seniorenpflege sein können:

Sanza® ist ein modernes **Regenerationssystem** zur Unterstützung älterer Menschen im Alltag. Es verbessert die Zellenergie, den Sauerstofftransport und die Durchblutung – und kann so zur Entlastung des Körpers, zur Förderung der geistigen Klarheit und zur Stressregulation beitragen. In der Altenpflege bietet Sanza® praktische Hilfe bei Schlafproblemen, innerer Unruhe, Konzentrationsstörungen und nachlassender Beweglichkeit. Die Anwendungen wirken sanft, sind wissenschaftlich fundiert und unterstützen eine bessere Lebensqualität – ohne Medikamente, aber mit sichtbarer Wirkung. (Siehe: https://secretsofnature.sanzanet.com)

Luminosana® (vormals 90.10.®): *Heilung im Licht des Bewusstseins.* Stell dir eine Zukunft vor, in der Heilung nicht mehr durch äußere Eingriffe geschieht, sondern durch die bewusste Aktivierung innerer Intelligenz – still, sanft, lichtvoll. Genau das ermöglicht die Technologie von **Luminosana®**: Das MedBed® wirkt auf geistiger Ebene über reine Quanteninformation, während der VirtualCube® ein kraftvolles Torusfeld erzeugt, das den gesamten Raum mit kohärenter Energie durchflutet. Diese Hilfsmittel erinnern Körper, Geist und Seele an ihre ursprüngliche Ordnung – ohne Strom, ohne Geräte, ohne Neben-

* Der Praxis Ratgeber *Das 9-Punkte Programm nach Helmuth Matzner* zeigt auf, was die Zelle zum Überleben und zum Glücklichsein braucht. (Siehe: https://www.mariaschasteen.com/das-9-punkte-wellness-programm oder https://www.secretsofnature.org/nahrung)

wirkungen. Mehr Informationen findest du auf www.luminosana.com.

Rückenwohl® Extensor Schlafsystem – Eine besondere Schlafunterlage, die in Rückenlage die natürliche Krümmung der Wirbelsäule unterstützt. Sie entlastet Bandscheiben, entspannt die Muskulatur und sorgt dafür, dass der Körper sich im Schlaf wirklich regenerieren kann. Viele Menschen berichten, dass sie dadurch schmerzfrei aufwachen – wie nach einem inneren Neustart.
(Siehe: https://www.secretsofnature.org/lifestyle/rueckenwohl)

Hochfrequenztherapie – Sanfte Impulse, die den Stoffwechsel anregen, Entzündungen entgegenwirken und die Zellregeneration unterstützen. Diese Anwendung kann besonders hilfreich sein bei chronischen Beschwerden, Hautproblemen oder einfach zur energetischen Vitalisierung.
(Siehe: https://www.secretsofnature.org/lifestyle/hochfrequenztherapie)

Spezielle Parodontitis-Zahnbürste – Für alle, die unter empfindlichem Zahnfleisch, Parodontose oder Rückgang des Zahnfleisches leiden, bietet diese Zahnbürste eine gezielte Hilfe. Sie unterstützt die natürliche Regeneration des Zahnfleisches – und damit auch das Bewusstsein für Mundgesundheit im Alter.
(Siehe: https://www.secretsofnature.org/lifestyle/parodontitis)

Dispersionsbad – Das Originale Ölbad nach Junge – Eine Wohltat für Körper, Gemüt und Geist. Die feine Verwirbelung ätherischer Öle im Wasser sorgt dafür, dass die kostbaren Inhaltsstoffe tief in die Haut aufgenommen werden können. Dieses Bad schenkt Erholung, stärkt das Immunsystem und ist eine achtsame Geste der Selbstzuwendung.
(Siehe: https://www.secretsofnature.org/lifestyle/dispersionsbad)

Ultraschall-Thermoeffekt zur Tiefenregeneration – Diese Anwendung verbindet sanfte Wärme mit feinsten Schwingungen, die bis in tiefe Gewebeschichten vordringen. Sie eignet sich hervorragend zur Regeneration von Muskeln, Gelenken und Bindegewebe und wird oft bei chronischen Schmerzen oder zur Lymphaktivierung eingesetzt.
(Siehe: https://www.secretsofnature.org/lifestyle/ultraschall-thermoeffekt)

Diese Dinge mögen äußerlich klein erscheinen, aber sie tragen große Fürsorge in sich. Sie helfen, den Tag mit mehr Leichtigkeit, Selbstständigkeit und Würde zu gestalten. Und sie erinnern daran: *Es ist nie zu spät, sich selbst etwas Gutes zu tun.*

Diese Auswahl zeigt nur einen Ausschnitt der Möglichkeiten. Eine regelmäßig aktualisierte Liste technischer Alltagshilfen findest du online unter: www.mariaschasteen.com/altenpflege

Mit jedem liebevoll gewählten Hilfsmittel sagen wir Ja zum Leben. Es sind die kleinen Helfer, die Großes bewirken – und dem Herzen zuflüstern: *Du bist versorgt.*

27

Wenn der Duft zum Herzen spricht – Geschichten, die berühren

Manchmal sind es nicht die Anleitungen, die bleiben, sondern die Geschichten, die das Leben schreibt und unser Innerstes bewegen. Lass dich berühren von dem, was möglich wird, wenn Liebe, Achtsamkeit und ein Tropfen naturreines Öl ein neues Kapitel aufschlagen. Hier findest du keine Theorie. Nur Duft und Leben.

»Ein Tropfen Duft – und Erinnerungen beginnen zu sprechen.«

Der Duft des Lebens

Margarete war eine kleine Frau mit einem oft müden Blick. Ihre Hände, von der Zeit gezeichnet, lagen meist ruhig in ihrem Schoß, während sie den Alltag im Altersheim beobachtete – still, wie ein Schiff, das in einem Nebelmeer vor Anker liegt. Die anderen Bewohner scherzten, lachten oder klagten, doch Margarete sprach selten. Ihre Stimme war leise geworden, wie ein Vogel, der das Singen verlernt hatte.

Lena, die Therapeutin des Heims, war eine Frau mit einem Gespür für die leisen Töne. Sie hatte Margarete oft beobachtet, wie sie auf ihrem Stuhl saß, in Gedanken versunken. Es schien, als wäre sie weit entfernt, in einer Welt, die nur sie sehen konnte.

Eines Tages brachte Lena ein kleines Duftsäckchen mit in den Gemeinschaftsraum. Es war mit getrockneten Rosenblüten gefüllt, die sie aus ihrem eigenen Garten gepflückt hatte. Dazu hatte sie einige Tropfen Rosen- und Lavendelöl gegeben, eine Mischung, die nach Umarmung und Trost duftet. Sie hielt das Säckchen in der Hand, ließ es langsam durch die Runde wandern und erklärte, dass sie es »Ein Stück Heimat« nannte – ein kleiner Begleiter, der wie ein Anker wirken sollte.

Als das Säckchen bei Margarete ankam, hielt sie es zunächst zögerlich. Ihre Finger, die lange nichts mehr zu greifen schienen, umschlossen den weichen Stoff vorsichtig. Sie hob das Säckchen zu ihrer Nase und atmete ein – ein langer, tiefer Atemzug, als wollte sie den Duft bis in ihr Herz hineintragen.

Plötzlich blinzelte sie, ihre Augen füllten sich mit Tränen. »Es ist der Duft meiner Mutter«, flüsterte sie, kaum hörbar. Alle im Raum wurden still. Margarete strich über das Säckchen, als wäre es ein Relikt aus ihrer Vergangenheit, ein verlorener Schatz. »Ich war noch ein kleines Mädchen«, begann sie zu erzählen, »und meine Mutter hat immer Rosenwasser benutzt. Ihr Kleid roch nach Rosen, wenn sie mich umarmte. Und jetzt … jetzt ist sie wieder bei mir.«

Lena lächelte und legte sanft ihre Hand auf Margaretes Schulter. »Das ist für Sie, Margarete. Behalten Sie es, solange Sie mögen.« Margarete nickte nur, sprach nicht mehr, aber sie hielt das Säckchen in ihren Händen, fest, als wäre es ihr Lebensretter.

Die Tage danach

In den folgenden Tagen war Margarete oft mit ihrem Duftsäckchen zu sehen. Sie hielt es in den Händen, legte es neben ihr Bett oder presste es gegen ihre Wange, als wollte sie jede verbliebene Spur des Dufts einfangen.

Nach einer Woche kam Lena auf sie zu. »Ist der Duft noch da?«, fragte sie leise. Margarete sah auf, ihre Augen schimmerten, aber sie lächelte. »Er verblasst«, sagte sie, »aber ich erinnere mich trotzdem. Es ist, als hätte der Duft mir die Tür geöffnet, zu etwas, das ich verloren glaubte. Meine Mutter. Mein Zuhause. Und … meinen Frieden.«

Das Geschenk des Dufts

Der Duft hatte etwas in Margarete geweckt – etwas, das lange verschüttet war. Auch als der Duft irgendwann vollständig verschwunden war, hielt sie das Säckchen noch immer fest. Denn für Margarete war es mehr als ein einfacher Gegenstand – es war die Brücke zu einem Teil von ihr, der verloren schien, und nun wieder in ihr lebendig wurde.

Der Mann, der Düfte verachtete

Paul war ein Mann, der seinen Standpunkt stets klarmachte – und sein Standpunkt war, dass Düfte nichts für Männer wären. »Das ist Frauenkram«, sagte er mit einem verächtlichen Schnaufen, wenn die Pflegekräfte Lavendel oder Rose im Aroma-Diffuser im Gemeinschaftsraum aufstellten. »Ich brauche keine Blumenwiese in meinem Zimmer, danke sehr.«

Paul war ein Mann mit Vergangenheit – ein harter Arbeiter, ein ehemaliger Zimmermann, dessen Hände grob und von Schwielen gezeichnet waren. Er hatte sein Leben lang in Werkstätten und auf Baustellen gestanden, wo der Geruch von Holz und frischem Lack die Luft erfüllte. Das war für ihn der wahre Duft des Lebens: stark, rau und ehrlich. Alles andere hielt er für sentimental und überflüssig.

Die Begegnung mit Lena

Eines Nachmittags setzte sich die Therapeutin Lena neben Paul, der wie gewohnt auf seinem Stuhl saß und durch das Fenster in die Ferne starrte. Sie wusste von seiner Abneigung gegen alles, was mit Düften zu tun hatte, aber es war ihr fremd, schnell aufzugeben.

»Paul«, begann sie freundlich, »wenn Sie an einen Duft aus Ihrer Vergangenheit denken, was kommt Ihnen in den Sinn?«

Paul verzog das Gesicht. »Gar nichts. Düfte sind für Frauen. Männer brauchen so was nicht.«

Lena nickte bedächtig. »Das mag sein«, sagte sie, »aber ich denke, Düfte sind überall. Vielleicht war da der Geruch von Holz in Ihrer Werkstatt? Oder das Harz einer frisch geschnittenen Fichte?«

Paul blinzelte. »Holz ... ja, das hat was. Aber das ist kein Duft, das ist ... Leben.«

Ein Duft für das Leben

Lena lächelte. »Holz hat einen Duft, Paul. Es erzählt Geschichten, genau wie Sie. Ich habe eine Mischung dabei, die vielleicht etwas von diesen Geschichten in sich trägt. Darf ich sie Ihnen zeigen?«

Paul zog die Augenbrauen hoch, sagte aber nichts. Lena holte eine kleine Duftlampe hervor und füllte sie mit einer Mischung aus:

- 2 Tropfen Zedernholzöl – warm und erdig
- 1 Tropfen Sandelholzöl – sanft und beruhigend
- 1 Tropfen Wacholderbeerenöl – frisch und kräftig.

Der Raum füllte sich langsam mit einem holzigen, leicht rauchigen Aroma. Paul saß still, doch seine Hände, die vorher auf den Armlehnen seines Stuhls geruht hatten, bewegten sich unruhig. »Das ...« begann er, hielt aber inne.

»Ja?« fragte Lena sanft.

»Das riecht nach ... Werkstatt«, murmelte er schließlich. »Nach dem alten Holzschuppen meines Vaters. Nach Arbeit. Das ... ist kein Frauenduft.«

Der Duft der Erinnerungen

Paul sprach nicht weiter, aber Lena merkte, wie seine Haltung sich entspannte. Seine Schultern sanken ein wenig, und seine Hände, die immer beschäftigt wirkten, ruhten endlich.

Am nächsten Tag kam Lena erneut zu ihm und brachte ein kleines Duftsäckchen mit derselben Mischung mit. »Das ist für Sie«, sagte sie. »Ein Stück Werkstatt, das Sie bei sich tragen können.«

Paul nahm das Säckchen zögerlich, drehte es in seinen Händen und hielt es schließlich an seine Nase. Ein leises, fast unsichtbares Lächeln huschte über sein Gesicht. »Das ist nicht schlecht«, sagte er knapp, was bei ihm einem großen Lob gleichkam.

Der Wandel

Von diesem Tag an wurde das Säckchen zu Pauls Begleiter. Er sprach nicht darüber, aber Lena sah ihn oft, wie er es in seinen Händen hielt, daran roch und leise vor sich hinmurmelte. Eines Nachmittags, als sie an ihm vorbeiging, hörte sie ihn sagen: »Vielleicht haben Düfte doch was mit dem Leben zu tun. Aber nur die richtigen.«

Die Kraft der Verbindung

Für Paul war der Duft von Zedernholz und Sandelholz nicht bloß ein Geruch – er war eine Brücke zu einem Teil seines

Lebens, der ihm wichtig war, ein Teil, der ihm seine Männlichkeit und seinen Stolz zurückgab. Er lernte, dass Düfte nicht nur »Frauenkram« sind, sondern Geschichten erzählen, die auch für Männer Bedeutung haben.

Die Wissenschaft der Düfte

Professor Dr. Wilhelm Brenner war ein Botaniker von Rang und Namen. In seinen jüngeren Jahren hatte er die entlegensten Wälder und Wüsten der Welt bereist, Pflanzen katalogisiert, ihre chemischen Geheimnisse entschlüsselt und Hunderte wissenschaftliche Publikationen verfasst. Sein Leben war der Wissenschaft gewidmet gewesen – präzise, geordnet, rational. Doch nun, im hohen Alter, saß er in seinem Zimmer im Altersheim, umgeben von seinen Büchern, mit einem Blick, der oft zwischen Vergangenheit und Gegenwart zu schweben schien.

Die Pflegekräfte nannten ihn respektvoll »der Herr Professor«. Er war höflich, aber zurückhaltend, und sprach nur, wenn man ihn direkt ansprach. Seine Leidenschaft für Pflanzen und Düfte war legendär, doch jetzt wirkte es, als hätte er sich von diesem Teil seines Lebens zurückgezogen. Nur wenn er ein botanisches Fachbuch in die Hände nahm, kehrte ein Hauch von Energie in seine Augen zurück.

Die Begegnung mit Lena

Eines Nachmittags betrat Lena, die Therapeutin, sein Zimmer mit einem kleinen Diffuser in der Hand. »Herr Professor«, begann sie freundlich, »ich dachte, Sie könnten mir vielleicht etwas über Düfte beibringen. Sie haben doch Ihr Leben lang über Pflanzen geforscht, nicht wahr?«

Wilhelm blickte von seinem Buch auf. »Düfte?« fragte er trocken. »Ein faszinierendes Thema, gewiss, aber schwer greifbar. Die meisten Menschen sprechen über Düfte in Gefühlen und Bildern, dabei sind sie reine Chemie.«

»Aber ist Chemie nicht auch ... Magie?«, entgegnete Lena lächelnd.

Er musterte sie, und ein winziges Lächeln zuckte in seinen Mundwinkeln. »Vielleicht haben Sie recht. Die flüchtigen Moleküle eines Duftes sind in der Tat faszinierend – sie sind klein, unsichtbar und doch mächtig genug, die menschliche Psyche zu beeinflussen.«

Ein Wissenschaftler und der Duft des Lebens

Lena setzte sich ihm gegenüber und stellte den Diffuser auf. »Darf ich Sie um Ihre Meinung bitten?«, fragte sie und begann, eine Mischung hinzuzufügen aus:

- 2 Tropfen Pfefferminzöl – erfrischend, anregend
- 2 Tropfen Rosmarinöl – stärkend, konzentrationsfördernd
- 1 Tropfen Zitrone – belebend, klärend

Als der Duft den Raum erfüllte, schloss Wilhelm die Augen und atmete ein. »Interessant«, murmelte er. »Pfefferminzöl enthält Menthol, das die Kälterezeptoren der Haut stimuliert und erfrischend wirkt. Rosmarin – reich an 1,8-Cineol – steigert die Durchblutung und verbessert die Konzentration. Zitrone … ah, natürlich, Limonen. Es hebt die Stimmung, indem es den Serotoninspiegel im Gehirn beeinflusst.«

Lena nickte, doch sie fragte behutsam: »Und was sagt der Duft Ihnen, Herr Professor? Nicht die Chemie – was sagt er Ihnen?«

Wilhelm öffnete die Augen und schien für einen Moment unsicher. »Es … erinnert mich an meine frühen Forschungen«, sagte er leise. »An einen Morgen in den italienischen Hügeln, als ich durch ein Feld von Rosmarin wanderte. Die Luft war kühl, und der Geruch von Minze und Zitrone wehte von einem nahen Garten herüber. Es war … belebend. Damals fühlte ich mich unsterblich.«

Ein Duft, der Brücken baut

Lena lächelte. »Vielleicht sind Düfte mehr als nur Chemie, Herr Professor. Vielleicht verbinden sie uns mit den Momenten, die wir für verloren hielten.«

Wilhelm schwieg, aber er lehnte sich zurück und schloss erneut die Augen. »Vielleicht haben Sie recht«, murmelte er. »Die Wissenschaft erklärt, wie die Moleküle wirken. Aber sie erklärt nicht, warum sie das Herz berühren.«

Von diesem Tag an ließ Lena regelmäßig Diffuser-Mischungen in Wilhelms Zimmer aufsteigen, und er begann, sie mit ihr zu diskutieren. Er sprach von den Pflanzen, aus denen die Öle gewonnen wurden, von ihren biologischen Prozessen und den chemischen Verbindungen. Doch zwischen den wissenschaftlichen Erläuterungen blitzten immer wieder kleine Erinnerungen hervor: ein Duft, der ihn an einen Waldspaziergang erinnerte; ein anderer, der ihn zurück in ein tropisches Gewächshaus in Brasilien führte.

Die Wissenschaft und die Seele

Eines Tages, als Lena ihm erneut eine Mischung präsentierte, sagte Wilhelm: »Wissen Sie, ich habe mein Leben der Wissenschaft gewidmet, um zu verstehen, was Düfte sind. Aber jetzt, im Alter, frage ich mich, ob ihre wahre Kraft nicht darin liegt, uns zu zeigen, wer wir sind.«

Lena lächelte. »Vielleicht ist das die größte Wissenschaft von allen, Herr Professor.«

Wilhelm nickte. »Vielleicht.« Und zum ersten Mal, seit er im Altersheim lebte, bat er um ein kleines Duftsäckchen, gefüllt mit Rosmarin, Zitrone und einem Hauch von Minze – nicht, um es zu analysieren, sondern um es einfach bei sich zu haben.

Die Wirkung ätherischer Öle auf Besucher

Nachdem Lena ihr Duftprojekt im Altersheim eingeführt hatte, blieben die positiven Rückmeldungen nicht auf Bewohner und Mitarbeiter beschränkt. Auch die Angehörigen und Besucher begannen, die Veränderung wahrzunehmen.

Zuvor war das Heim für viele ein Ort, den sie nur widerwillig betraten. Der typische Geruch von Desinfektionsmitteln und abgestandenem Essen verstärkte das Gefühl von Trostlosigkeit und Entfremdung. Doch jetzt, mit der Einführung von Düften, veränderte sich die Atmosphäre – und das blieb nicht unbemerkt.

Erste Reaktionen der Besucher

Eines Nachmittags betrat Frau Meier, die Tochter von Herrn Schulz, das Heim und blieb im Eingangsbereich stehen. Sie zog überrascht die Luft ein. »Es riecht hier so ... anders«, murmelte sie. Statt des gewohnten schweren Geruchs strömte ihr eine zarte Mischung aus Zitrone und Bergamotte entgegen.

Im Aufenthaltsraum bemerkte sie, dass die Bewohner ruhiger wirkten, die Luft klarer war und die Stimmung insgesamt gelöster schien. »Ich weiß nicht, was Sie geändert haben«, sagte sie später zu einer Pflegekraft, »aber es fühlt sich jetzt viel einladender an.«

Das Lob der Angehörigen

Lena wurde bald darauf von der Heimleiterin gerufen. Die Leitung war überrascht von der positiven Resonanz der Besucher. »Frau Hoffmann«, sagte die Heimleiterin, »ich bekomme Anrufe und Nachrichten von Angehörigen, die sich für die neue Atmosphäre bedanken. Manche sagen, es fühlt sich endlich nach einem Zuhause an. Was genau machen Sie anders?«

Lena erklärte, wie sie Düfte wie Lavendel, Zitrone und Sandelholz gezielt eingesetzt hatte, um den Räumen eine freundlichere, lebendigere Atmosphäre zu geben. Die Heimleiterin nickte nachdenklich. »Es scheint, als hätten wir Ihnen viel zu verdanken.«

Ein besonderer Moment

Eine der berührendsten Rückmeldungen kam von Jakob, dem Sohn einer Bewohnerin, die seit Jahren im Heim lebte. »*Ich habe meine Mutter nie so entspannt gesehen*«, sagte er. »Sie lächelt wieder. Und ehrlich gesagt, seit es hier nicht mehr so nach Krankenhaus riecht, komme ich auch lieber zu Besuch. Es ist, als hätten Sie die Tür zu etwas Gutem geöffnet.«

Einige Angehörige fragten sogar, ob sie die Mischungen kaufen könnten, um sie zu Hause zu verwenden. »Wir möchten, dass es daheim so angenehm wie hier riecht«, sagte eine junge Frau, die regelmäßig ihren Großvater besuchte.

Eine neue Verbindung zwischen Angehörigen und Heim

Die neue Duftatmosphäre schuf nicht nur eine bessere Umgebung für die Bewohner, sondern stärkte auch die Beziehung zwischen Angehörigen und dem Heim. Besucher, die sich zuvor oft schuldig fühlten, ihre Liebsten in einem Heim unterzubringen, fühlten sich durch die freundliche Atmosphäre entlastet und bestärkt.

»Es ist ein Ort geworden, an dem ich das Gefühl habe, meine Mutter ist gut aufgehoben«, schrieb ein Besucher in einer Nachricht an die Heimleitung, »und dafür bin ich Ihnen sehr dankbar.«

Lenas Erfolg

Für Lena war das Lob der Angehörigen eine besondere Bestätigung. Sie wusste, dass die Düfte nicht alle Probleme lösen konnten, aber sie hatten einen Unterschied gemacht – einen, der spürbar war.

Die Heimleitung beschloss, Lenas Arbeit nicht nur weiterzuführen, sondern auch offiziell in das Konzept des Heims zu integrieren. Sie beauftragte Lena, andere Pflegekräfte zu schulen, damit noch mehr Räume mit den wohltuenden Düften erfüllt werden konnten.

Ein Ort des Lebens

Am Ende wurde das Heim zu einem Ort, der nicht nur die Bewohner, sondern auch deren Familien berührte. Die Düfte erzählten Geschichten von Trost, Hoffnung und Geborgenheit – und Lena hatte bewiesen, dass selbst die kleinsten Moleküle eine große Veränderung bewirken können.

Die Duftgeschenke der Enkel

Die Großeltern von Sophie und Jonas waren das Herz ihrer Familie. Oma Anna und Opa Karl lebten noch in ihrem alten Haus, das sie über Jahrzehnte hinweg liebevoll gepflegt hatten. Doch in letzter Zeit waren die Besuche der Enkelkinder seltener geworden. Das Leben der beiden war ruhiger und langsamer geworden, während Sophie und Jonas von Schule, Hobbys und Freunden in Atem gehalten wurden.

Eines Abends, während die Familie beim Abendessen saß, fragte die Mutter: »Wann habt ihr Oma und Opa das letzte Mal besucht?« Sophie blickte auf ihren Teller, Jonas zuckte die Schultern. »Vielleicht ist es Zeit«, sagte die Mutter. »Sie würden sich so freuen, euch zu sehen.«

Eine Idee wird geboren

Am nächsten Tag setzten sich Sophie und Jonas zusammen, um zu überlegen, was sie mitbringen könnten. »Oma mag es immer, wenn wir Kuchen backen«, schlug Sophie vor. »Aber das machen wir jedes Mal«, antwortete Jonas. »Vielleicht könnten wir etwas Besonderes mitbringen – etwas, das bleibt.«

Die Mutter hörte die Unterhaltung und schlug vor: »Warum bastelt ihr nicht etwas? Vielleicht Duftgeschenke. Oma hat doch früher immer von ihrem Rosengarten geschwärmt, und Opa liebt den Geruch von Tannennadeln.«

»Duftgeschenke?«, fragte Sophie. »Wie sollen wir das machen?« Die Mutter erklärte geduldig, wie sie ätherische Öle mit einfachen Materialien kombinieren könnten, um kleine duftende Überraschungen zu basteln.

Das Basteln beginnt

In der Küche breiteten sie alles aus: kleine Baumwollsäckchen, getrocknete Rosenblätter, Lavendelblüten und Zimtstangen. Dazu holte die Mutter eine kleine Auswahl ätherischer Öle hervor:

- **Rosenöl** für Oma Anna, weil es sie an ihren Garten erinnerte.
- **Tannennadelöl** für Opa Karl, der früher stundenlang im Wald arbeitete.
- **Orange** und **Zimt** für die gemeinsame Erinnerung an weihnachtliche Backtage.

Die Kinder machten sich an die Arbeit:

- **Duftsäckchen:** Sie füllten die Baumwollsäckchen mit den getrockneten Blüten und Kräutern, gaben jeweils ein paar Tropfen des passenden Öls dazu und banden sie mit bunten Bändern zu.
- **Duftkerzen:** Mit etwas Hilfe der Mutter schmolzen sie Sojawachs, rührten ätherische Öle ein und gossen die Mischung um den Docht in kleine Gläser.
- **Kissenspray:** Sie mischten Lavendel- und Rosenöl mit destilliertem Wasser und füllten es in kleine Sprühfläschchen.

Der Besuch bei den Großeltern

Am Sonntagmorgen fuhren sie zu Oma Anna und Opa Karl. Die Großeltern begrüßten sie mit offenen Armen, und es war, als würde das alte Haus wieder lebendig werden. »Ihr seid da!«, rief Anna mit einem Lächeln, das all die Zeit des Wartens vergaß.

Als Sophie und Jonas ihre Duftgeschenke auspackten, wurden die Großeltern still. Anna nahm ein Duftsäckchen in die Hand, roch daran und ihre Augen füllten sich mit Tränen. »Das ist wie mein alter Rosengarten«, flüsterte sie. Karl hielt die kleine Kerze mit Tannennadelduft. »Das riecht nach den Wäldern, in denen ich früher gearbeitet habe«, sagte er leise. »Ihr habt an alles gedacht.«

Eine Brücke aus Düften

Die Geschenke waren nicht nur Düfte – sie waren Brücken zu Erinnerungen, die lange nicht besucht worden waren. Während die Kerze brannte und der Duft den Raum erfüllte, erzählte Karl von den Wäldern, die er einst pflegte und von der Riesentanne, die er gefällt hatte. Und Anna sprach von ihren Rosen, die sie pflegte, bis ihr die schwere Gartenarbeit zu viel wurde. Sophie und Jonas hörten aufmerksam zu und spürten, dass sie mehr als Geschenke mitgebracht hatten – sie hatten Zeit, Liebe und Erinnerungen geteilt.

Rezepte aus der Geschichte

Duftsäckchen:

- 1 Esslöffel getrocknete Rosenblüten
- 1 Esslöffel Lavendelblüten
- 3 Tropfen Rosenöl

Duftkerze:

- 100 g Sojawachs
- 5 Tropfen Tannennadelöl
- 3 Tropfen Orange

Kissenspray:

- 100 ml destilliertes Wasser
- 5 Tropfen Lavendelöl
- 3 Tropfen Rosenöl

Diese Geschichte zeigt, wie Düfte nicht

nur Erinnerungen wecken, sondern auch die Verbindung zwischen Generationen stärken können.

Lenas Vermächtnis: Die Kraft der Duftmedizin

Es war ein strahlender Frühlingstag, als Lena ihren letzten Arbeitstag im Altersheim antrat. Nach Jahren voller Hingabe, Geschichten und kleinen Wundern war es für sie an der Zeit, sich zurückzuziehen. Doch das Heim war nicht mehr derselbe Ort, den sie bei ihrem Eintritt vorgefunden hatte – es war ein Ort des Lebens geworden, erfüllt von Düften, Erinnerungen und einem Hauch von Hoffnung, den Lena mit ihrer *Duftmedizin* hinterlassen hatte.

Ein letzter Rundgang

Lena schlenderte durch die Flure, die sie so gut kannte, und sah die kleinen Veränderungen, die durch ihre Arbeit mit *Duftmedizin* Einzug gehalten hatten. Der Eingangsbereich duftete nach Zitrone und Bergamotte – frisch und einladend, wie ein Versprechen von Wärme. In den Aufenthaltsräumen hingen kleine Duftsäckchen, die von Bewohnern und Pflegekräften gemeinsam gebastelt worden waren. Und man fand Roll-Ons, Aroma-Diffuser und kleine Fläschchen im Betreuerbereich – stille Zeugen der *Heilkraft der Düfte*, die bei Bedarf für die einzelnen Heimbewohner bereitgestellt wurden.

Die Bewohner erinnern sich

Als Lena die Tür zu Margots Zimmer öffnete, lächelte die alte Dame sie an. »Sie gehen wirklich?«, fragte sie mit einem Hauch von Wehmut in der Stimme. Lena nickte. »Es ist Zeit für mich weiterzugehen«, sagte sie. Margot hielt ihr Duftsäckchen mit Lavendel und Kamille hoch. »Diese *Duftmedizin*«, flüsterte sie, »hat mehr für mich getan, als ich jemals sagen könnte. Sie hat mich daran erinnert, dass selbst Wunden heilen können – außen und innen.«

In einem anderen Zimmer fand Lena Karl, der mit einem kleinen Roll-On in der Hand auf der Terrasse saß. »Das hier«, sagte er, als er sie kommen sah, »ist mein Wald in der Tasche. Ihre *Duftmedizin* hat mir den Atem zurückgebracht, Lena. Ich werde nie vergessen, wie Sie mir gezeigt haben, dass ich den Wald immer bei mir tragen kann.«

Eine Überraschung im Gemeinschaftsraum

Als Lena den Gemeinschaftsraum betrat, erwartete sie eine Überraschung. Bewohner, Pflegekräfte und sogar einige Angehörige hatten sich versammelt. Auf einem Tisch standen kleine Duftfläschchen, Säckchen und ein Strauß rosaroter Rosen – ein Symbol für all die Liebe und Heilung, die Lena durch ihre *Duftmedizin* in ihre Arbeit eingebracht hatte.

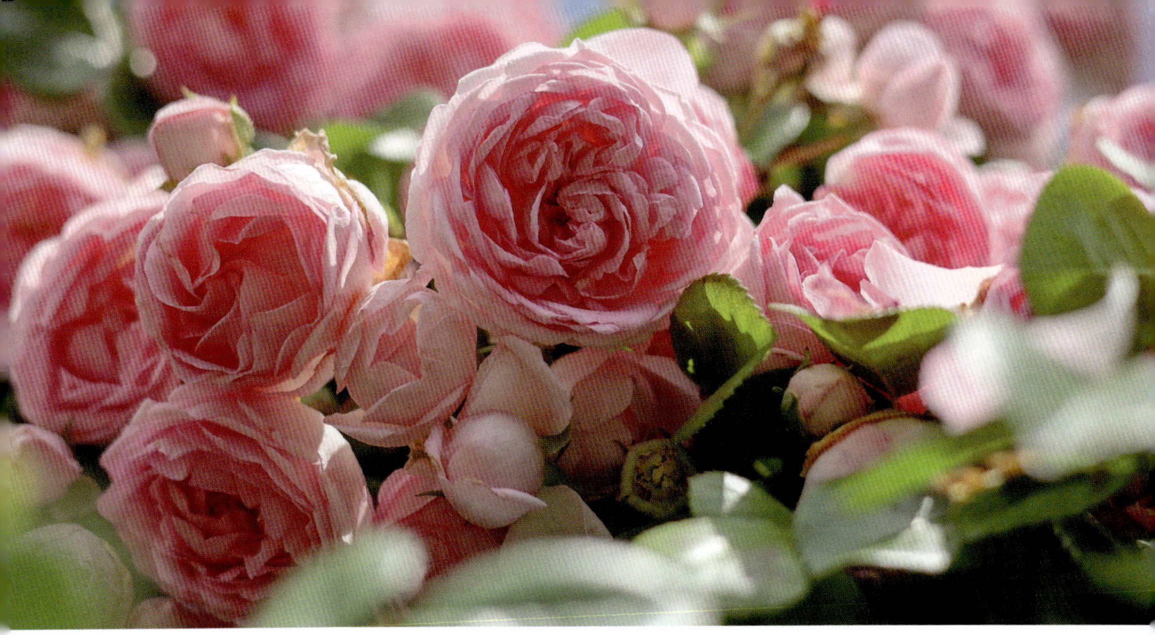

Die Heimleiterin trat vor. »Frau Hoffmann«, begann sie, »als Sie hier ankamen, war dieses Heim ein Ort der Stille und Schwere. Aber Sie haben etwas mitgebracht, das uns allen geholfen hat: Ihre *Duftmedizin*. Sie hat Trost gespendet, Schmerzen gelindert und Hoffnung geweckt. Sie haben uns gezeigt, wie Düfte nicht nur den Raum, sondern auch die Herzen verändern können. *Danke, dass Sie uns dieses Geschenk gemacht haben.*«

Ein Vermächtnis der Düfte

Lena war überwältigt. Sie blickte in die Gesichter der Menschen, denen sie geholfen hatte – Hannelore, die nun ruhig schlafen konnte; Friedrich, dessen Schmerzen nicht mehr sein Leben bestimmten; Helene, die wieder tief atmen konnte. Ihre *Naturmedizin* hatte nicht nur Düfte gebracht, sondern Geschichten erzählt und Erinnerungen und Hoffnungen geweckt.

Als sie ging, trug sie einen kleinen Beutel mit den Lieblingsdüften der Bewohner bei sich: Lavendel, Rose, Zeder und ein Hauch von Bergamotte. Es war ein Geschenk, das sie an die Menschen erinnern sollte, denen sie begegnet war. Doch was sie zurückließ, war mehr als Düfte – es war ein Vermächtnis der ***Urmedizin der Menschheit***, der Zuwendung und der Liebe.

Ein Ort, der bleibt

Auch Jahre nach ihrem Abschied sprachen die Menschen im Heim noch von Lena. Ihre Arbeit war nicht vergessen, und die Düfte, die sie eingeführt hatte, waren ein fester Bestandteil des Lebens dort geworden. »Lena hat uns gezeigt«, sagte die Heimleiterin eines Tages, »dass Heilung mehr ist als Medizin. Es ist *Duftmedizin* – ein Geschenk der Menschlichkeit.«

Durch die Integration ätherischer Öle hat sich die Pflegeeinrichtung zu einem Ort entwickelt, der nicht nur Fürsorge schenkt, sondern auch Lebensqualität und Freude fördert – für Bewohner und Pflegekräfte gleichermaßen.

Über die Autorin

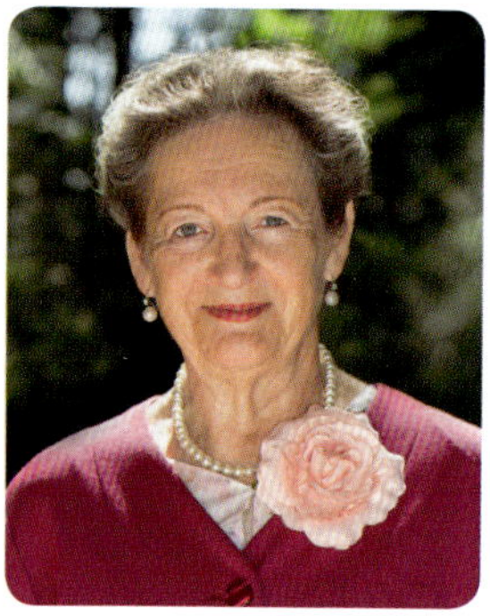

Maria L. Schasteen ist ärztlich geprüfte Aromapraktikerin, Gründerin der Firma Secrets of Nature und Autorin der Bestseller-Reihe *Duftmedizin* sowie weiterer Bücher und Publikationen. Mit über 25 Jahren Erfahrung in der Anwendung ätherischer Öle widmet sie sich in *Duftmedizin im Alter* der besonderen Bedeutung ätherischer Essenzen für Senioren und Pflege. Ihr Anliegen ist es, Wege aufzuzeigen, wie Düfte Geborgenheit, Würde und Lebensqualität schenken können. Die duftenden Essenzen zum Wohle der Menschheit einzusetzen und das Wissen um ihre Heilkraft weiterzugeben, ist für Maria Schasteen ein Herzensanliegen.

KONTAKT: www.mariaschasteen.com

Ressourcen

Ich habe eine umfangreiche Liste von Ressourcen, die helfen, mehr über die Vielzahl von Themen zu erfahren, die in diesem Buch behandelt werden. Da ich jedoch ständig hilfreiche neue Informationen und Erkenntnisse finde, war es sinnvoll, diese Liste online zu stellen, wo ich sie regelmäßig aktualisieren kann:

www.secretsofnature.org/ bezugsquellen

www.secretsofnature.org/altenpflege

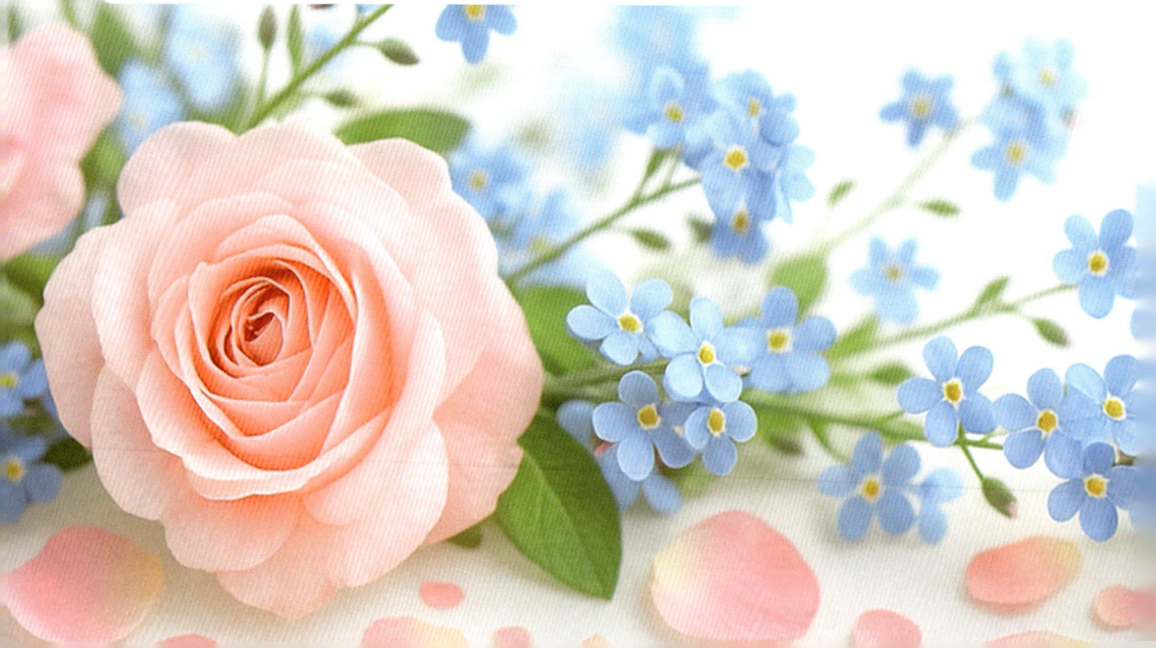

Willkommen in der Aromatherapie Meisterklasse – Dein Weg zu tieferem Duftwissen im Alter

Du hast *Duftmedizin im Alter* gelesen und spürst, dass da noch mehr ist, das dich ruft? Dann heiße ich dich von Herzen willkommen in meiner **Aromatherapie Meisterklasse**.

Hier erhältst du **kostenlosen Zugang zu wertvollem Zusatzwissen**, das im Buch keinen Platz mehr fand – aber dein Herz, deinen Alltag und deine Pflegearbeit bereichern wird:

- **Zahlreiche Pflege-Quick-Guides** – von Alzheimer über Schmerz- und Hautpflege bis hin zur Sterbebegleitung. Sie unterstützen dich im Pflegealltag mit klaren Anwendungen und einfachen Handgriffen für die aromatherapeutische Begleitung.
- **Exklusive Rezepte und Duftmischungen** für Körper, Geist und Lebensfreude im Ratgeber »*Wohlfühl-Duftmedizin zum Selbermachen. Dein duftendes Rezeptbuch für mehr Lebensfreude im Alter*« in der Aromatherapie Meisterklasse: www.mariaschasteen.com/zur-aromatherapie-meisterklasse
- **Praktische Alltagshilfen**, die das Leben leichter machen.
- **Einblicke in die neuesten Studien** rund um ätherische Öle und Altersmedizin.
- Und vieles mehr – liebevoll für dich gestaltet.

Melde dich einfach an – erhalte regelmäßig Inspiration, praktische Tipps und liebevoll gestaltete E-Book-Geschenke rund um die heilsame Welt der ätherischen Öle.

www.mariaschasteen.com/zur-aromatherapie-meisterklasse

(Dein Name und deine E-Mail genügen. Du kannst dich jederzeit abmelden.)

Ich freue mich auf dich im Mitgliederbereich – dort warten bereits viele kleine Überraschungen auf dich.

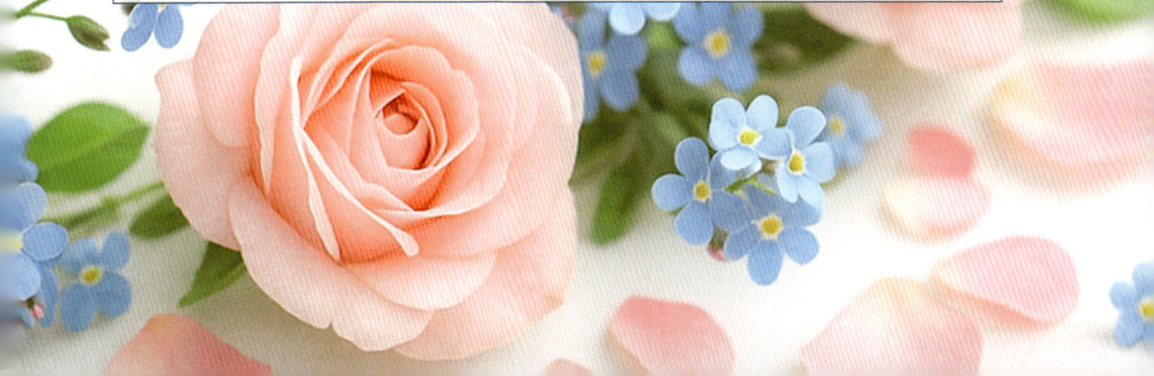

Index

C

D

E

F

G

H

I

Y

Z